国家卫生健康委员会“十三五”规划教材
全国高等学校教材
供本科应用心理学及相关专业用

心理援助教程

The Course of Psychological Assistance

第 2 版

主　编　洪　炜

副主编　傅文青　牛振海　林贤浩

编　者（以姓氏笔画为序）

牛振海（齐齐哈尔医学院）
西英俊（首都医科大学附属北京安定医院）
苏　英（北京大学）
肖　晶（首都师范大学）
陈　旭（吉林医药学院）
林贤浩（福建医科大学）
郑爱明（南京医科大学）
赵静波（南方医科大学）
洪　炜（北京大学）
黄为俊（九江学院）
傅文青（苏州大学）
童永胜（北京回龙观医院）
温　斌（中国科学院心理研究所）
解亚宁（云南大学）
薛云珍（山西医科大学）

人民卫生出版社

图书在版编目(CIP)数据

心理援助教程/洪炜主编. —2版. —北京：人民卫生出版社，2018

全国高等学校应用心理学专业第三轮规划教材

ISBN 978-7-117-27241-4

Ⅰ. ①心… Ⅱ. ①洪… Ⅲ. ①心理咨询－咨询服务－高等学校－教材 Ⅳ. ①R395.6

中国版本图书馆CIP数据核字(2018)第210295号

心理援助教程

第2版

主　　编：洪　炜
出版发行：人民卫生出版社（中继线 010-59780011）
地　　址：北京市朝阳区潘家园南里19号
邮　　编：100021
E - mail：pmph @ pmph.com
购书热线：010-59787592　010-59787584　010-65264830
印　　刷：三河市尚艺印装有限公司
经　　销：新华书店
开　　本：850×1168　1/16　印张：14　插页：8
字　　数：376千字
版　　次：2013年3月第1版　2018年12月第2版
　　　　　2021年1月第2版第2次印刷（总第3次印刷）
标准书号：ISBN 978-7-117-27241-4
定　　价：56.00元

全国高等学校应用心理学专业第三轮规划教材

修订说明

全国高等学校本科应用心理学专业第一轮规划教材于2007年出版，共19个品种，经过几年的教学实践，得到广大师生的普遍好评，填补了应用心理学专业教材出版的空白。2013年修订出版第二轮教材共25种。这两套教材的出版标志着我国应用心理学专业教学开始规范化和系统化，对我国应用心理学专业学科体系逐渐形成和发展起到促进作用，推动了我国高等院校应用心理学教育的发展。2016年经过两次教材评审委员会研讨，并委托齐齐哈尔医学院对全国应用心理学专业教学情况及教材使用情况做了深入调研，启动第三轮教材修订工作。根据本专业培养目标和教育部对本专业必修课的要求及调研结果，本轮教材将心理学实验教程和认知心理学去掉，增加情绪心理学共24种。

为了适应新的教学目标及与国际心理学发展接轨，教材建设应不断推陈出新，及时更新教学理念，进一步完善教学内容和课程体系建设。本轮教材的编写原则与特色如下：

1. 坚持本科教材的编写原则　教材编写遵循"三基""五性""三特定"的编写要求。

2. 坚持必须够用的原则　满足培养能够掌握扎实的心理学基本理论和心理技术，能够具有较强的技术应用能力和实践动手能力，能够具有技术创新和独立解决实际问题的能力，能够不断成长为某一领域的高级应用心理学专门人才的需要。

3. 坚持整体优化的原则　对各门课程内容的边界进行清晰界定，避免遗落和不必要的重复，如果必须重复的内容应注意知识点的一致性，尤其对同一定义尽量使用标准的释义，力争做到统一。同时要注意编写风格接近，体现整套教材的系统性。

4. 坚持教材数字化发展方向　在纸质教材的基础上，编写制作融合教材，其中具有丰富数字化教学内容，帮助学生提高自主学习能力。学生扫描教材二维码即可随时学习数字内容，提升学习兴趣和学习效果。

第三轮规划教材全套共24种，适用于本科应用心理学专业及其他相关专业使用，也可作为心理咨询师及心理治疗师培训教材，将于2018年秋季出版使用。希望全国广大院校在使用过程中提供宝贵意见，为完善教材体系、提高教材质量及第四轮规划教材的修订工作建言献策。

第三届全国高等学校应用心理学专业教材评审委员会

教材目录

序号	书名	主编	副主编
1	心理学基础（第3版）	杜文东	吕　航　杨世昌　李　秀
2	生理心理学（第3版）	杨艳杰	朱熊兆　汪萌芽　廖美玲
3	西方心理学史（第3版）	郭本禹	崔光辉　郑文清　曲海英
4	实验心理学（第3版）	郭秀艳	周　楚　申寻兵　孙红梅
5	心理统计学（第3版）	姚应水	隋　虹　林爱华　宿　庄
6	心理评估（第3版）	姚树桥	刘　畅　李晓敏　邓　伟　许明智
7	心理科学研究方法（第3版）	李功迎	关晓光　唐　宏　赵行宇
8	发展心理学（第3版）	马　莹	刘爱书　杨美荣　吴寒斌
9	变态心理学（第3版）	刘新民　杨甫德	朱金富　张　宁　赵静波
10	行为医学（第3版）	白　波	张作记　唐峥华　杨秀贤
11	心身医学（第3版）	潘　芳　吉　峰	方力群　张　俐　田旭升
12	心理治疗（第3版）	胡佩诚　赵旭东	郭　丽　李　英　李占江
13	咨询心理学（第3版）	杨凤池	张曼华　刘传新　王绍礼
14	健康心理学（第3版）	钱　明	张　颖　赵阿勐　蒋春雷
15	心理健康教育学（第3版）	孙宏伟　冯正直	齐金玲　张丽芳　杜玉凤
16	人格心理学（第3版）	王　伟	方建群　阴山燕　杭荣华
17	社会心理学（第3版）	苑　杰	杨小丽　梁立夫　曹建琴
18	中医心理学（第3版）	庄田畋　王玉花	张丽萍　安春平　席　斌
19	神经心理学（第2版）	何金彩　朱雨岚	谢　鹏　刘破资　吴大兴
20	管理心理学（第2版）	崔光成	庞　宇　张殿君　许传志　付　伟
21	教育心理学（第2版）	乔建中	魏　玲
22	性心理学（第2版）	李荐中	许华山　曾　勇
23	心理援助教程（第2版）	洪　炜	傅文青　牛振海　林贤浩
24	情绪心理学	王福顺	张艳萍　成　敬　姜长青

配套教材目录

序号	书名	主编
1	心理学基础学习指导与习题集(第2版)	杨世昌　吕　航
2	生理心理学学习指导与习题集(第2版)	杨艳杰
3	心理评估学习指导与习题集(第2版)	刘　畅
4	心理学研究方法实践指导与习题集(第2版)	赵静波　李功迎
5	发展心理学学习指导与习题集(第2版)	马　莹
6	变态心理学学习指导与习题集(第2版)	刘新民
7	行为医学学习指导与习题集(第2版)	张作记
8	心身医学学习指导与习题集(第2版)	吉　峰　潘　芳
9	心理治疗学习指导与习题集(第2版)	郭　丽
10	咨询心理学学习指导与习题集(第2版)	高新义　刘传新
11	管理心理学学习指导与习题集(第2版)	付　伟
12	性心理学学习指导与习题集(第2版)	许华山
13	西方心理学史学习指导与习题集	郭本禹

主编简介

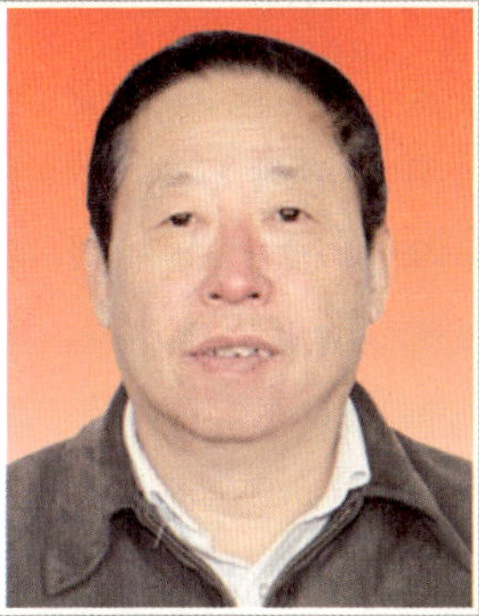

洪炜，北京大学医学部教授，临床心理学博士，博士生导师。曾任北京大学医学部医学人文研究院临床心理中心主任、中国心理学会理事、医学心理学专业委员会主任委员、中国心理卫生协会心理评估专业委员会副主任委员、心理咨询与治疗专业委员会委员、中国性学会性心理学专业委员会主任委员等职务。被聘为人事部"国家公务员考试"专家组成员，国家突发公共卫生事件专家咨询委员会委员，国家医学考试中心专家组成员。中国心理学会注册心理督导师。

擅长运用精神分析治疗处理各种心理问题。主编《医学心理学》（"十一五"国家级规划教材）、负责原卫生部应用心理学专业培训教材《变态心理学》和《临床心理学》的编写工作，出版《心理评估》《变态心理学》《团体心理治疗》等代表作。

副主编简介

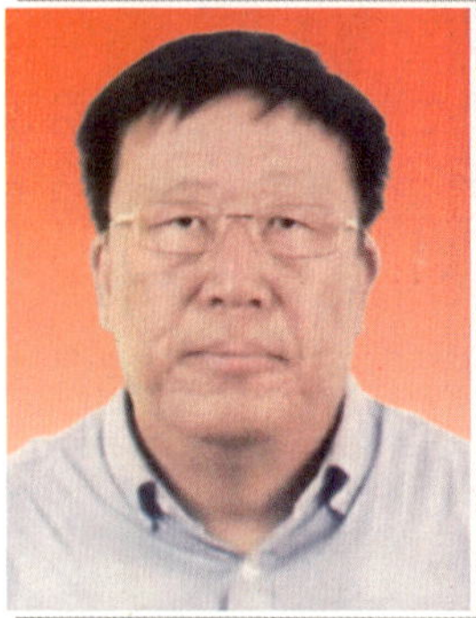

傅文青，教授，硕士生导师，现任苏州大学医学部医学心理学研究所所长职务。

从事医学心理学教学、科研与心理治疗 27 年。主要研究心身疾病、心理治疗方法及中国文化心理学，发表文章 50 多篇。出版著作与教材 15 部，其中主编与主译心理学教材与参考书 8 部。

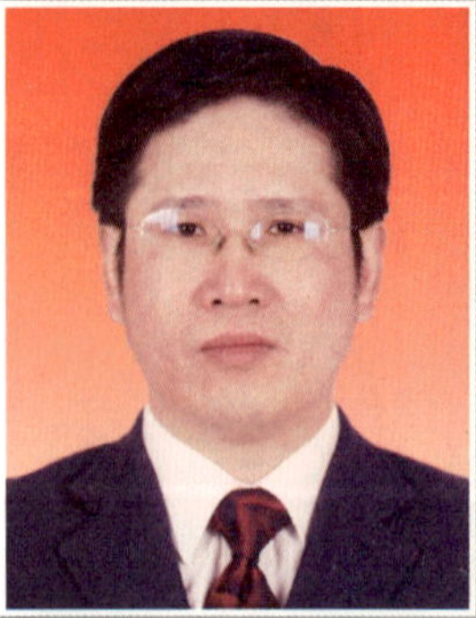

林贤浩，医学博士，临床心理学与精神病学教授。现任福建医科大学人文学院副院长，福建省心理学会副理事长，福建省医学会精神病学分会常务理事。

主要承担“心理治疗会谈技术”“精神分析治疗学”“催眠治疗学”以及“医学心理学”等课程的理论和实践教学任务；专注于精神障碍的生理心理病理、药物与心理治疗方法研究，在美国的 *Biological Psychiatry*、中国的《心理科学》等杂志发表 30 多篇专业论文；擅长神经症、应激相关障碍等轻症精神障碍的药物和心理治疗，熟悉情绪情感、心理成长、人际关系、婚姻家庭、学习工作等方面的心理咨询工作；担任中国医药科技出版社《医学心理学》主编，参编科学出版社《医学心理学》和《行为医学》教材。

副主编简介

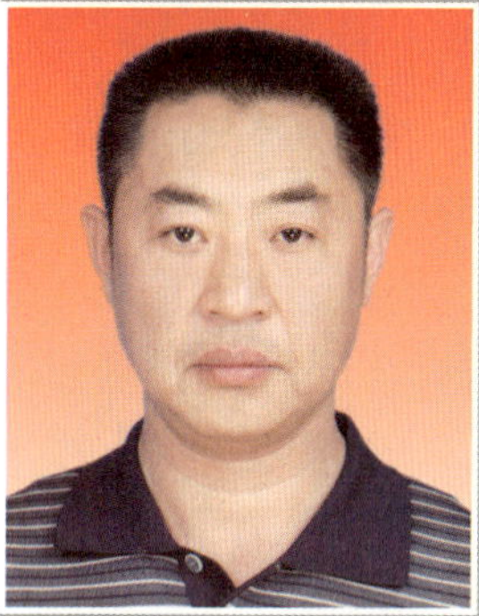

牛振海，副教授，齐齐哈尔医学院精神卫生学院应用心理学教研室主任。全国高等教育学会医学心理学分会理事、黑龙江省心理咨询师协会理事、齐齐哈尔市心理学会常务理事。

在教学工作中承担了“员工心理援助”“团体心理咨询”“心理咨询与治疗学”等课程的教学任务。近年来科研工作主持黑龙江省教育厅“十一五”“十二五”规划课题两项，高教学会教研课题1项。发表论文10余篇。参编全国医学院校“十二五”规划教材《员工心理援助教程》，参编变态心理学理论与应用系列教材《青春期心理障碍》，任副主编。参编黑龙江省大学生心理健康教育系列教材《大学生成功心理训练》，任副主编。

前 言

随着社会的进步及经济的发展人们越来越意识到心理健康对自身生活及工作的意义和价值，也越来越需要更多维护心理健康的专业人员和方法。许多组织和单位为了使其成员保持健康状态，创造更佳的业绩而向专业的临床心理学工作者提出了这一需求。"员工帮助计划"（简称 EAP）就是应这一需求产生并不断发展壮大的。本书是国家健康委员会全国高等学校应用心理学专业"十三五"规划教材之一，本书第 1 版的名称为《员工心理援助教程》，由于该书的使用范围并不局限于企事业单位，在此次修订再版之时，我们将书名改为《心理援助教程》，以适应更多读者的需要及应用。本书还注重了本套教材所强调的"三基"（基本理论，基本知识，基本技能）、"五性"（思想性，科学性，先进性，启发性，适用性）和"三特定"（特定目标，特定对象，特定限制）的总体要求。

本书作为"教程"强调相关理论和知识的运用、训练及可操作性，编者均为长期从事临床（应用）心理学工作者、具有丰富实践经验的专业工作者及教师。全书内容共分十二章，其中前四章侧重于心理援助的基本概念和理论、发展脉络、服务的目标及功能等内容（第一章绪论，洪炜）；心理援助的需求及项目规划（第二章心理援助的流程，肖晶）；人们所面临的工作、生活压力及可能出现的问题（第三章工作场所中的健康与安全问题，傅文青、童永胜）；这些压力对健康的影响及管理措施（第四章工作场所中的压力管理，温斌、傅文青）。后五章进一步着眼于心理援助工作中面临的问题、评估方法及干预技术（第五章员工心理辅导中常见的问题，赵静波）；心理援助中的评估方法及常用工具（第六章心理援助评估，解亚宁、西英俊、童永胜）；心理干预的方法（第七章心理援助的干预方法，牛振海、傅文青、黄为俊）；对团体的干预及辅导（第八章团体咨询方法在心理援助中的应用，苏英、肖晶、西英俊）；紧急情况下的干预（第九章员工危机与危机干预，西英俊、童永胜、郑爱明、薛云珍）。最后三章我们提供了相关案例（第十章心理援助的案例分析，肖晶、温斌、西英俊、陈旭、苏英）；相关的伦理问题（第十一章心理援助的伦理，林贤浩、薛云珍）；专业人员的培养和成长所需的资格认证、培训及督导等（第十二章心理援助人员的培养与成长，黄为俊、温斌、肖晶、陈旭）。

本书在编写过程中许多相关的理论、观点和技术手段尚处在探索和发展中，也有许多争议及不完善之处。尽管编者们在撰写时力求遵循编写原则和要求，但存在的纰漏在所难免，真诚希望使用该教材的读者提出宝贵意见，我们将在以后的编写中加以改进。

本书的编写和出版得到了出版社和很多同行的大力支持，特别是作为秘书的苏英、温斌和薛云珍老师在统稿中付出了大量心血，在此一并表示衷心感谢！

洪 炜

2018 年 5 月

目　　录

第一章　绪　论

第一节　心理援助的概念与范畴

一、引言

2000 年，一家国际知名企业在华总部通过猎头公司招募临床心理学家到其公司服务，所涉及服务内容是为其公司员工进行心理援助，维护其员工的精神健康和情绪稳定，更好地为企业创造利润和价值。到企业进行心理援助服务的工作在国际上已经有专业的概念和框架，称为“员工帮助计划”(employee assistance program，EAP)。

EAP 涉及心理学、社会学、管理学、医学等多学科的理论知识与技术，致力于处理和解决组织与员工诸多的问题(以心理健康问题为核心)，广泛应用于企业、政府、军队、学校等多个领域，在西方的出现与发展已有近百年的历史。随着社会的变迁，组织和员工的需求也发生了很大变化，EAP 相关的理论和技术也在持续更新，促使其服务的内涵和外延也在作适应性调整。

EAP 在中国的出现和发展仅有十余年的历史，尚属一个新的学科。中国的改革开放已经走过了三十多年的历程，经济发展的规律和市场化经历证明：中国也不同程度地面临着发达国家曾经有过的困惑，我们在引进和吸纳现代企业的“硬件”的同时，其先进的管理理念和模式也值得学习和借鉴，EAP 就是其中之一。

当代的中国正处在社会转型阶段，所谓“社会转型”不是指社会某个领域、某项制度的变化，而是涉及社会结构的整体性、根本性变迁。在转型时期，传统社会结构会受到前所未有的冲击和分化，进而会造成各种无序和失范行为，人们会出现信仰的缺失、情感的困惑、精神的焦虑和信任的危机。旧的企业大量重组兼并，工业化、城市化也使大量农业人口成为新的企业员工，他们怀揣着梦想去寻找可能实现自我价值的职场舞台。但现实可能并非尽如人意，企业所面临的竞争和市场压力也必然会转换到员工身上。长期紧张、单调的工作会使人产生厌倦，出现“心理耗竭”；生活的压力(物价、房价、交通、医疗和教育等)也成为推波助澜的“推手”，使人更加疲惫。媒体报道的某企业“十连跳”事件就是这一现象的极端写照和典型代表。

在这样的背景下，职场压力和员工心理健康已成为企业和全社会所关注的热点议题。如何缓解这一矛盾，提供正规和职业化的帮助正是本教材的目标和宗旨。

二、心理援助的概念

(一) 员工帮助计划(EAP)暨心理援助的概念及关系

心理援助是在员工帮助计划(EAP)的框架下对组织(企、事业单位、部队、学校等)内的员工或成员所开展的心理援助工作，其目标旨在维护其成员的心理健康，更好地提高其适

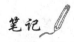

笔记

应能力，以达到组织所期望的绩效水平。

员工帮助计划（employee assistance program，EAP）起源于美国企业界所推行的一种福利方案，以帮助员工解决他们所面临的心理、健康、经济、社会等方面的问题。EAP 有不同的中文译法，如中国台湾地区常翻译为“员工协助方案”或“员工辅助计划”；中国大陆地区则多称为“员工帮助计划”。Assistance 一词有“帮助”“援助”“协助”“辅助”等含义和译法。本书是为应用心理学专业所使用的配套教材，强调心理学应用的专业性，又为与 EAP 概念统一及一致性，也由于 EAP 在今天的应用已远远超出了一般的企业，狭义的“员工”易引起误解，故本书采用“心理援助”的提法。

对 EAP 的定义有不同的理解和看法，如 Dessler 认为，EAP 是企业内部正式、系统的项目，通过该项目的实施与推动，为面临情绪、压力、酗酒、赌博等问题的员工提供咨询、引导及有效的治疗措施，帮助他们渡过困难的过程；Goodings 等人认为，EAP 是企业通过合理的干预方法，积极主动地去了解、评估、诊断及解决影响员工工作表现及绩效问题的过程；Bohlander 则认为，EAP 是企业通过为员工提供诊断、辅导、咨询等服务，解决员工在社会、心理、经济与健康等方面问题，消除员工各方面的困扰，最终达到预防问题产生，提高员工工作和生活质量的目的。这些看法其实并不矛盾，代表了 EAP 工作所涉及的不同方面。

我国台湾学者方隆彰认为，EAP 是工作人员运用适当的知识和方法，在企业内提供相关的服务，以协助员工处理个人、家庭与工作上的困扰和问题。这里所谓的知识和方法包括心理学、跨文化管理等相关知识，以及会谈沟通、团体辅导、活动策划与执行、调查、评估、压力缓解、转介等务实技术。可见，在 EAP 的工作中临床心理学的理论和技术是很关键的。

我国大陆学者张西超强调，EAP 是由组织为其成员设置的一项长期的、系统的援助和福利计划。通过心理专业人员对组织的调研、诊断，为组织成员及其家属提供专业的指导、培训和咨询，帮助解决组织成员及其家属的心理和行为问题，以维护组织成员的心理健康，进而提高员工绩效。另外，EAP 咨询人员在帮助员工解决其个人问题的时候，力求发现组织在管理上所存在的问题，从而帮助管理人员提高管理效能，同时也在一定程度上为组织改进和完善其管理体制提供建议和帮助。这里强调临床心理学工作者在组织内部开展 EAP 工作时，脱离不了组织的框架，需要组织行为学、管理心理学等相关学科的支撑。

综上所述，EAP 即员工心理援助作为组织为员工设置的一套系统的、长期的援助与福利项目，通过专业人员对组织的诊断、建议，和对员工及其直属亲人提供的专业指导、培训、咨询，帮助员工及其家庭成员解决各种心理和行为问题，提高员工个人绩效和组织整体效能。因此有人认为 EAP 是解决职业心理健康问题的最优方案，代表了人力资源管理的全新方向，是心理学在企业管理中的实际应用。

（二）心理援助与一般心理咨询的关系：

共同点：A. 以助人为出发点；
B. 运用心理学的理论和技术；
C. 对个人情绪及危机的处理原则相同；

不同点：A. 方案：多元方案（心理咨询为其中一种方案）/ 单一方案；
B. 服务：涵盖工作、健康、生活层面 / 以心理健康为主；
C. 干预：主动发现，预防与治疗并重 / 求助者主动，以治疗为主；
D. 渠道：多渠道帮助员工 / 单一渠道；
E. 资源：整合多种资源对员工全方位帮助 / 心理咨询师为唯一资源；
F. 对象：员工及相关人员，包括环境 / 求助者个人或团体；

笔记

三、心理援助的服务范畴及心理援助的层次

（一）心理援助的服务范畴

心理援助的服务范畴可涉及工作方面、生活方面和健康方面。

工作方面包括管理人员对EAP的了解、员工问题的识别、员工不良情绪的释放及缓解、职场人际关系的调试，以及新入职人员工作适应性规划等内容；生活方面包括婚姻与家庭关系的咨询和调试、员工业余生活的安排及福利（如旅游度假等）、体检、理财、和法律咨询等相关内容；健康方面涉及教会员工对压力的管理和减压训练、员工不良嗜好的戒除及健康行为的养成、身体健康促进及心理保健和心理咨询等相关内容。

这几个方面的服务需要通过七个环节的核心技术来实现：

A. 对管理者进行咨询，提出员工援助规划；

B. 评估员工存在的问题；

C. 对员工的问题进行心理援助；

D. 个案管理和追踪；

E. 转介和治疗性服务；

F. 向组织提供健康福利的咨询；

G. 项目有效性评估和反馈；

（二）心理援助的层次

根据被援助者心理问题的严重程度相应的援助可分为三个层次：

1. **心理辅导**（psychological guidance） 作为心理健康咨询的初级环节，心理辅导实质上是一个专业化的人际关系，在这个关系中经由合格训练的一方，帮助另一方的个人，使他能够发动、整理、并综合自己的思考能力，进而求得深度的自我了解，并依此而能成立一个较佳的自我选择及决定，从而解决难题，面对未来。在这个人际关系互动的过程中，不论使用理论、工具及方法的不同，统称为心理辅导。在EAP项目中，心理辅导作为一种特殊的教育历程，旨在帮助员工自我了解、自我适应、自我发展与成长。一般心理咨询师或辅导员，以他们成熟的技术和丰富的经验，站在客观的立场上，对员工作缜密而精确的观察与分析，提供员工在工作和家庭上的协助。

2. **心理咨询**（psychological counseling） 著名心理学家罗杰斯（Rogers）定义心理咨询为“咨询是一个过程，其间咨询者与当事人的关系能给予后者一种安全感，使其可以从容地开放自己，甚至可以正视自己过去曾否定的经验，然后把那些经验融合于已经转变了的自己，作出统合”。我国香港心理学者林孟平定义心理咨询为：心理咨询是一个过程，在这个过程当中，一位受过专业训练的咨询员，致力于与当事人建立一个具治疗功能的关系，来协助对方认识自己、接纳自己，进而欣赏自己，以致可以克服成长的障碍，充分发挥个人的潜能，使人生有统合并丰富的发展，迈向自我的实现。

在心理健康咨询中，心理咨询将针对具有明显心理问题的受助者，由受过专业心理咨询师资格培训的专家，采用各种心理咨询专业技术，帮助其克服心理障碍，解决心理问题。

3. **心理治疗**（psychological therapy） 心理治疗针对具有严重心理问题，并在生理和情绪上有明显和突出表现的员工，受过专业训练并拥有丰富经验的心理医师，在与员工保持良好的治疗关系基础上，运用心理治疗的有关理论和技术，对来访者进行帮助的过程，以消除或缓解来访者的问题或障碍，促进其人格向健康、协调的方向发展。对情况特别严重的员工，将配合药物治疗。心理治疗的有关理论和技术的应用及良好的治疗关系在治疗者与员工之间产生的交互作用，其目的均为使员工产生某种改变，如情绪的、行为或认知的改变，消除或缓解其问题和障碍，使其人格能向着较为积极的方向发展。这不是轻而易举的

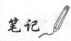

笔记

任务，有心理疾病员工改变的发生，需要治疗者及员工双方艰苦的努力。这种改变必须假以时日，心理治疗将会是一个过程，而不能一蹴而就。

第二节　心理援助的发展

一、西方员工帮助计划的发展

（一）AA 与 OAP

19 世纪中期在西方社会酗酒是一个普遍的社会问题。许多人不仅在节假日和工余时间喝酒，甚至在工作开始前及工作时间内也离不开酒。这不仅损害了嗜酒者的身体健康，也给相关企业带来许多麻烦，如怠工、旷工和工作事故等频繁发生，这引起了企业及社会的高度关注，禁酒和戒酒运动被提到了日程。1935 年 6 月酗酒者匿名团体（alcoholics anonymous，AA）在美国俄亥俄州成立。这是一个互助戒酒组织，其成员是一些匿名的酒瘾者，为达到戒酒的目的组织在一起。他们分享各自戒酒的经验，也帮助其他成员戒酒，以达到彻底戒除酒瘾，过上正常生活的目的。

AA 小组的活动收到了较好的效果，其小组数量和成员不断增加，不仅使当事人恢复了健康，回到了正常的生活方式，也给企业和社会带来了更多的效益和积极的影响。企业开始聘请专业人士帮助员工解决嗜酒问题，形成了“职业戒酒方案”（occupational alcoholism program，OAP）。OAP 关注的仅仅是企业员工的戒酒问题，但酗酒问题的背后有许多社会问题，如工作压力、法律纠纷、离婚、疾病、家庭暴力、药物滥用、亲人伤亡等，这些方面的问题既有企业组织的管理问题，也有许多当事人个人的心理问题，还有许多是社会和文化问题。因此，OAP 的功能及涉及的服务内容就不断拓展，成为“员工帮助计划”（employee assistance program，EAP）的雏形。EAP 的服务项目主要集中在与绩效相关的员工个人问题，服务对象还扩展到员工的家属。

（二）EAP 与 EEP

1971 年美国成立了 EAP 的专业组织，这也是国际 EAP 协会的前身。此后 EAP 得到迅猛发展，主要集中在经济比较发达的西方国家，到 2000 年前后已有 100 多个分会组织。但是 EAP 的发展也经历了一个瓶颈阶段，其中主要原因有两个：一是 EAP 原先所致力于戒酒的酗酒员工人数大量减少，企业对 EAP 的需求和依赖似乎减少了许多；二是 80 年代以后的劳动力市场供过于求，许多熟练技工也开始失业，EAP 的工作似乎显得不那么急迫了。

与此同时，人们对健康的理念和处理方式也在悄悄发生着变化。以往 EAP 关注的主要是出现问题的员工，所谓健康问题也主要针对躯体方面的疾病。但人的健康问题往往是一个整体的有连带关系的现象，许多健康问题也与压力有关。因此，帮助员工学会自我调控，建立健康的生活方式比简单地去消除疾病现象更有意义。在此背景下又发展出一种新的理念和形式：员工提升计划（employee enhancement program，EEP）。EEP 侧重于从三个层面对员工面临的压力进行预防和干预。第一个层面是缓解压力源。所谓压力源可以来自于客观的工作环境及工作性质，如像矿山、井下这样的一些特殊环境，或如警察、医院的急诊科医生所承担的急难险重的工作都会使当事人面临巨大压力，采取一些措施帮助他们适应相关的工作环境和工作性质，减轻其压力尤为重要；另一方面压力源也可来自于管理模式甚或是当事人的自身，即人为的因素。认清楚这一点并采取相应的改变措施也是 EEP 所致力的。此外，建构一种良好、和谐的企业文化环境，使员工在工作环境中有像家的感觉，轻松、愉快、健康、积极，也是缓解工作压力源的有效途径。

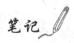

笔记

第二个层面是帮助员工了解和缓解其源自于压力的不良情绪，这些不良情绪包括焦虑、忧郁、恐惧、愤怒及厌倦感等。近年来的研究发现当一个人长期处于高强度、高压力的工作环境中会使人出现心理和生理的耗竭状态(burn-out)。这种耗竭状态会极大地影响员工的健康，进而影响其工作效率。因此帮助员工及时发现自己的不良情绪，学习一些情绪管理的方法和技巧是非常重要的。

第三个层面的对象和目标主要是帮助那些由于对压力无法正常应对，而出现了一些较严重生理或心理问题的员工。可以提供相应的心理咨询或医疗服务，必要时也可让其休假或调换工作岗位，体现了人性化的管理和服务模式。总之，从西方员工帮助计划的发展趋势来看，是从只关注企业的生产效率和利润最大化向关心和帮助在生产活动中的人(员工)的健康及感受，进而提高生产效率的转变过程。各大企业中EAP的项目在不断增加，范围也在不断扩大，形成了人力资源管理的一个有形制度。据调查统计，截止到本世纪初，在世界五百强中90%以上的企业都建立了EAP制度。

二、EAP在中国的发展

如在本章引言中所提到的，EAP引入中国大陆是在2000年的前后。随着改革开放的深入、经济全球化的进程加快，有越来越多的国外知名企业和跨国公司在中国投资建厂，各种不同文化背景的人在同一个企业中服务和交流，他们也面临着各种压力和冲突，环境、语言和文化的不适应、工作的压力、人际交往及亲情的隔离等都会严重地影响员工的情绪、心身健康和工作绩效。此时EAP在国外已是较为普遍和相对成熟的服务模式，被引入中国就是顺理成章、水到渠成的事了。但对于95%以上的中国的企业来说，EAP还是一个全新的概念。让EAP在中国的发展逐渐走向专业化道路，包括EAP咨询师的培训，EAP项目管理师的培训，以及EAP服务机构的迅速发展，使EAP市场化。

EAP被引入中国后呈现出如下一些特点：

(一) 引入时间较晚，发展相对不平衡

EAP在中国的出现和发展较国外晚约30年，也没有经历如从AA-OAP-EAP-EEP这样的发展阶段。但对中国来说，AA-OAP阶段并不是必要阶段，中国的酒精和药物依赖现象在企业和员工队伍中并非普遍现象，而EAP-EEP的发展阶段和成熟经验正可以被直接拿来借鉴，而不必再走许多弯路。另一个现象和特点是中国幅员广阔，经济结构和形式多样，这也决定了EAP在中国发展的相对不平衡。EAP首先由一些跨国大公司引入，服务模式和专业要求也相对正规，而在一些中小企业还缺少EAP的理念，经费和规模等限制也使EAP还提不到日程上来。

(二) 实施范围逐步扩大化、多元化

尽管EAP在中国先是在一些大的跨国公司中出现，但其发挥的作用和生命力很快被其他领域所发现，并引起重视。因为员工所面临的压力及对绩效的影响是相通的，管理层对此不能袖手旁观，要维护员工(或其组织成员)的健康的目标也是一致的。在2000年前后，EAP应用范围逐步由最初的外资企业向大型国资企业、政府部门、学校、军队、警察等多个领域延伸，越来越受到重视。在一些特殊行业和企业的特殊部门，如酒店等服务行业、航空业、远洋业、核电站、石油开采等一线职工都对EAP有特殊的需求。最典型的是教育部明确规定在有条件的大、中、小学校要建立心理保健(咨询)机构或配备专业的心理咨询师。这些心理咨询(保健)师的工作虽然不叫"EAP"，但其工作性质和履行的职能本质上与EAP是相同的。

(三) 逐步向专业化方向发展

国内企业早期所接受的EAP服务大多是通过与医院的心理门诊或高校心理咨询中心合作展开。随着企业对EAP需求的增加和正规化、专业化的市场竞争力，2000年前后一些国外的EAP服务机构开始进驻到中国市场，本土专业化的EAP公司和EAP服务机构也相

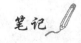

笔记

继在一些大城市成立，标志着EAP在中国的发展逐步向专业化的方向迈进。此外，EAP的服务项目也在不断拓展，从原先只偏重于员工的工作压力、情绪困扰和组织公平感等问题的心理咨询（辅导），延伸到员工的健康生活方式、法律援助、家庭和谐等方面，发挥着越来越大的作用。

三、EAP在中国的本土化探索

尽管在短短的十余年时间里EAP已经在中国有了长足的发展，但要探索本土化之路还有很长的距离。与西方发达国家相比，中国目前还存在着一些问题妨碍着EAP的发展。比如：①民众对心理健康的认识模糊，有待提高。尽管大众传媒在不断地普及心理健康的理念和有关心理咨询的知识，但是仍有许多人对心理健康的问题抱有误解，怀有偏见。如一些人认为心理问题就是精神病，去看心理医生会受到别人歧视。这种“病与非病”的概念将健康的问题绝对化，其实每个人都或多或少存在不同的心理问题，就像身体上不会绝对健康一样。去向专业的心理学工作者求助，获得心理健康的理念，调整不健康的情绪和行为方式应该像购买保健品一样正常。②管理层人文意识有待提高。许多企业的管理者认为完成经济指标才是硬道理，员工的心理问题只是一些思想问题，不值得大惊小怪，过两天自己想通了就好了。这样的想法很缺少人文意识，殊不知世间人是最宝贵的，所有的工作都要靠人来完成，财富也要靠人来创造。人内心复杂的情感、认识、行为等心理活动也像一架复杂的机器一样需要不断地保养和维护。EAP就是对员工的心理作着这种保养和维护的事情。管理层的领导要有长远的眼光，多一点人文的意识，不要只关注于眼前的利益得失而不愿意为EAP的花费投入。③ EAP专业人员相对缺乏。EAP在中国发展的一个很重要挑战是缺少EAP专业服务人员。从EAP提供的服务性质来看，EAP专业服务人员应该来自咨询心理学、社会工作者、职业发展咨询、教育学、行为科学、精神医学等领域的专业背景，同时具有并且正在从事咨询助人工作的专业人员。EAP专业服务人员必须具备相关领域的专业实践资格，但同时也必须相当地熟悉和了解所服务的组织机构和员工，具有公司内部作业流程的一般知识，并能够理解员工的一般心态和在工作中面临的各种可能问题等。

目前的现状是，隶属于EAP公司的全职工作人员，所谓EAP专职心理咨询师，能够有大学心理学系毕业的学历，经过心理咨询训练，有一定咨询经验的从业者，目前非常少，尤其在国外接受心理咨询学历和技能教育者更少。他们是EAP咨询领域的高素质中坚力量。另外，部分经过大学教育，可能是教育、医疗、管理等专业毕业，但是获得了社会与劳动保障部或者中国心理卫生协会等机构认证的心理咨询师、心理治疗师，这种具备了一定专业教育和咨询技能培训背景的人为数也不多。许多EAP从业人员既没有经过心理学的专业培训，也没有在咨询机构工作的经验，不了解短程咨询，也无企业服务经验，同时缺乏专业督导的指导，扰乱了EAP事业的健康发展，这种状况亟待解决。

综上所述，EAP在中国的需求旺盛，市场巨大，正处在快速发展期。但同时由于前期准备不足，其发展也充满误区和坎坷。因此提高EAP的门槛，建立行业规范，提高从业人员素质，探索一条适合在中国的发展之路，需要我们共同的努力。

第三节　心理援助的目标和功能

一、心理援助的目标

员工帮助计划的目标最初是集中在员工身上，但逐渐演变成对组织和员工在工作场所的需求的关注。进一步的发展出现了“多重客户”的概念，即服务包括了组织、管理者（经理

笔记

等）、员工及其家属。心理援助在实施的过程中还必须遵守三项原则，即：①自愿原则，即使员工在管理层的强烈推荐下前来，也必须是自愿的；②中立原则，心理援助是中立的问题解决者；③保密原则，这是对从事心理辅导和干预工作所提出的必要的职业要求。

心理援助服务的目标将可以为组织、员工和管理者三个方面都带来收益。组织方面：降低企业运营成本，提高生产效率；减少缺勤和旷工率；降低事故发生率，减少医疗成本；增加员工归属感，更多地留住人才；提高员工士气，树立企业人文关怀的形象。员工方面：摆脱心理困扰，提高工作绩效和生活质量；提高生活满意度；降低工作压力；增进人际关系和谐；促进工作 - 生活平衡；促进心理健康和身体健康。管理者方面：可减少员工的投诉，改善上下级关系；避免涉入私人问题，有利于保持绩效期待；增进领导力，提高团队凝聚力。

二、心理援助的功能

（一）受助者个人层面

1. 个人生活方面　一个人的成长经历和家庭环境决定了他的性格（人格）和态度，也直接影响着他的心理健康水平。因此我们在进行受助者心理辅助时，需要对其个人的家庭和成长经历加以了解，对其人格特征及发展水平作出评估。EAP 对员工的情绪调节及训练是一个重要方面，但情绪的稳定与健康是以其人格的稳定与健康为基础的，因此这项工作需要有一个整体的概念。

心理辅助的另一个功能是围绕其家庭关系及相关问题展开。这里涉及夫妻关系、亲子关系、家庭教育等问题。一个人的事业与家庭如何能够做到兼顾，做好两不误，不是件容易的事。EAP 的工作是大有可为的。

员工个人生活第三个方面的辅助功能是围绕不同的年龄阶段展开。青年员工主要关注的是自身在企业和工作中的适应及发展；中年的员工要承担比较重的社会及家庭角色负担，如果负担过重会导致所谓“中年危机”；而老年员工则要考虑经验的传承及退休、离职后的安置等问题。

2. 工作方面　员工在工作方面的问题首先要考虑的是工作压力及其适应，这也直接关系到其工作绩效及对企业的贡献。如果处理得不好轻则会出现一些情绪问题（焦虑、忧郁、恐惧等），也可伴有一些心身障碍，如失眠、消化不良、头昏、肢体酸痛等症状，如长期得不到解决也会出现职业耗竭状态（burn-out）。

在工作方面的员工心理辅助还包括人际关系的处理，涉及上下级关系和平级的同事关系。人与人的交流由于视角不同、利益和需求不同难免会出现矛盾和冲突。EAP 的工作并不是要回避和掩饰这些矛盾和冲突，而是需要使当事人有机会理性、合理地表达自己的需求和诉求，同时也需要了解对方的利益和诉求。权衡各种关系和立场后才有可能达成一致，化解矛盾和冲突。这其中学习和掌握良好的沟通技巧也是十分必要的。

此外，员工的个人职业生涯规划也是 EAP 的功能之一。从长远来说，一个员工更好地发挥自己的潜能，人尽其才，对企业和个人都是双赢的事。这既需要有对员工能力的了解和评估，也需要提供相应的条件促进员工职业能力的发展和体现。

3. 危机干预　危机是当人们面临突发的巨大变故而无法利用现有资源或应对方式加以处理的一种特殊境遇。面临危机常会使人手足无措，情绪情感出现严重失调，正常的行为和工作效率等也会受到极大影响，严重时甚至导致精神崩溃，当事人会产生轻生的想法和行动。员工所在组织或企业对其进行支持、保护，或通过 EAP 进行干预都是有益和必要的。在组织中经常遇到的危机干预主要有自杀干预、居丧者悲伤辅导、创伤后的应急干预，以及家庭暴力的心理干预等形式。较为特殊的“危机”干预为企业的裁员心理援助，以及偶发的暴力或司法事件。

笔记

（二）组织整体层面

EAP在组织整体层面的服务可分为：经理层（管理者）咨询、组织咨询和培训、其他相关服务等方面。

1. 经理层（管理者）咨询　经理层（管理者）在组织构架中也就是基层领导，EAP服务人员需要向其负责的组织机构说明EAP可以提供哪些服务，这些服务往往是通过经理层人员的信息传递和沟通而实现的。经理层的咨询包括对员工行为问题的识别和转介、如何与出现问题的员工进行有效的沟通、体会和处理员工的压力和挫折感等，其核心就是通过尊重的、以人文精神和负责任的态度对待那些受困扰的员工。

一般来说，由于所担负的责任和压力，管理者们往往首先关注的是绩效问题。当绩效下滑时，管理者们常常会认为是下属不够努力。所以在对管理者做咨询中，当涉及有关绩效的问题时，首先要和他们讨论工作绩效如何评估，是否有客观、合理的评估方法，对于绩效下滑的原因要帮助管理者们分析哪些是由于客观的原因造成的，哪些是由于下属的主观因素所造成。在发现下属有绩效降低的问题时，需要经理（或班组长）主动与员工进行沟通，识别那些可能存在的心理问题，必要时要向EAP专职人员转介。

在做经理层（管理者）咨询的工作中有一项重要的内容是转介训练，即培训经理层如何做EAP转介，以及如何确认那些有工作绩效降低危险的员工。这项培训的目标是帮助经理层发展他们的人际沟通技巧，并帮助他们询问、转介受困扰的员工给EAP。经理层转介训练包括：EAP理念；在提供EAP服务中经理层的角色；保密制度如何实现；工作绩效降低的标志；有效的逾越EAP转介障碍；记录和追踪员工返回工作的一些问题等。

2. 组织咨询及培训　EAP能够为组织提供非常有价值的咨询服务，组织发现和解决那些可能影响员工的态度和身心健康的问题，同时帮助人力资源部门对工作场所的行为和组织健康问题作出合适的反应。例如：如何使企业的政策和法规更加行之有效，如何做职业压力测评，如何处理严重的人际关系危机，帮助管理层让员工认识自己的权利和价值。

在对组织咨询的内容中，有一项重要的工作是员工的发展与培训。由受过专业训练的培训师提供有关精神和行为健康方面的教育。培训通常包括：压力管理；在企业变动中员工的适应；如何改善人际关系；创造良好的工作环境；如何建立和谐的团队；此外还涉及员工的工作-生活平衡问题；婚姻问题；亲子关系；理财等方面的专业培训等。这些培训将有效地预防和处理组织构架中的潜在矛盾，增进组织的整体和谐。

3. 其他相关服务

（1）转介：由EAP帮助选择咨询、治疗机构，并监督咨询、治疗进程。

（2）职业健康和安全：EAP可以与医疗和安全部门合作以减少事故。

（3）工作-生活：EAP可以与工作生活平衡服务相结合，如照顾孩子及老人。

（4）工作环境健康设计：办公场所适当装饰，空间合理的设计，明快色彩的运用以及植物、花卉的种植等，以增加温馨的气氛，降低倦怠感。

三、心理援助三个层次的工作

1. 初级预防：消除诱发问题的来源　初级预防的目的是减少或消除任何导致职业心理健康问题的因素，并且更重要的是设法建立一个积极的支持性的和健康的工作环境。通过对人力资源方面的企业诊断，能够发现问题在哪里和解决问题的途径。通常，初级预防通过改变一些人事政策来实现，如改善组织内的信息沟通，工作再设计，和给予低层人员更多的自主权等。

2. 二级预防：教育和培训　教育和培训旨在帮助员工了解职业心理健康的知识，如各种可能的因素怎样对员工心理健康产生影响，以及如何提高对抗不良心理问题的能力。有

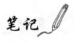

笔记

关的教育课程包括应付工作压力，自信性训练，放松技术，生活问题指导，以及解决问题技能等。二级预防的另一个重要目的是向人力资源管理人员和组织内从事员工保健的专业人员提供专门的培训课程，来提高他们对员工心理健康的意识和处理员工个人问题的能力。如“基本咨询技能”和“行为风险管理”等方面的培训。

3. **三级预防：受助者心理咨询与辅导** 受助者心理咨询是指由专业心理咨询人员向当事人提供个别、隐私的心理辅导服务，以解决他们的各种心理和行为问题，使他们能够保持较好的心理状态来生活和工作。由于受助者的许多心理健康问题与家庭生活方面的因素有关。这种心理咨询服务通常也面向受助者的直系家庭成员。

第四节 心理援助的服务模式与专业要求

一、心理援助的不同模式

心理援助的模式按照服务来源可分为以组织管理为基础的内部模式，以契约为基础的外部模式和以专业化与灵活性相结合的混合模式三种。

1. **内部模式** 内部模式由企业内部设立专门的机构，或者隶属于人力资源部门（HR），由专职人员对企业内部的职工组织 EAP 的策划和实施。内部模式是 EAP 最早出现的一种模式，起源于美国的一些公司对员工进行戒酒的互助模式。一些有过酗酒经历的员工在专业人员的指导下成功戒除酒瘾后，又现身说法，以自己的亲身经历帮助那些有类似问题的工友戒除酒瘾。随着时代的进步和 EAP 工作的拓展，企业会聘用一些专业人员（往往是临床心理学工作者）到公司任职，负责对那些需要帮助的员工进行心理辅导等工作。在内部模式中有一种形式是依托工会来运作的，服务只向工会会员及其家属提供，带有福利的性质，因此也被称为“会员帮助计划”（member assistance program，MAP）。

内部模式的优点是 EAP 专业人员比较了解企业的特点和文化、存在的问题以及公司员工的一般需求和特征，因此所制定的干预计划、方案就更有针对性，在实施方案过程中也可以利用和整合企业的内部资源，收到更好的效果。此外，内部模式也使 EAP 专业人员对企业管理人员的需求有更好的理解和把握，在对 EAP 方案的实施过程中也可以及时沟通和反馈，使 EAP 更好地满足了企业对员工的管理和提升效率的需求。内部模式的最大不足是接受帮助的企业员工会担心由于 EAP 专职人员也是企业内部职工，员工个人的信息和隐私会被泄露从而受到不良影响，此外他们也担心自己的缺陷或弱点如果被传到老板（领导）那里，是否会受到某种歧视，或是影响自己的职业升迁。此外内部的 EAP 专职人员由于其特定的位置可能会出现“双重角色冲突”，既要考虑当事人的权益，又要考虑公司的利益，很难把握客观性和中立的原则。

2. **外部模式** 外部模式是由企业将 EAP 项目外包，由社会上的相关机构及专业工作者承担这项业务。外部模式又分成两种主要的方式：一种是依托于社会服务机构或治疗机构的方式，如医院、心理咨询服务中心、社区的戒酒治疗中心等组织，另一种是依托于 EAP 服务中心的方式，服务中心是一个独立的组织，负责向不同的组织或企业提供 EAP 的策划，制定 EAP 计划和方案、对企业的员工和主管进行 EAP 有关事宜的培训和宣传、对员工个体的问题进行评估和诊断，也可进行一般性的咨询和干预，如问题比较严重则负责转介到专门的机构进行治疗，并对相关问题进行追踪和反馈等一条龙的专业服务。这种方式比较受企业的欢迎，特别是规模比较小又想得到正规专业服务的企业，所付出的经费也是相对比较少的。由于外部模式是相对独立的第三方，企业员工对隐私权的保护及担忧比起内部模式来说就会减轻许多。

笔记

3. **混合模式**　混合模式是指企业内部实施 EAP 的部门与外部的专家或专业机构合作，共同为组织的员工提供服务的模式。这种方式兼备了内、外部模式的优点，既能获得更专业的服务，得到员工的信赖和认可，也可较好地协调各种关系和权益，使 EAP 的服务更有针对性，并能对服务的质量进行监督和回馈。

在这种模式中，企业内部的 EAP 人员是十分重要的。他们不仅需要了解企业组织的需求，了解员工需要帮助的焦点，自身具有一定的相关专业知识和能力，还需要找到那些能够为企业提供优质服务的专家或专业机构。这些内部 EAP 人员在企业、员工和外部的专业工作者之间起到重要的沟通、联络作用，必要时还需要先对那些外部专家进行培训，使他们更好地了解企业、企业文化和企业的需求，以及员工的特殊需求和困惑，从而使他们能够不仅仅是在心理健康的概念上，而且是在企业效益的概念上提供帮助。

二、心理援助的服务程序

员工心理援助的服务程序大体上可分为：需求评估与规划、宣传推广、培训、咨询和效果评估五个阶段。

（一）需求评估与规划

要推行 EAP 的服务一定要制订一个完整的规划和具体的执行计划。规划涉及组织所迫切需要解决的问题、组织可能提供的资源、组织内员工的特点及存在问题等方面。掌握了这些关键点才能据此为 EAP 的计划确定目标。有了明确的目标，工作人员再去收集相关的信息，设计周密的执行方案，以及专业人员在各部门的协调下按步骤完成整个计划。

需求评估是针对组织和员工两个层面进行的。它的重点是通过专业性的服务，解决员工的各种心理问题及相关的困扰，改善组织的管理模式和效率，增进环境的和谐气氛，从而提高员工的工作效率以及组织的效能。需求评估类似于临床诊断，只有明确了“患者的病情”和“疾病的性质”，才有可能对症下药，使疾病得到根治。需求评估一般可采用调查、访谈和发放问卷等方式，根据需要有时需求评估和规划的时间可达数周到数月。

（二）宣传推广

要选择和采纳某项服务，首先要了解这项服务，对 EAP 项目尤为如此。EAP 在国外的发展历史较长，在一些大的企业对 EAP 的知晓率较高，因此对用户选用 EAP 的外部模式来说，只是一个用更经济、有效的手段得到更好服务的问题。因此 EAP 的宣传、推广往往采用宣传手册、EAP 使用说明书，以及推广说明会等方式就可达到目的。

对国人来说，EAP 尚属于“新生事物”，不要说一般的民众和企业对 EAP 知之甚少，就是许多心理学专业工作者被问及“EAP”时也一脸茫然。因此宣传和推广 EAP 的相关知识及应用范围就显得尤为重要。EAP 的宣传既有推广的作用，也有服务的功效。员工通过宣传媒介可以更好地了解各种心理健康知识，可以促进自身的心理健康水平，改善自己的生活质量，提升工作绩效。

EAP 的宣传手段可采用平面媒体如宣传手册、广告、海报、宣传栏等方式，也可采用广播、电视和网络的方式。对组织和企业的人力资源管理者和员工采用 EAP 推广说明会，附带培训班、心理健康专题讲座等方式则更具体、更有针对性。

1. **培训**　员工培训是企业文化以及人力资源管理体系的重要组成部分，也是员工帮助计划实施过程中不可缺少的环节。在培训过程中，专业人员将管理学、心理学、社会学等学科的知识、理念、方法和技术应用到组织管理和训练活动之中，可以更好地应对和处理诸如组织变革、转岗裁员、危机事件、人际沟通与冲突、新员工岗位适应、压力应对，以及工作、家庭、生活平衡等方面的问题。其结果可以使员工的心态得到调试，认知及行为模式得到改善，潜能得到开发，组织和企业的凝聚力也可以大大增强。

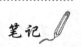

笔记

培训的内容和课程可以涉及：①职业心理健康培训；②压力管理培训；③工作与生活协调培训；④积极情绪促进培训；⑤子女教育培训；⑥交互作用分析（TA）培训；⑦人际关系能力培训；⑧职业态度培训；⑨时间管理培训；⑩团队精神培训；⑪新员工入职适应性培训；⑫管理者（人力资源总监、工会主席、经理人等）EAP相关知识及理念培训等。

培训方法常用的有：①课堂讲授法；②研讨法；③角色扮演法；④案例分析法；⑤游戏法等。

2. **咨询**　通过EAP的宣传可以使管理者和员工在观念和意识上发生某种转变，在组织中营造一种心理健康导向的氛围。培训则使这种理念进一步转化为具体的行为，增进了组织的凝聚力。但对于面临心理困扰的员工来说，对他们能够起到重要作用的是具有针对性的心理咨询或心理治疗。在EAP的实施环节中，心理咨询（治疗）扮演着重要角色，也可以看作是对员工个体的心理援助。其目的是对那些由于个人问题的困扰而影响到工作的员工提供适时的帮助。通过EAP心理咨询师的咨询服务，使那些无法专心工作的员工、经常和他人发生冲突的员工、情绪焦虑或抑郁的员工，以及在工作中出现意外的员工得到及时的心理支持，不良情绪能够得到宣泄和调整，重获自我解决问题的信心和能力，达到心理健康的理想状态。从而振奋起精神，精神饱满地回到工作岗位。个体状况的改善也必然使组织整体的面貌焕然一新，提高整体的生产效率，使EAP项目的实施达到预期效果。

咨询有不同的方式，包括个体咨询、团体咨询、电话、网络等形式，咨询师需要有相应的资质，遵守心理咨询的相关规定和伦理守则。在组织内部的咨询有时会受到"双重关系"的限制，必要时需要转介到外部专业的心理咨询或治疗机构。

（三）效果评估

项目的效果评估就是要考察EAP工作的实施是否达到了预期的目标，因此可以看出项目计划和项目评估是相互关联的。从项目实施的过程来看，效果评估需要通过科学的方法和技术对EAP的服务能否为组织和员工带来效益进行客观的评价。由于EAP主要是以员工心理和生活困扰为对象的服务项目，并且由于人类心理的特殊性、复杂性，其效果有许多是"软"的指标，很难用实际的经济指标进行换算和衡量，需要引入一些与心理学、统计学、财务和管理学等相关的理论和技术进行综合评估，具有一定的复杂性和难度。EAP效果评估的目的是要通过搜集事实和数据来解释和证明该项目的价值所在，要通过这些事实及数据说明那些组织及员工所关心的问题确有改善，在项目的运行过程中，增进了组织的管理者和员工对工作和生活意义的理解，改善了整体的工作氛围和文化氛围，人与人的信任度得到提升，不仅使企业的经济效益有所提升，其社会效益也无可估量。

对EAP的效果评估要围绕这样几个问题展开：

（1）EAP项目是否按计划执行，目的是否达到。如果项目产生的效果与开始的计划和预期相差很远，则说明项目在执行过程中一定遇到了一些意外的因素的干扰，找出并研究这些因素对以后的EAP规划有重要意义。

（2）EAP项目是否是有效的。这是评估的核心目的，是否有效需要有说服力的指标来证明，常用的指标有员工的"生活质量"改善、"主观幸福感"及对服务的"满意度"提升、"离职率"的下降、"生产率"的提高等。

（3）EAP项目是否是经济的。企业的运作关心的是经济效益，对EAP项目的实施也是这样。因此效果评估有必要评价付出和结果的关系，即所谓"性价比"的高低。这里涉及比较复杂的经济学和财务统计的专业知识，有研究认为EAP项目1美元的投入可以获得约6美元的回报，对一个大型企业来说这样的回报率是相当可观的。

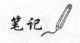

笔记

三、对心理援助专业人员的要求

（一）对专业人员的知识结构、能力和素质要求

员工帮助计划所涉及的服务内容比较广泛，包括压力与情绪管理、职业心理健康、心理咨询、危机干预、教育和发展培训、员工福利及权益等方面，因此对从事这些工作所需要的知识结构和能力也有较高要求。知识结构的要求涵盖了诸如心理学、社会学、组织行为学、管理学、经济学、医学等多学科的知识领域；在实际工作中需要具有良好的观察能力、沟通能力、缜密的思考和逻辑判断推理能力、自我控制能力等；同时还需要能够进行个别及团体咨询、调查和评估、减压、转介等务实技术。在职业相关的个人素质方面，需要具有稳定的情绪、认真的态度、助人的价值取向和强烈的责任感。

（二）对专业人员的资格认证

一个行业的职业资格认证是这个行业规范职业行为，健康、有序发展的必要条件。员工帮助计划（EAP）的职业资格认证意味着权威的、具有社会共信力的组织对EAP从业人员职业能力的承认。这种资格认证无论是对EAP职业从业人员，还是对接受EAP服务的相关组织和个人都是十分必要的。在一些发达国家已经建立起了比较好的EAP职业资格认证体系，如北美员工帮助协会（EASNA）、国际员工帮助职业协会（EAPA）等。

EASNA通过其下属的员工帮助认证委员会（EACC）进行EAP认证，颁发EAP资格证书。EACC在1997年提出的EAP认证考核方案中规定：参加EAP考核认证的人员需要具有相关领域的本科学历；需要具有心理学、社会工作或其他相关领域的职业资格；需要在经过EACC认可的督导师的指导下在2～7年内完成2000个小时工作；完成20个小时以上的职业相关技能培训；最后通过EAP技能考试，取得职业资格证书。

中国目前尚不具有正规的EAP职业培训和资格认证系统，但正在通过加入EAPA等方式建构专门的EAP管理组织和专业人员资格认证系统，EAPA也在通过在中国组织相关的培训等方式帮助中国建立EAP的专业队伍。中国在EAP认证系统尚未完备的情况下，EAP的从业人员主要是一些高校心理学专业毕业的本科生、研究生，以及国家人力资源和社会保障部认证的“心理咨询师”。这就存在一个“先有鸡还是先有蛋”的悖论，这种困境同样存在于国内心理咨询和心理治疗领域。由于有着巨大的市场需求和发展潜力，也由于职业化、正规化是引领该行业健康、有序发展的基本保证，因此EAP的专业资格认证体系只能在这样的不完善中开启探索之路，在实践中不断走向正规和完善。

（三）专业人员职业伦理标准

能否遵循专业的伦理标准，不仅是一个道德问题，而是判断该领域从业人员是否具有专业素质的重要衡量尺度，同时也是使EAP工作正常履行的重要保障。国际员工帮助职业协会（EAPA）1988年通过的职业伦理标准规定的条款包括：①保密-EAPA会员有义务为客户的信息保密；②尊重-EAPA会员不应该因客户的种族、信仰、国籍、躯体残疾、性别的因素对其产生歧视，而且应该充分尊重和维护客户的权益；③评价与咨询-会员只能在自己专门负责的业务领域中为客户进行评价和咨询。如果有客观需要，会员应该接受咨询或督导。④公共责任与团队成员间的关系-EAP专业人员应与非专业人员一道团结协作，一起推广EAP服务。

中国目前尚未建立EAP专业人员的职业伦理标准，但从业人员在进行心理援助的相关工作时，需要遵循心理工作者的相关规定。2001年11月国家颁布了《心理咨询师国家职业标准》，其中关于心理咨询师应遵守的职业伦理标准规定：

1. 心理咨询师不得因求助者的性别、年龄、职业、民族、国籍、宗教信仰、价值观等任何方面的因素歧视求助者。

笔记

2. 心理咨询师在咨询关系建立起来之前，必须让求助者了解心理咨询的工作性质、特点，这一工作可能出现的局限性以及求助者自身的权利和义务。

3. 心理咨询师在对求助者进行工作时，应与求助者对工作的重点进行讨论并达成一致意见，必要时（如采用某些疗法）应与求助者达成书面协议。

4. 心理咨询师与求助者之间不得产生和建立咨询以外的任何关系。尽量避免双重关系（尽量不与熟人、亲人、同事建立咨询关系），更不得利用求助者对咨询师的信任牟取私利，尤其不得对异性有非礼的言行。

5. 当心理咨询师认为自己不适于对某个求助者进行工作时，就应对求助者作出明确的说明，并且应本着对求助者负责的态度将其介绍给另一位合适的心理咨询师或医师。

6. 心理咨询师应该始终严格遵守保密原则，具体措施包括：

A. 心理咨询师有责任向求助者说明心理咨询工作者的保密原则，以及应用这一原则的限度。

B. 在心理咨询工作中，一旦发现求助者有危害自身和他人的情况，必须采取必要的措施，防止意外事件发生（必要时应通知有关部门或家属），或与其他心理咨询师进行磋商，但应将保密信息的暴露程度限制在最低范围之内。

C. 心理咨询工作中的有关信息，包括个案记录、测验资料、信件、录音、录像和其他资料，均属专业信息，应在严格保密的情况下进行保存，不得列入其他资料之中。

D. 心理咨询师只有在求助者同意的情况下才能对咨询过程进行录音、录像。在因专业需要进行案例讨论，或采用案例进行教学、科研、写作等工作时，应隐去那些可能据以辨认出求助者的有关信息。

从以上的规定中可以看出，《心理咨询师国家职业标准》中的伦理学规定与 EAPA 的伦理标准基本上是一致的。需要说明的是，在组织内部的 EAP 专业人员在执行工作计划时，特别要注意的是“双重关系”问题，在具体遇到这类问题时，需要向组织作出说明，必要时可以采取回避或转介的方式加以解决。

（洪 炜）

思考题

1. 举例说明心理援助的模式主要包括哪几种？
2. 举例说明心理援助对受助者个人层面会有哪些帮助？
3. 初级预防、二级预防和三级预防的侧重点如何？
4. 简述心理援助的层次。

笔记

第二章　心理援助的流程

本章节主要包括以下两个方面的内容：①员工心理援助的需求分析、评估与组织诊断方法；②员工心理援助的项目计划、项目书与心理援助方案制定、服务内容、项目评价方法。

第一节　心理援助的需求分析

在谈到心理援助的需求分析的具体内容之前，我们先来看看什么是需求(needs)。任何一项心理援助的活动或者项目，如果不能满足员工、管理者及企业的需求，那么就有可能费力不讨好，达不到预期的效果。Jordan 强调了“需求”的不同解释及定义范围，分别是：①目标导向需求（也称为“目标”或“目标需求”）；②过程导向需求（与实现目标的策略相关）；③观念导向需求（例如对组织、管理者及工作者的期望）；④缺陷导向需求（关注于知识、技能或态度的“缺乏”或“差距”）。

项目的设计、实施都应该要符合员工的需求，根据 Myers(1984)的建议，员工心理援助项目设计应该从需求分析开始，从而根据员工的需求分析结果来向战略决策者提出建议。Berman 等人(1991)认为需求分析应该影响进行员工心理援助工作的实施方式，从而最能满足员工的需求特征、解决困惑等问题，并且应该提供关于各种员工心理与行为问题的类型、发生率、严重程度等方面的信息。

一、心理援助需求分析的目的与意义

为保证心理援助的开展能得到员工的支持，并符合组织的需求，对心理援助进行需求分析(needs assessment)就显得非常有必要。确定员工心理援助的目标、具体实施内容以及开展方式等工作的重要依据就是心理援助需求分析的结果。咨询师只有了解(组织)现状，找到员工急需解决的问题，才能科学设计实施员工心理援助的内容。

在开展工作之前进行需求分析有以下几个方面的意义：

1. 确保心理援助工作是有效的　心理援助工作必须体现组织内的真实需要，解决不同群体的实际问题。这也是决定项目能否获得成功的重要因素。“有效的”非正式的定义是“正确的做事”。一个有效的和起作用的项目，它的设计必须是以可靠的信息基础为依据，以便提前知道项目能满足谁的需求，服务提供者的背景信息及项目的量化目标。Berman 等人也认为“需求分析可以节省时间和金钱”，并且在开展工作过程中，提供一个外部的，客观的检查。

2. 可以提升员工对组织的归属感　需求分析能确保员工尽早参与项目计划和执行过程，能够清楚地表达他们的需求，激活员工参与意愿，端正员工对项目的态度，提升配合程度，强化员工对组织的归属感。

3. 这是项目推广的重要阶段　员工心理援助需要在组织内部进行宣传。需求分析的

笔记

过程也是宣传推广的重要阶段，从而让更多人群了解项目意义。在进行需求分析的过程中，作为研究参与者的员工需要熟悉项目内容及详细的服务目标。

4. **分析不同层次、类型员工的需求特征** 员工心理援助需求分析的结果，可能表明员工面临的共性问题，也可以反映不同层次的员工不一样的心理援助的需求。比如，老员工可能要求关于退休计划的帮助，新员工可能要求关于压力与冲突方面的帮助，较低级别的工人可能要求更好的工作环境等等。

5. **是项目质量评估的参照标准** 一个正式的需求分析结果可以作为评估员工心理援助是否成功的参照。每个项目（及它的参与人员）必须“证明它的存在价值”，员工心理援助的有效性和利益，如其他项目一样，必须是得到监督及评估的（Berman 等人，1991），以便有资格在未来获得更多的资金。

总之，需求分析可以协助理解员工心理援助的必要性，并为项目开展提供理论与数据支持，从而让项目设计更有针对性，更有可行性，并能收集到第一手资料，为员工心理援助的效果评估提供基线资料。

二、员工心理援助需求分析流程

员工心理援助需求分析包括以下步骤（图 2-1）：

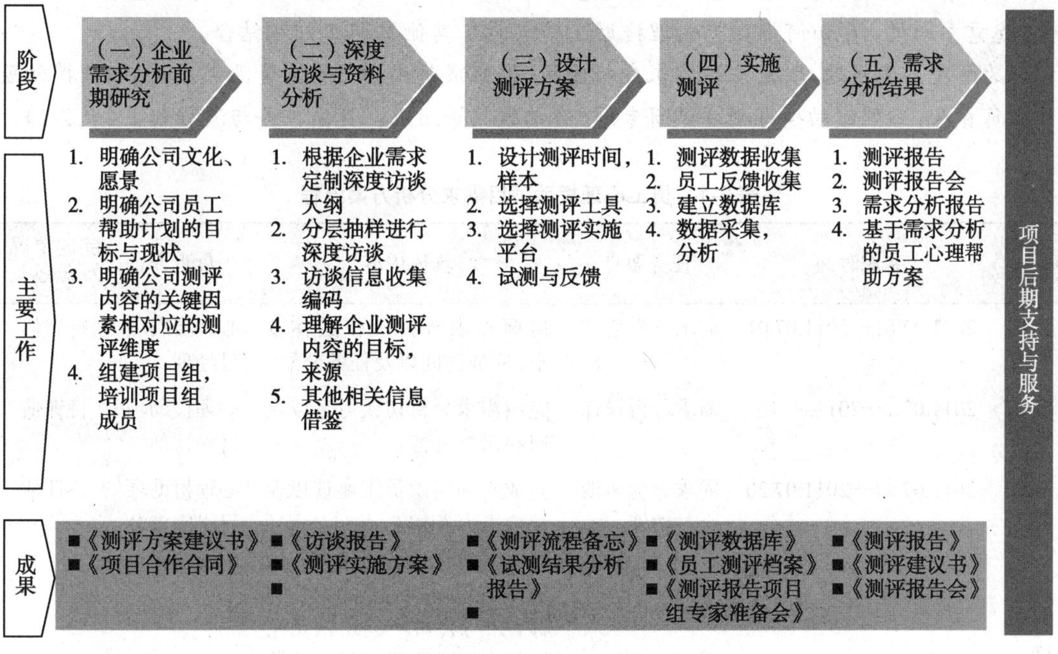

图 2-1 员工心理援助需求分析流程

1. **组建需求分析调研团队** 在进行员工心理援助需求分析之前，需要构建一个专家团队来专门负责完成需求分析的工作。在这个团队中，需要有心理评估、调研方面的专家，负责设计评估方案、调查问卷、数据收集、数据分析等工作；需要有访谈人员，专门负责与员工进行座谈或结构式的访谈，收集第一手的资料；需要有组织内部的工作人员，负责协调与组织在组织内部进行需求分析工作的具体事务开展；需要有员工心理援助项目的组织者，负责协调需求分析工作人员工作的协调与质量控制；需要有员工心理援助项目的外部顾问参加，负责协调需求分析内容与接下来的心理援助具体工作的协调、衔接，并确保需求分析内容不偏、不乱，既能反映问题，也要评估本次心理援助项目能够解决问题的可行性。需求调研的内容设计不当，很可能让需求分析沟通会变成员工对企业薪酬、福利、工作流程或者

笔记

企业框架等的抱怨会。我们在做需求分析时，一定要明确哪些问题是属于我们的工作范畴，而哪些问题不属于项目的工作范畴，从而更好的设计产品与服务内容；需要有项目推广与宣传部门的工作人员，负责推广需求分析这一阶段的工作，让更多的员工能接受并积极参与。

2. 设计需求分析工作方案 因为之前所说的，需求分析对于员工心理援助意义重大，所以需要专门设计需求分析方案，在需求分析开展之前，需要了解以下组织信息：①组织类型、性质、规模、从业范围等基本信息；②组织基本结构、组织框架；③组织的愿景以及企业文化，负责本次心理援助项目的具体职能部门情况；④本次员工心理援助的参与人数、部门、地域等，并了解本次员工心理援助的基本费用预算等情况。

而在需求分析开始之前，应该召集需求分析工作团队开会研究需求分析应该解决的问题、需求分析的开展形式、参与人数、成果报告形式等问题，并设计需求分析的具体内容等。具体方案设计参见示例。

员工心理援助项目需求分析方案示例

为更好地完成本次员工心理援助项目，真正做到解决员工的实际问题，对企业发展有现实意义，在本次员工心理援助项目开展之前，首先进行员工心理援助的需求分析。期望通过本次需求分析，解决以下问题：①本公司员工具体有哪些影响员工工作绩效与工作感受的相关心理与行为问题；②员工都有哪些常见的压力与困惑；③本公司员工心理健康现状如何；④员工对哪些心理援助的主题感兴趣；⑤哪些形式的员工心理援助是员工可以接受，愿意参与的；⑥如何将员工心理援助工作与员工其他本职工作相结合。

为解决上述问题，特成立本需求分析团队，团队成员由公司人力资源部成员、心理援助项目组负责人、心理援助项目测评调研专家、咨询顾问等组成。具体事务与流程如下（表2-1）。

表2-1 员工心理援助项目需求分析方案流程

任务编号	完成时间	任务要点	具体内容	负责人	完成情况反馈
A01	2011.07.01—2011.07.01	需求分析会议	协商需求分析工作具体要求、完成时间以及任务分配	心理援助项目经理	待评估
A02	2011.07.2—2011.07.10	需求分析设计	完成需求分析访谈方案以及问卷调查内容	心理援助项目测评部	待评估
A03	2011.07.11—2011.07.20	需求分析座谈会与访谈	完成不同层次员工座谈以及结构式访谈内容，并与公司项目对接负责人沟通项目主要思路与拟解决问题、项目目标，并与公司不同层次员工进行结构式访谈，了解、收集信息。访谈人数不少于30人	心理援助项目组需求分析团队	待评估
A04	2011.07.21—2011.07.25	需求分析问卷调查	按参与员工心理援助项目人员基本信息5%的比例抽取进行问卷调查，了解员工对于心理援助项目的基本需求	心理援助项目组测评部	待评估
A05	2011.7.26—2011.8.01	数据分析	对收集的访谈与问卷调查数据进行定性、定量分析，编制员工心理援助需求分析报告	心理援助项目组测评部	待评估
A06	2011.8.5	需求分析报告	召开项目组会议，报告员工心理援助需求分析特征，协助进行员工心理援助方案拟定	心理援助项目组	待评估

笔记

3. **需求分析实施** 在需求分析实施阶段，最关键的内容是：①科学设计需求分析以及访谈问卷；②选择合适的员工参与这一项工作；③让参与的员工真正了解本项工作的意义，从而能够真实回馈并积极参与。对员工的需求分析应该收集以下资料：员工心理状况、压力源特征以及压力水平、工作特征、对心理援助的态度、愿意参与的心理主题、帮助形式等内容。

具体访谈材料参见示例：

部门员工心理援助访谈提纲

指导语

一、访谈背景介绍

您好！我是***，是本公司员工心理援助项目顾问。为了更好地了解员工在心理援助相关服务的具体需求，让我们的员工心理援助项目真正做到对员工有帮助，对公司负责，我们在项目开展之前，想先与员工代表进行沟通，更好地了解大家的需求。

各地市分公司的心理援助方案将根据需求分析提出具体服务内容与实施规划，落实公司的员工关爱理念。在开始需求分析之前，有几点注意事项请大家注意：(1)访谈内容仅用于了解员工群体的心理援助需求现状，与员工本人无关，请参与访谈的员工不要有太多的顾虑，您的回答除了项目组以外，不会被任何第三方看到，也不会在任何情景下作为评价您的工作、态度等方面的依据，请您放心作答。(2)如果您对于员工心理援助工作还有什么建议或者意见，请与我们的项目助理联系，我们非常感谢您的配合与理解。

二、个人信息及目前状态

1. 个人信息：

姓　　名：________	性　别：________	年　龄：________
婚　　否：________	有无子女：________	
分公司名称：________	所在部门：________	从业时长：________
学　　历：________	所学专业：________	职　称：________

2. 访谈内容(备选条目)

(1) 您觉得影响您工作效率与工作感受的因素主要包括哪些方面？

(2) 您在工作方面有哪些困惑？

(3) 您在家庭以及生活方面具体有哪些困惑？

(4) 您觉得哪些是影响您工作效率的主要因素？

(5) 您觉得在工作上有哪些压力？

(6) 您觉得在生活方面有哪些压力？

(7) 您觉得企业对员工的心理关爱应该从哪些方面入手？

(8) 结合您所处部门的现状，您希望“员工心理援助项目”能够帮助员工解决哪些问题？

3.“员工心理援助”可能会提供多种服务内容，您认为您所在的公司员工更需要哪方面服务？为什么？(请在对应内容前打√，下同)

☐心理调查

☐心理知识宣传

☐心理培训

☐心理咨询

☐危机干预

☐在以上服务中，您认为还需补充的方面？

4. 如果开展心理培训，您认为您所在的公司员工更需要哪类主题的培训？为什么？

☐压力情绪管理

笔记

□婚姻恋爱相关

□工作技巧相关(如处理职场冲突、激励员工等)

□人际沟通相关(人际关系、沟通技能等)

□职业发展相关(如职业生涯规划、职场发展等)

□家庭相关(如亲子关系、婆媳关系等)

□其他(请记录)

5. 您曾接触或引进过的员工心理援助服务方式包括:

□心理调查

□培训与工作坊

□个体心理咨询

□团体帮助

□心理剧

□其他

4. **需求调研结果分析** 在收集好需求分析的资料与数据以后，员工心理援助项目组负责测评与设计的顾问需要根据收集好的资料进行分析与评估，了解员工心理现状和员工对员工心理援助的需求。并以报告文本或者调研报告会的形式与企业对接工作人员进行沟通，为接下来的心理援助项目内容设计提供支持。

三、需求分析基本内容与评估方法

(一) 需求分析核心技术

1. **标准** 项目设计需要以满足组织和员工的现实需要为依据。

2. **目的** 目的是为基于组织与个人的实际情况与需求，为接下来要提供的心理援助服务找出真实的问题以及最适合的解决方法和模型。

3. **关键要素**

(1) 需求分析项目设计必须考虑到组织的问题，包括：①组织类型，工作类型 / 产品；②组织的任务；③劳动力的规模及人口组成，包括种族、民族、性别及文化差异；④工作场所的数量及散布程度，包括偏僻的及远程工作的员工；⑤劳资协议。

(2) 项目设计必须考虑到组织员工及其他有资格获得服务的人的需求。

(3) 项目设计必须考虑到组织领导者的需求和目标。

(4) 项目设计必须与组织的其他规章制度相一致，在某些情况下，可能需要作出修改。

(5) 分析过程必须是连续的以使项目设计演化以满足变化的需求。

综上所述，需求分析是了解员工的需求，从而更好的设计并实施员工心理援助，在需求分析中主要包括员工层面与组织层面，而员工层面又包括普通员工、管理层以及项目负责人等对于本项目的期望与需求。

(二) 员工层面心理援助项目需求分析内容

因为员工心理援助项目的初始目标是要帮助解决影响员工工作绩效以及工作体验的相关心理与行为问题，并成为员工的心理福利，所以对于员工本身真正的需求的了解与分析非常关键，不然本项目很有可能成为一种形式，甚至成为员工新的压力。曾经就有负责员工心理援助的工作人员谈到，开展员工心理援助以来，不仅仅自己的工作压力没有得到缓解，反而还多了要做员工心理援助的这一个新的工作压力。这也是因为没有对员工需求进行有效的分析与了解导致的，所以在开展工作之前一定要对员工的需求进行有效分析。

开展员工需求分析，需要了解员工心理状况，采用访谈与问卷调查的方法：①了解不同

笔记

工作特征的员工的心理状况：员工的情绪状态，例如焦虑、抑郁水平，对自己工作的感受，是否有职业倦怠以及离职意愿等；②了解员工的工作特征：例如客服中心的工作人员，在工作中就有大量的情绪性劳动，要在一线工作中应对客户的各种压力，因此承担更多的压力，在开展员工心理援助时，要更多的对类似员工进行关注；③了解不同行业的特征：像油田、矿井等一线的员工，更多的要考虑其心理因素对于安全生产的影响，从而提升安全生产的质量，不同类型的企业，其员工面临的困惑、承担的压力源特征是不一样的，因此要深入员工当中，去真正了解在其企业工作背景下，员工可能有的压力源特征，从而更好的理解员工的观念与行为，设计出更符合员工特点、受员工欢迎的心理援助形式与内容。

在开展需求分析时应该：①这些内容在初期采用访谈与座谈会的形式，可以有效地获得，而在访谈基础上，结合之前对该组织的理解，可以编制问卷调查，从而更大规模的了解员工的心理现状；②是要了解员工对于心理援助感兴趣的形式与主题。在这个问题上尤其要注意三方人员可能有的认知差异。例如项目组认为员工应该更多的进行心理咨询形式的帮助，而企业员工心理援助项目负责人可能会认为更多的要采用培训的方法，也许员工本人认为现场与专家的座谈是更有效的方法等等；③在没有开展需求分析之前，心理援助项目组可能认为人际关系与职业生涯规划是员工最感兴趣的话题，而企业员工心理援助项目负责人可能认为本企业中最急需解决的问题是高心理风险员工的识别以及抑郁症的预防与干预，而员工本人可能认为自己最想了解亲子关系问题的解决方法等等。也就是说在需求分析之前，员工、项目负责人、项目设计者三方对于如何开展本项目、应该首先从哪些方面入手、应该重点解决哪些问题、什么形式比较合适等这些问题的观点、看法可能不太一样。这就需要我们从事实出发，深入调研，真正去做好需求分析，了解员工的真正需求。

在进行员工需求分析时，应该注意参与需求分析访谈以及问卷调查的员工的代表性，要考虑员工的部门、工作年限、职务、工作地点等因素是否能代表今后开展员工心理援助这个项目的群体，从而让需求分析的结果具有代表性。

（三）组织层面心理援助项目需求分析内容

员工心理援助项目的目的之一是解决好影响员工工作绩效的相关心理问题之后，更好的协助企业发展，因此开展员工心理援助对于组织层面有哪些需求，了解组织的现状也是非常重要的内容。

在对组织层面进行需求分析时，应该了解组织目前的规模、发展特征、企业文化、企业愿景等内容，并重点了解组织内部的以下数据情况。

1. 员工缺勤、请假数据 在企业中，员工缺勤与请假等是影响工作效率的重要因素，而之前的相关研究发现负性情绪等心理因素是员工缺勤与请假的主要因素之一，例如与上级发生冲突之后，以请病假的方式表达自己的不满等，所以要了解组织内目前的缺勤与请假的现状，这也是日后评估员工心理援助开展效果的基线数据之一。

2. 员工医保费用数据 在以往的研究中发现，在员工的医疗保险使用费用中，有相当大一部分在内科等疾病的检查与治疗的费用与员工的心理因素有关。例如头疼查因、腹痛、心血管疾病等都可能与个体的心理因素相关。所以，员工的医疗保险费用的使用情况以及具体使用的病种等资料都可以增加对于本项目的设计以及效果评估的预测效度。

3. 企业本身特征性数据 包括：①企业类型，例如是民营企业还是国企、外企，不同类型的企业，在员工心理援助的方法与内容上都可能不一样；②企业规模与企业文化等内容。这些企业特征性数据的收集，对于员工心理援助的开展非常重要。

4. 企业目前面临的困惑 每个企业有自己发展中的困惑，而更好的收集相关信息，对于设计员工心理援助项目目标、项目内容等都有指导性作用。因为员工心理援助项目的重

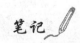

笔记

要目的就是协助解决企业现实困惑。例如企业目前在面临体制改革，有些员工有些思想波动，可能影响工作绩效，那我们在设计员工心理援助时，可能就要更多的考虑设计一些职业规划以及应对变革等方面的活动与技巧，从而帮助企业更好的应对变革可能对员工带来的影响。

四、与企业沟通员工心理援助的需求

由于不同组织在组织文化、人群特征、问题类型等方面存在差异，所以要根据中国社会文化背景，针对中国企业的特点进行需求分析的沟通。

（一）尊重事实，认真调研

在与企业沟通员工心理援助需求之前，应该对该企业的性质、类型、发展趋势、背景等资料进行整理、学习。充分理解该企业的员工特征、企业文化、发展目标等因素，必要时可以在需求分析开展之前与企业心理援助项目合作联系人进行沟通，确保对企业特征有一定的了解。

（二）清晰表达进行员工心理援助的意义

因为需求分析是进行员工心理援助的基础，尤其是初期，当员工并未完全创建心理援助的正确的观念时，需要给员工沟通解释清楚对员工进行心理援助的具体意义。让员工认识到进行心理援助不是负担，不是任务，是一种新型的心理福利。能切实帮助员工解决影响其工作绩效的相关心理与行为的问题。而且这个工作不能着急进行推进，中国传统文化观念下，员工一般对于自己内心世界比较谨慎，不轻易对外界表达自己内心心理的需求，所以需要与员工充分沟通，清晰表达进行员工心理援助的意义。

（三）注意开展工作的方法、形式要符合企业文化

不同类型的企业可能有不一样的企业文化与员工特点，例如外企更多地采用电子邮件调查与沟通的方式进行需求分析，而国企与政府部门可以采用现场访谈以及问卷调查相结合的方法进行。如果一个企业员工从来没有接触过心理援助，在进行需求分析之前，可以先开展部分通用性质的心理援助活动，例如公开课、心理剧活动等等，先让员工对心理援助有一个感性的认识。

（四）重视需求分析数据结果的反馈

进行完需求分析后，应该结合之前收集的该企业相关资料，以及项目组企业方的初步要求与心理援助目的，客观的分析员工的心理援助需求，并按对方要求可制作成课件、沟通会、书面报告等形式的需求分析报告，重视数据分析，以避免员工主观需求与实际需求的偏差。

（五）需求分析沟通要涉及项目覆盖的不同层次与部门的人员

在进行需求分析沟通时，不仅仅要与企业管理者进行沟通，并且应该参考企业的组织框架，与不同部门、不同层次的员工进行沟通，确保参与心理援助的员工理解本项目，并积极参与心理援助的活动。

因此，员工心理援助的中国特色与本土化模式，让员工心理援助项目与理念真正适应中国企业的需求，形成新的服务模式，为企业发展、员工满意作出更大的贡献。而员工心理援助在中国国企以及民企的运用更体现了员工心理援助的本土化的必要性。包括如何与党群部、工会及人力资源部门的功能与职责的对接，在本部门的原有工作内容基础上，提炼员工心理援助对于员工层面、管理者层面以及企业层面的帮助。并且充分考虑中国人的认知、观念以及理念等方面的特征。

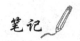

笔记

第二节　心理援助项目规划

一、员工心理援助项目规划概述

员工心理援助开展之前，应对项目进行有效规划，从而让项目有序进行。规划的目的在于：①了解项目进程与具体事务安排细节，明确每项工作的具体责任人；②了解项目模块衔接、流程等工作；③了解每项工作需要的具体时间、截止日期、项目目标等；④对信息推广、活动开展、顾问工作等进行初步安排；⑤了解项目费用分配与使用情况。

员工心理援助活动是否能有序进行，与规划安排有很大关系，一个成熟的员工心理援助项目，应该有系统的规划。通过规划可以让整个项目有一个可执行、能够管理的流程，从而有序的开展工作。而项目规划也应该体现整个项目的理念、内容、实施流程以及预期目标。并对相关内容进行可行性分析，让员工、领导以及项目组三方都清楚该项目的具体功能与内容，从而达成开展项目的意愿。

二、员工心理援助项目规划方法与流程

在员工心理援助项目规划中，应该考虑以下因素：

(1) 项目经费情况：在项目规划时，应该考虑整个项目的资金投入规划，因为项目很多环节都有资金投入的需要，包括外聘培训师和咨询师、宣传推广、场地租金、管理费用等，每项活动应该提前规划好基本预算，这样可以避免由于前期投入过大，导致后面活动无法正常开展或者项目超过预算等情况发生，并且也让项目管理者能够了解经费都将使用到哪些地方，并能够根据项目需求有侧重的投入，有效规划。

(2) 项目周期：要考虑整个项目的起止日期，从而合理分配项目内容。如果是短期项目，应该更为紧凑地开展活动，并提前安排好项目相关准备事宜，包括咨询师安排、场地协调等。如果是一个长期的项目，例如一个三年项目，应该做好整体规划，第一年可以做成某一个局域性试点，从而试验项目的可行性与有效性，在第二年可以进行扩展与深化，让更多的员工体验并参与相关项目活动，第三年可以作为项目常规化以及成果模式化的规划，让心理援助项目内容成为协助员工工作与生活的常规工具，成果可评估、可复制，让员工心理援助成为企业模式化的工具，让相关工作有序进行。在项目周期设计中，要考虑进度均衡，尤其是项目开展初期，不要急于过快的开展活动与服务，因为项目初期，员工从观望、抵制到逐渐接受这样的服务，最后让员工心理援助成为员工工作与生活管理的助手，需要时间也需要大量的宣传推广，所以初期需要尽量多的宣传与推广，让更多的员工正确的认识、了解心理援助。

(3) 项目活动规划：在规划项目具体活动内容时，不要机械的模仿别的公司的项目具体内容，要根据之前的需求分析合理设计。在活动安排中，需要考虑具体活动安排的顺序问题，例如本年度有 4 场培训，如何合理安排比较合适。一般来说，在项目初期应该开展一些员工容易接受、容易理解、乐意参与的培训，包括情感恋爱主题、亲子关系主题等。在员工逐渐了解心理援助项目后，可以逐渐添加一些与管理、工作相关的培训内容，循序渐进的让员工接受心理类的服务。

(4) 项目规划要清晰表达项目目标：在规划中应该清晰表达整个项目以及各个分模块的具体工作目标，从而让工作人员以及参与人员都能清晰每一项工作的目的与意义。例如项目中的测评模块是否要开展，开展测评的目的是什么，这些都应该在规划中有清晰的描述，项目顾问在设计项目内容时才能有针对性地进行。在其他项目模块中也应该有清晰的

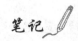

笔记

工作目的，这样对于模块设计有一个指向性意义。而阶段性的工作目标应该清晰的进行描述，从而能够有效地管理项目开展的预期目标，让项目有序进行。每一阶段的工作总结与成果汇报的报告形式也应该在项目规划时设计清楚，对工作预期目标进行量化，让项目规划成为项目有效性评估的基础。

项目规划的设计方法主要包括以下步骤：

（1）研究需求分析：从前期调研、项目开展前各方意见收集、以往项目经验分享等方面来研究了解本次项目的需求分析。

（2）确定项目目标、定位、项目规模以及预算：在项目开展之前应该了解项目的目标、定位，明确本次项目的规划、周期以及经费情况等内容，从而有针对性地进行项目设计。

（3）设计项目开展形式与具体内容：设计不同模块的内容的具体开展形式以及活动的具体内容，例如培训的方式、次数、主题等内容。

（4）宣传推广策略：作为整个项目的推广以及不同模块的推广宣传工作，需要在规划时做好安排，让整个项目能够按项目预期有序开展。

（5）项目组的团队框架：项目规划中很重要的一项工作就是让项目模块能够落实到个人，让工作人员非常清晰的了解自己的工作任务与职责，清楚自己的工作流程，了解不同情况应该如何处理等，相当于拟写一份工作手册指南。下面的表格是某学校心理援助项目的规划表格，供大家参考。

××学校心理特色项目内容简介与费用初步预算 2011—2013 年

甲方：××学校　　乙方：××心理公司

第一年度：2011 年 10 月—2012 年 10 月

阶段	模块内容	模块分项内容	费用预算	10月	11月	12月	1月	2月	3月	4月	5月	6月	7月	8月
启动阶段	启动会	前期准备及启动会实施	免											
		项目 logo 设计，口号征集，吉祥物设计	免											
开展阶段	心理评估状况调查	项目导入前调研 全体学生心理健康（问卷设计，统计与分析）	××元											
		教师压力调研（15 位教师）	××元											
		教师压力管理问卷评估（全员评估）	××元											
		《不同年级学生心理调查分析报告》（word 版）	××元											
		《××学校学生整体心理调查分析报告》（word 版）	××元											
		《××学校教师压力调查分析报告》（Word 版）	××元											
		目标人群建立《个人专属心理健康分析报告》	××元											
		《一年级新生心理发展报告》（word 版）	免											
		一年级新生家长心理培训（共 2 场，2 小时 / 场）	××元											
		《六年级毕业生心理调查分析报告》（word 版）	免											

笔记

续表

阶段	模块内容	模块分项内容	费用预算	10月	11月	12月	1月	2月	3月	4月	5月	6月	7月	8月
开展阶段	规划制定	提供《×× 学校首期阳光少年培养工程实施规划方案》(word 版)(PPT 版),项目组构建	××元											
	项目推广宣传	“阳光少年”学期电子读本设计及发送	××元											
		网站专栏供稿	××元											
		办公现场宣传:系列小贴士	××元											
		针对学生的小贴士	××元											
	心理素质培训与讲座	阳光少年培养工程系列团体帮助(每周一场)	××元											
		《重唤工作激情、消除职业倦怠培训》教师版本	××元											
		构建幸福家庭的艺术	××元											
		班级文化建设与发展	××元											
		团队凝聚与和谐	××元											
		针对关注少年的讲座/帮助												
		《快乐学习与良好习惯养成》	××元											
		内部队伍的选拔与测评	免											
		内部项目专员培养	××元											
		对学生的心理调查(后测)	免											
		《学生心理跟访调查报告》(PPT 版)	××元											
	阶段性项目报告及项目总结	学生心理健康档案建立	免											
		《项目效果评估与总结报告》	免											
		提供《×× 学校心理健康分析报告》	免											
			合计××元											

第二年度:2012 年 9 月—2013 年 10 月

阶段	模块内容	模块分项内容	费用预算	9月	10月	11月	12月	1月	2月	3月	4月	5月	6月	7月
开展阶段	心理评估状况调查	一年级新生心理评估(问卷)	××元											
		新教师心理问卷评估(新进教师评估)	免											
		《一年级新生心理发展报告》(word 版)	××元											
	项目推广宣传	“阳光少年”学期电子读本设计及发送	××元											
		网站专栏供稿	××元											
		心理活动周	免											
		心理专题报纸一期	××元											

笔记

续表

阶段	模块内容	模块分项内容	费用预算	9月	10月	11月	12月	1月	2月	3月	4月	5月	6月	7月
开展阶段	心理素质培训与讲座	阳光少年培养工程系列团体帮助（每周一场）	××元											
		多动症儿童识别与治疗/网络成瘾识别与治疗（二选一）	××元											
		青年教师成长规划	××元											
		教师压力管理与情绪调节	××元											
		工作生活平衡艺术	××元											
		针对关注少年的讲座/帮助												
		《阳光心态从娃娃抓起》	××元											
		内部项目专员督导	免											
		对学生的心理调查（后测）	免											
		《学生心理跟访调查报告》（PPT 版）	××元											
成果总结	项目报告及项目总结	学生心理健康档案建立	免											
		《项目效果评估与总结报告》	××元											
		提供《×× 学校心理健康分析报告》	免											
		学生心理学科教学读本 1～6 年级	再议											
		专题片策划文案：阳光少年，从 ×× 学校走向世界 -×× 学校阳光天使培养探索之路	免											
		专题会议：阳光少年培养模式研讨会：×× 模式推介	甲乙共建：乙方负责业务材料筹备，顾问邀请，专家咨询费用共××元											
			共××元											

第一年度：××元
第二年度：××元
共××元

三、员工心理援助项目内容与模式选择

近 20 年来，各个组织都开始强调用科学方法解决员工管理问题，改进思想政治工作等。还有一个可喜的现象是，在企业的邀请下，心理咨询专家为企业员工的心理健康提供帮助。不过，这些帮助多集中在员工个体问题的心理援助。从组织的角度，采用员工心理

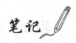

笔记

援助整体服务模式还只是近 10 年才开始出现的，而且主要是从进入中国市场的外资企业开始的。也就是说，外资企业带来了包括员工心理援助在内的现代管理理念和方法。在此背景下，惠普、IBM、思科、阿尔卡特等一大批外商投资企业，尤其是 IT 行业纷纷启动在中国境内的员工心理援助项目。员工心理援助在中国的发展起始于国内的外企以及大型国有企业，从 2001 年国内第一个完整的员工心理援助项目——联想客户服务部的员工帮助计划发展到今天，短短十余年的时间，员工心理援助在中国的发展走过了国外几十年的道路。各行业都更加深切关注市场发展中“人”的因素。各种形式的员工关爱体系开始在组织管理中酝酿实施并发挥着积极的作用。在此背景下，基于中国特色与文化，构建组织受益、员工满意的员工心理援助模式，显得非常必要。目前员工心理援助的内容主要有以下步骤与模块（图 2-2）。

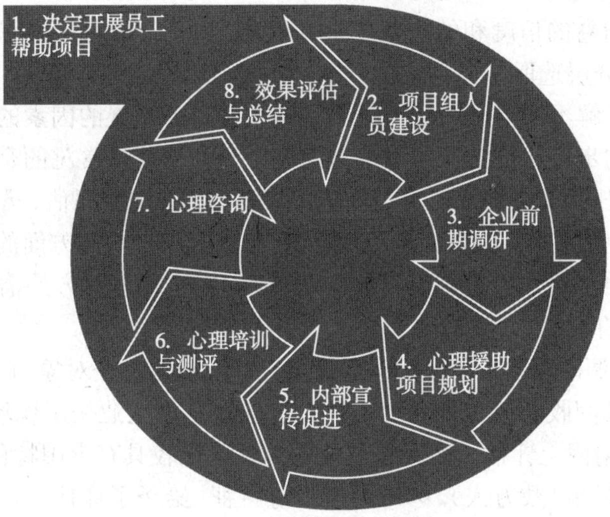

图 2-2 员工心理援助模块

（一）企业前期调研

前期能否准确把脉企业员工职业心理健康现状和问题的根源所在，以及企业存在所需要改进的问题，就成为后期干预是否具有针对性的决定因素。

因为员工帮助这一工作在中国开展时间不长，中国企业管理者对于员工心理援助的理解还有待发展，因此在目前这个阶段，不同企业特征与企业类型，对于员工心理援助有不同的需求，很多中国企业不再仅仅把员工心理援助当作员工心理福利，而是成为人力资源管理中的重要工具。这给中国员工心理援助的发展提供了很好的机遇，但是同时也给员工心理援助的发展提出了许多挑战。很多国外通用的模式需要发生较大范围的调整。因此，在员工心理援助项目开展之前，需要对企业实际现状与影响员工、管理者、组织心理健康、员工绩效等方面的多个因素进行系统的评估。评估很大程度上影响接下来的项目定位、项目设计与项目开展以及项目效果评估等环节。

六个环节中，组织前期调研可以说是技术要求最为严格的环节，这一环节通过运用心理学科学的研究方法和工具，设计有针对性的问卷、不同层级的员工访谈、行为观察等方法，对企业员工进行专业的心理健康问题评估，系统诊断员工的职业心理健康现状，把脉企业心理，为后期的员工心理援助工作打下坚实的基础。

前期调研主要由三部分组成：

（1）确定评估需求：在与组织进行详细沟通后，确定对方的评估需求，了解组织目前发展中的现状与困难所在，以组织需求为导向，设计预测与调研方案。在这个过程中，始终要

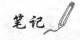

笔记

以客户实际需求与实际情况为导向。这也是中国员工心理援助发展中非常重要的问题——中国许多大型国企，人员多，分布广，人员构成、素质多元化，而且每个企业都有自身发展中较为独特的问题与特点，需要个性化的定制企业调研方案，以确保在项目开展之前，准确掌握企业实际现状，设计正确的项目计划。在这个过程中，需要特别谨慎，在目前中国员工心理援助的发展中，因为员工心理援助刚进入中国不久，员工心理援助供应商与客户对于员工心理援助的理解都处于发展之中，有时候员工心理援助供应商为了尽可能得到项目，为员工心理援助赋予了过高的项目意义与功能，而不切实际的员工心理援助功能，对于员工心理援助在中国的健康有序的发展其实是不利的。因此，在双方需求评估阶段，应该重点明确客户对员工心理援助的理解、企业的现状以及今后对员工心理援助承载功能的定位。这些因素能否处理得当，对于整个员工心理援助项目的开展非常关键。

在确定组织实际需求以后，选定合适的评估工具与评估方法，对组织部分员工进行试测，一方面对设计问卷的信度和结构效度进行验证，另一方面对于组织实际现状的理解有初步印象。预测后分层选取部分员工进行结构与半结构访谈，了解员工对于自身与企业等现状进行评估，并了解不同层面的员工对于影响企业目前发展的因素的认知与理解。经过反复研究与讨论，初步设计员工评估方案与问卷工具。目前最常见的企业调研需求主要包括员工压力水平与压力源问题、企业心理资本评估、幸福指数评估、员工心理健康现状评估、企业敬业度调查、员工满意度调查、职业倦怠与离职率分析等方面的评估。最后的评估方案确定，其实需要与企业方进行反复的沟通，确保完全理解对方的需求以及对目前遇到的影响其企业发展的最主要问题的认知。

（2）正式测评：调研通常采用宣读问卷指导语后发放给测评对象，以不记名回收的形式进行，这保证了问卷回收的可信性和真实性。一般在小型企业采用现场纸质测试，大型企业与跨区域采样采用网上评估。而大型企业的测评是比较具有中国特色的模块，尤其是一些大型企业评估人员多（数万人），区域跨度大等特征，给予了评估工作很大的挑战。需要考虑数据采集标准化、成本控制与全员评估还是分层抽样评估等事宜。部分问卷内容表达方法需要考虑中国文化与国人接受程度等因素。

（3）不同部门与层次员工访谈：与企业不同部门与层次人员进行访谈，了解个体对于员工心理援助项目开展的态度、需求、建议等内容。尤其在国企，需要评估管理者对于该项目的理解与认同程度。

最后，由于不同的企业具有不同的特点，这就决定了不同项目中的前期调研环节。无论是研究构架还是调查工具，都不能简单地照搬复制，而是需要根据企业的实际特征进行针对性研发。这也是中国员工心理援助项目的特色与本土化的特点的表现，同时也让中国的员工心理援助变得较为复杂与多元化。当然，这也是中国员工心理援助可能成为中国企业新的战略合作伙伴的重要因素。目前新的动向是以积极心理学为导向的企业评估体系建立，高风险员工识别系统建立，员工敬业度系统建立，以及员工心理检测与心理档案构建等等。

（二）员工心理援助项目规划

员工心理援助在企业中的意义与作用很大程度在于前期调研、项目定位，而项目规划是一个系统的、长期的员工帮助整体解决方案。在这个阶段，最重要的还是与企业的沟通，对员工心理援助的定位、设计。一项综合评估的干预周期是3～5年，短期的员工心理援助至少也要1年的周期。进行员工心理援助规划可以让员工心理援助项目从整体上来看更具有计划性、系统性、针对性。以企业前期调研为前提，员工心理援助专家经过座谈研讨、反复论证，构建出员工心理援助干预模型和企业职业心理健康整体系统解决方案。在此基础上，员工心理援助专家系统规划以1年为周期的员工心理援助项目及企业长远的员工心理

笔记

援助规划，帮助企业逐步建立起员工心理援助管理系统。

在这个模块中一般会制定相应的员工心理援助项目规划书。员工心理援助项目规划书包括两种：一是组织内部员工心理援助项目负责人制定的员工心理援助项目规划书；另一个是组织需要外部员工心理援助服务商提供的员工心理援助规划书。

企业内部的规划书，应该由员工心理援助发起者，一般是人力资源部的特定人员撰写，其内容主要包括：①员工心理援助目标：从短期、中期、长期不同角度来阐述，具体情况要根据组织的情况和员工需求进行设定；②设计员工心理援助组织结构：选拔员工心理援助内部专家组成员或寻找员工心理援助外部服务商并签订协议；③划分员工心理援助内外部组织职能：将内部员工心理援助职能具体分配到各个组织成员，或者要求外部员工心理援助服务商提供计划书，和外部员工心理援助服务商一起商讨确定——员工心理援助相关政策和程序、员工心理援助的具体内容、转介机构、提供员工心理援助服务的方式、实施员工心理援助的时间表、员工心理援助宣传资料等；④做成本预算：结合公司的财务状况和年度预算，尽可能在细化的基础上量化；⑤设计评估体系：设计出比较完整的评估体系；⑥建立实时反馈机制。

（三）内部宣传促进

员工心理援助项目因为涉及员工心理因素，宣传推广是否得当，对项目开展影响重大，因为在国内，很多人对员工心理援助、心理咨询或是不了解，或是存在一些误区，这大大影响了员工对于该项目的参与。因此，正确恰当的企业内部宣传促进就变得非常重要了。

美国等西方国家因为长期以来心理援助项目已经深入人心，员工基本了解心理援助是什么，怎么做，什么时候应该寻求帮助，所以在国外，员工心理援助模式下的宣传促进仅仅局限在信息传播的功能上，而中国目前员工心理援助则不同，它具有工具说明和服务推广的双重功能。一方面作为信息传播的工具，把“员工心理援助是什么”“员工心理援助的使用方法”“怎么使用心理援助的服务”等等这样的信息介绍给员工，增进他们对员工心理援助、心理咨询的了解和接纳。另一方面则扮演着干预的角色，通过“压力管理”“职业枯竭干预”“健康生活方式”等职业心理健康知识的讲授和分享，让员工学会对自己的职业心理健康进行管理，同时让他们体验到组织的人文关怀，形成霍桑效应，达到积极干预的效果。

在进行员工心理援助的宣传推广之前，首先要做一个详细的员工心理援助宣传规划。宣传的计划工作一般包括以下几个步骤：明确影响宣传的因素（宣传的方法、宣传场合、宣传时机、宣传对象、宣传者）、确立宣传的目标、整合企业资源（人文和物力）以及制定宣传计划（确定宣传形式、确定宣传的阶段和人物及时间表、成本核算、确立工作人员）。

做完了员工心理援助的宣传规划，就可以开始着手员工心理援助宣传促进的具体工作。一般来说，员工心理援助的宣传促进分为三个阶段：启动阶段、推动阶段和评估阶段。

（1）启动阶段：本阶段既是宣传的第一个阶段，也是整个员工心理援助的开端。因此本阶段宣传的首要任务就是让参与员工帮助的目标员工了解员工心理援助，接受员工心理援助，能够主动使用员工心理援助的各项服务。为了达成这个目标，相关人员需要从多方面入手，使用多种宣传媒介全面介绍员工心理援助的概念、员工心理援助包括的服务内容、员工心理援助的执行程序，以及员工如何获得员工心理援助的帮助、如何监督员工心理援助的执行。这个阶段的宣传形式主要以讲座、使用手册和宣传栏为主。综合运用多种宣传手段，针对不同阶层的人员完成宣传任务。对于普通员工，主要是介绍员工心理援助的概念和如何使用服务，以及提供服务的专家和运作项目的工作人员。对于管理者，除了以上基本内容外，还应该介绍这种项目的操作程序和监督方法，让管理者更多地了解整个项目的运作周期和阶段，并能随时了解员工心理援助的进展状况和取得的效果。

（2）推动阶段：本阶段的主要目的是推动整个项目更加顺利地实施，通过接受服务者的

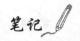

笔记

反馈，及时调整服务内容和形式，完善各方面的工作，使组织人员能够得到更为周到、贴心的服务。推动阶段的宣传主要需要运用海报、宣传栏、网络、心理自助手册、广播和电视媒体等宣传形式，并做好与本阶段主要内容的配合。这个阶段的宣传主要包括四大板块的内容：主体知识的介绍、服务的反馈、新活动的预告和建议信息的收集。

（3）评估阶段：本阶段是宣传的最后部分，同时员工心理援助整体项目也进入了收尾阶段。这个时期的宣传主要目的有两个，首先是对上一周期的工作进行总结，发扬优点，找到不足，向企业高层领导汇报项目执行的过程和效果，并展望新一周期的工作；其次，由于员工心理援助这个阶段的重点是评估工作，为了能够得到员工的支持和配合，利用宣传手段呼吁员工积极参与问卷调查、访谈、反馈等，对评估的开展能起到很大的推动作用。

需要注意的是，员工心理援助宣传促进是整体项目的一个系统、有机的模块，尽管承载的是专业的内涵，但原理、形式上还是以传播学思想作为基础。因此，员工心理援助宣传促进是一个传播学思想指导下进行资源整合的过程。

（四）心理培训

员工心理援助心理培训与传统培训的区别在于它是为员工心理援助整体项目目标服务，培训的内容、形式等均服从于整体项目目标的实现。

具体而言，员工心理援助心理培训覆盖职业心理健康、压力管理、职业枯竭干预、员工心理援助实务、人际沟通、工作与家庭平衡等多个领域，以协助员工学习心理知识、强化心理技能、学会解决相关心理和行为问题的方法。

当一个企业需要进行心理培训时，应当先进行培训需求的分析，从而使培训达到有的放矢、事半功倍之效。培训课程的开发与设置应当符合企业的实际情况和需要，不同的企业有不同的情况和需要，不进行调查分析，培训就可能脱离实际，无法达到预期的效果。因此，在培训之前，需要先进行适当的培训需求分析。分析要服从和着眼于企业、任务和个人三个方面的内容，确定有哪些主题的培训需求，谁需要培训，培训要解决哪些问题等。

对于培训的具体内容各企业的心理援助服务内容大致相同，但是因企业特点不同，员工也会存在需求的差异，这些服务内容将会依不同阶段分项实施。员工心理援助培训的主要内容有职业心理健康培训、压力管理培训、工作与生活平衡培训、子女教育培训、交互作用分析培训、人际关系能力培训、态度培训、新员工入职适应培训、时间管理培训、团队建设等。

要想培训达到理想的效果，培训形式必须根据不同企业的特点和不同员工类型、不同主题加以适当地选择。企业心理培训常用的方法有讲授法、研讨法、角色扮演法、案例分析法、游戏法等等。任何一种培训方法都不可能绝对的完美，应根据具体情况特别是培训内容的特点来选取合适的形式。为了提高培训质量，往往不是单一的使用某一种，而是将各种方法穿插配合运用。

在培训项目组织中，应该注意以下事项：

（1）培训建议（计划）书：项目客户经理拜访客户，进行培训需求沟通，组织填写“培训建议书初步意向”，合作意向明确的客户应提供项目建议书，包括需求分析、课程计划、培训师推荐、培训师简介、报价、公司介绍等要点。

对客户进行三级分层：包括正在合作的客户、可能有合作机会的客户、潜在合作客户，进行潜力评估，确定客户等级。

确定培训的意义：培训是否有引申价值。每一个相关工作人员都要有一个意识：首先我们用怎么样的努力可以把这个培训业务拿下，是否可能因为潜在培训话题的选择引起客户对于相关话题的关注与兴趣，从而能够带来新的业务。

完善包括建议课程、人数、参与人员特征、时间、时数、培训方式、报价、签订协议等。

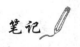

笔记

(2) 培训需求分析：培训需求调查。

调查目的：①了解客户培训需求；②界定培训目标；③达成对培训目标的认同；④收集客户资料与案例。

调查方式（始终有一个推广公司测评的意识）：①问卷调查；②电话调查；③座谈；④实地观察。

(3) 文案工作：培训计划与方案，培训简介，培训师简介，PPT，培训准备备忘表格，培训项目直接负责人。①讲师根据调研访谈报告及客户案例整合资料，准备课程幻灯片及学员课件资料（近期公司研发部会开发相应热门培训课程的课件库，案例库以及整合培训师的资源）；②每个课程的课前准备、课程实施及课后跟踪均由客户服务部经理指派课程助理全程协调、备忘，提醒培训师，协助安排培训师的工作（参见备忘表格）；③培训师应该在培训开始前两天准备好相关材料，并交与培训助理存档；④培训助理与客户协作方联系沟通课程筹备及特殊培训物品的准备情况，并与培训师再次确认培训时间、地点（并明确谁负责培训师的行程服务，并负责通知培训师具体的行程细节）；⑤培训师的对外宣传、个人简介需统一格式，包括PPT、名片、宣传材料在内的材料要突出公司的logo、公司业务推广等，进行课程接洽的市场开发经理编写培训师的对外介绍材料（培训师简介，公司简介，培训课程简介）；⑥外地委托培训由课程主办人安排好培训师的交通和食宿问题，并于开课前三日通知培训师；⑦课程主办人于培训前1天的下午将举办课程的所需资料、物品运到培训场地，并负责会场布置、资料用品的安置、培训设备调试、安排好签到位置，最后核对“课前检查单”。

(4) 培训文档管理：①各种宣传单；②培训项目建议（计划）书、培训合同书副本；③培训课程预决算表副本；④访谈提纲、访谈记录、访谈报告；⑤培训课件，培训师简介，课程目录，课程简介；⑥案例、练习等其他资料；⑦录音带、录像带、照片、软盘；⑧课程实时记录整理资料；⑨培训效果评估表。

（五）心理咨询

心理咨询在员工心理援助项目中扮演着重要的角色。在员工心理援助整体项目中，心理咨询可以帮助受心理困扰的员工走出困境，通过帮助他们梳理工作压力、职业枯竭、人际关系、夫妻情感等方面的问题，使他们在心理层面自立自强，更加积极、从容地面对工作和生活中的有关问题。

员工心理援助的心理咨询与专业咨询机构的心理咨询有一些区别，是整个心理援助项目的一部分，咨询目标要为整个项目的整体目标服务，并且不会为员工提供长期的咨询，通常需要在一到两次咨询之后使问题得到解决，一般最多不会超过6次。如果在咨询过程中，咨询师发现员工有接受长期咨询的需要或者需要进行心理治疗，会建议将员工转介到相关机构。一般来说，大部分员工会要求员工心理援助为他们提供帮助，解决在作出决定、缓解压力或工作与生活中存在的问题。因此员工心理援助咨询师通常会帮助员工审视自己的生活，找出存在的问题，鼓励员工设计一个解决问题的行动计划并付诸实践。也就是说，进行员工心理援助的咨询师希望能够在短时期内有效的帮助员工增加独立处理问题的能力。

在一个完整的员工心理援助项目中，心理咨询的形式主要包括面谈、电话咨询、小组咨询以及利用网络的形式进行咨询。根据需要心理咨询的人群分类，可以是个体咨询，也就是一对一的咨询，也可以是家庭治疗或者团体咨询。虽然只是短时期内解决问题，但是咨询师在帮助来访者放松紧张情绪，营造安全的氛围的过程中，也需要运用一些专业技术，如真诚、共情、接纳和尊重、建议与指导、总结，以及如何处理过程中的沉默、如何设计咨询场所。

员工心理援助项目的心理咨询服务是为了帮助员工认识到自己的问题，和他们的咨询师一起探讨可能的方案和可用的资源，并找到解决困难的可行方法。随可行方法而定，若

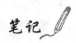

笔记

合适，员工可以继续接受员工心理援助提供的短期咨询；若不合适，心理咨询师可帮助员工联系相关的较长期治疗。不论如何，咨询师都将会帮助员工找到合适的治疗方式。员工有权选择是采取到咨询师办公室里进行面对面咨询，还是与咨询师通过电话进行咨询。

（六）经理和主管可利用的相关服务、资源

每个人都会时不时地遇到一些困难。当困惑左右了员工，而员工不能将其完全解决时，工作绩效就会受到影响。作为一名经理或主管，你可能会发现当你觉察到员工的工作绩效受到个人问题的影响时，想要帮助他是件困难的事。此时员工心理援助项目将为你提供解决方案。在许多情况下，员工会自己联系员工心理援助项目的咨询师。在其他时候而如果他没有这么做，作为管理者，你可以建议员工联系员工心理援助项目的咨询服务。你也可以在员工的工作绩效未达到监管干预的标准时正式要求员工求助员工心理援助项目的咨询师。

员工心理援助咨询项目面向员工及符合受助资格的员工亲属提供免费、机密的，旨在帮助他们认识到问题和寻求合适资源的咨询服务。包括：①人际关系和家庭问题；②物质滥用；③情绪问题；④工作压力；⑤情感问题；⑥职业发展等。员工心理援助的管理顾问也将随时在下列问题上帮助经理和主管：①管理咨询；②建议性自我转介；③正式管理者转介；④创伤后压力事后帮助服务；⑤裁员和组织重组；⑥工作场所的潜在暴力行为；⑦工作场所的精神疾患与心理风险。

1. **管理咨询**　管理咨询是一项为经理和主管提供的既有价值又很具有保密性的服务。经理和主管可能会因为担忧员工的工作绩效或个人问题而焦虑。因此，应当鼓励经理和主管电话联系政府健康网络以取得专业而客观的咨询服务。政府健康网络提供的顾问将帮助求助者分析现状并探求可行方案。顾问将帮助求助者澄清问题、指导求助者并转介合适的内外部资源。

当需要咨询时，可以联系员工心理援助的管理顾问，顾问将帮助管理者一起分析可行的解决方法并决定是否需要干预。如果转介合适，您可以决定是否需要在顾问的帮助下寻求建议性自我转介或正式管理者转介。

2. **建议性自我转介**　如果员工在个人问题上寻求帮助，可以建议他（她）联系员工援助计划（员工心理援助）。若员工存在明显的问题，但还未影响到工作绩效，你也可以鼓励他（她）主动联系员工心理援助项目组顾问。

3. **正式管理者转介**　作为经理 / 主管，监管员工绩效是职责之一。若员工在工作场所的绩效或行为不令人满意，应当考虑正式管理者转介。正式转介是用来提高工作绩效和解决与工作相关的问题的管理工具。它并非惩戒措施，也不会取代政府的政策或者用来处理工作表现欠佳的员工的行为流程。

在提供正式转介之前，主管 / 经理必须就员工的绩效联系项目组的管理顾问，并公开该员工的档案。这将保证当员工接受推荐，致电寻求帮助时能得到专业的服务。若员工接受转介，顾问将预约一名咨询师以进行评估。咨询师将面见员工以分析工作绩效问题和任何潜在个人问题。咨询师将帮助员工一起制定解决方案，并给员工推荐一些适合的顾问服务或社会资源。

其中正式转介流程如下：

（1）记录工作绩效、举止问题、考勤和其他有关问题。

（2）联系员工心理援助项目组。

（3）准备正式转介信（该手册附有一份正式转介信模板）。

（4）约见员工，讨论工作绩效、举止或其他相关问题。扼要列举出您的具体期望并向员工心理援助项目组顾问提出正式转介。

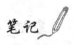

笔记

(5) 在正式转介信上标明员工是否愿意接受转介。

(6) 持续记录员工的工作绩效、举止等。若未取得进展，按适当的规定继续流程。

4. 经理和主管可利用的工具、资源 作为经理或主管，解决工作绩效问题首先需要了解以下内容。

(1) 如何通过员工心理援助项目，就员工绩效进行咨询，为手头遇到的绩效问题提供解决建议。

(2) 扼要列举出正式转介前期步骤，包括准备所需的必要文档（正式转介一览表，经理 / 主管转介信以及经批准的许可证件）。

(3) 学习解决工作绩效问题有用的技巧。

(4) 认识并发现常见的影响员工绩效的潜在性问题因素。当员工有以下问题时，应该增加可能存在相关心理因素这一意识，从而在必要的时候推介进行心理援助。

1) 个人困难的常见征兆：①考勤和休假；②病假过多；③缺勤过多；④经常在周一、周五及发薪日之后的那天请假；⑤经常早退；⑥不合理的请假借口；⑦经常迟到或午休后不准时上工。

2) 绩效：①为低工作绩效找不合理借口；②生产效率不稳定；③工作中的偷盗和挪用行为；④无法在规定期限内完成工作；⑤判断和决策失误；⑥工作质量 / 数量下降；⑦员工投诉增多；⑧难以集中注意力；⑨工作失误。

3) 举止和行为：①经常易怒或情绪化；②习惯性的疲劳和困倦；③避开同事；④撒谎、掩盖失误和疏忽；⑤对批评反应过激；⑥不修边幅、不注意卫生；⑦与同事或主管发生冲突。

4) 记录绩效和举止问题：一旦您意识到员工可能有类似的绩效和举止问题，您就需要对此进行清楚并准确地记录。记录这些问题将会：①有助于您记住具体的问题；②有助于您辨别出一类绩效或行为；③有助于您为与员工、人事部门、经理和政府健康网络管理顾问讨论做好准备；④使为帮助员工所采取的措施有档可寻；⑤有效的档案应该足够客观和准确。这些准则将帮助您专注于工作绩效和避免常见的管理隐患；⑥使某行为的具体日期、时间和地点有档可寻；⑦使您切实所见所闻（而非道听途说或个人观点或结论）有档可寻；⑧专注于绩效和举止，而非个人问题；⑨不仅记录低绩效，也记录高绩效；⑩使您公正、客观、持之以恒；⑪在事发后尽快记录客观事实；⑫定期地更新记录。

（七）效果评估

任何一个项目的实施，最重要的就是看到成效。作为一个项目周期收尾阶段的工作，效果评估是对整个员工心理援助项目工作的总结分析，它不仅提供了一个机会让使用员工心理援助的企业看到投资得到了很好的回报，做了一项令人满意的投资，而且它有助于体现员工心理援助的价值，使其受到人们的关注和喜爱，同时也有助于发现和改善项目执行中的问题，提高效率，为其自身的发展改进提供了方向。现行的员工心理援助项目还没有固定的评估模式，员工心理援助其效果评估主要在五个层面上进行：员工心理援助的使用情况、员工心理援助的服务满意度、员工心理援助对个人层面的影响、员工心理援助对组织层面的影响、员工心理援助的投资回报率 ROI 分析。

员工心理援助项目的投资回报率 ROI（return on investment，ROI），在国外已经有了比较成熟的算法，这个算法也同样适用我国的企业。综合个人改变和企业运行两个方面的数据，运用一定方法分离出员工心理援助之外的其他影响因素，便可以计算出员工心理援助的投资回报率。需要说明的是，ROI 分析过程虽然在原理上易于理解，但在操作过程中比较复杂而且需要较高成本。员工心理援助项目的评估机制还必须配合有效、顺畅的反馈机制。如果企业使用外部员工心理援助，并且要求外部员工心理援助服务商来完成评估效用这个步骤，那么就应该清楚他们提供哪些报告以及提供的频率如何。大多数员工心理援助服务商

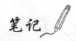

笔记

每个季度提供报告，采用汇总统计数据以保证机密性。企业只需要保证评估机制与反馈机制的融合。

在未来的员工心理援助项目模块建设与创新中，尤其要注意以下几点内容：

（1）研究中国文化背景下员工心理援助模式的模块与服务内容的标准模式：探讨基于西方创建的员工心理援助模式在中国的适用性，研究中国文化下的员工层面、管理者层面以及公司层面对于心理援助项目的认知与理解，创建符合中国文化的，员工、管理者以及公司接受的员工心理援助开展模式。

（2）探讨项目实施质量评估体系的构建：供应商是否有质量控制的具体指标与评估标准，企业对项目的实施效果的判断以及对员工心理援助供应商的选择与监督，都是员工心理援助项目中很重要的问题。员工帮助计划的实施质量的评估对于员工心理援助项目的规范选择、规范设计、规范实施与项目管理都非常的重要。而企业也非常关注员工心理援助的开展能否给企业带来积极的改变，这种改变的具体量化，以及改变所带来的企业的收益，这是未来对于员工心理援助实施质量评估的非常重要的发展方向。

（3）中国特色员工心理援助模式效果评估体系构建：目前国际上通用的是员工对员工心理援助的知晓率、使用率、员工使用前后请假率以及缺勤率等指标来评估员工心理援助的效果，缺乏公认的员工心理援助效果评估体系，而在中国文化下如何看待员工心理援助的作用的相关研究就更为缺乏，因此在中国特色员工心理援助模式构建中使用哪些指标来评估员工心理援助项目对于员工层面、管理者层面以及公司层面的帮助就显得尤为重要。标准化的评估体系建立对于规范中国本土员工心理援助项目的开展、完善员工心理援助服务、为员工心理援助的中国本土化提供方向性依据。

四、员工心理援助项目效果评估方法

（一）概述

员工心理援助项目应评估其服务和操作的合理性、有效性和效率。可衡量的目标应该对项目过程和结果都作出说明。

一份有意义的评估取决于拥有的可测量的程序和数据收集机制。这些应该在早期程序计划过程中开展起来。除了指导员工心理援助的实现和操作，可衡量的目标允许组织判断项目的进展和实用性，确定程序修改的需要；实现每个目标的过程应该定期检查以确保实现目标；衡量项目效率的数据应该经常合并分析来评价实现每个目标的进展。

一个运行良好的员工心理援助项目要不断根据企业需求重新评价服务，调整目标。

（二）基本要素

1. 员工心理援助必须要有书面的评估计划，至少包括以下几方面：①项目目标的声明；②用于确定项目是否达到目标的评价方法的描述，方法应该是被广泛接受的、有效的、可靠的；③行动计划，包括完成评估的时间表。

2. 员工心理援助必须每年至少一次，根据评估计划进行评估。

3. 员工心理援助必须至少每两年回顾更新评估计划。

4. 作为持续评估部分，员工心理援助必须收集所有项目部分和服务的数据。

5. 评估过程必须包括获得利益相关者关于项目、服务，以及企业和员工为目标提供支持回馈的机制。

6. 员工心理援助必须制定将所有程序评估结果并入一个持续改进过程的机制。

对于实施员工心理援助的组织来说，最关注的是实施效果问题。20 世纪 80 年代美国学者对员工帮助计划实施的效果进行的成本回报分析显示，美国企业平均为员工心理援助投入 1 美元，即可为企业节省运营成本 5～16 美元；康乃尔大学的雇员帮助教育和研究项目

笔记

认为，实施员工心理援助使学校增加了留职率，减少了病假率，节省了经费；James Campbell Quick，Cary Cooper，& Marc Schbracq 的“雇员帮助项目”对员工心理援助的有效性研究表明，2008 年全美使用员工心理援助服务的雇主中，大约有 60% 的企业避免了由员工生病请假给生产带来的损失，同时有 72% 的企业改进了工作效率降低的现状。

员工心理援助的效果评估是员工心理援助模式中的重要环节，也是应用实施员工心理援助的组织最为关注的环节，所以应该建立一个评估部门用来衡量项目对工作、成本指标的影响。其中成本指标包括：医疗保健索赔和费用、伤残索赔和费用、旷工、事故与伤害、员工赔偿、工作效绩和生产力。

（三）员工心理援助效果评估的研究意义

员工心理援助效果评估指的是通过科学的方法和技术对项目能为企业和员工带来的效果进行客观的评价。

员工心理援助是组织为其员工提供的免费服务，但同时组织要为此付出一定的成本。因此员工心理援助实施之后，员工需要解决的问题是否真正得到解决或改善，以及组织需要改进的方面是否得以改进，是否达到了组织预期的效果，必定是每一个实施员工心理援助的组织最为关心的问题。在既定成本下，员工心理援助能发挥最大的作用是每一个实施员工心理援助的组织的目标。所以，我们需要对员工心理援助的价值和效果进行分析，只有用案例以及实证的研究结果证明员工心理援助对企业、对员工都有实际的帮助，才能更好地提升企业对于员工心理援助的效果与价值的信心。因此，评估员工心理援助是员工心理援助研究的一项非常重要的内容。

员工心理援助效果评估不仅让企业看到投资回报，同时它为员工心理援助的严格实施提供了保障，且本身已经成为了员工心理援助整体的一部分。在美国、英国等员工心理援助发达国家，由专业员工心理援助效果评估机构，帮助企业进行评估。但是从实践上来看，由于员工心理援助涉及员工的心理问题，而心理问题的产生与消除主要取决于人的主观感受，外界是很难了解和把握的，也无法具体衡量。另外，组织生产效率的提高与很多因素有关，也很复杂，员工心理援助中哪些内容与组织生产效率的提高有关，哪些无关，这在实践中很难明确，要排除非员工心理援助的因素，需要较长时期的追踪调查和严格的数据分析。因此长期以来，人们一直把衡量员工心理援助的成本和效用作为员工心理援助研究的一个重点和难点问题。

（四）员工心理援助评估的方法

1. 国外员工心理援助评估方法 随着员工心理援助效果评估得到重视，很多研究者开始着手员工心理援助评估的研究工作，并提出很多关于员工心理援助的评估方法，这些方法也在很多方面存在相似之处。

Macdonald 提出全面评估组织员工心理援助的五步骤，包括：需求评估（needs assessment）、项目发展（program development）、导入评估（input evaluation）、结果评估（outcome evaluation）和过程评估（process evaluation）。

Ronald W .Perry 等人提出了公共部门员工心理援助的评估战略，包括 5 个绩效标准，即成就（effort）、项目的绩效（program performance）（也就是传统的结果评估，classic outcome evaluation）、绩效的满足性（adequacy of performance）、效率（efficiency）和过程（process）。

CONSAD 公司的研究报告认为，对员工心理援助的评估有很多方法，但最常用的是过程评估和结果评估。过程评估关注员工心理援助每天开展的工作，比如客户的数量及人口统计学特征、解决问题的类别、推荐的方式等。结果评估是为了衡量员工心理援助对客户和组织的影响，比如对员工心理援助满意和不满意与哪些变量有关系，是否有后续的治疗方案等等。

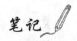

笔记

加拿大皇家骑警外部评论委员会的报告提出，评估员工心理援助可以通过很多途径和不同的方法进行，比如需求评估调查、过程评估、结果评估、效果评估、成本—效用分析。该委员会还特别提出了关于成本分析的方法，这是因为实施员工心理援助的公司的决策者可能对财务数据最感兴趣。成本分析的方法包括成本控制行为、成本抵销或成本效果分析、成本效率分析、成本效益分析。

2. 国内员工心理援助评估方法 由于员工心理援助起源于西方，国内起步较晚，因而关于员工心理援助效果评估的研究也较少，且大多参照西方的评估方法。

邓云龙等人从临床和经济参数两个方面来考察员工心理援助的效果。临床效果主要体现在个体上，通过积极的心理行为干预，帮助员工培养健全的个性品质，建立良好的生活习惯、行为方式，增强社会适应能力，达到提高个人生活质量、减少工作压力、消除不良嗜好、增进身心健康的目的。经济参数包括生产率、销售额、产品质量、总产值、缺勤率、管理时间、员工赔偿、招聘及培训费用等。

贺靖雯、陈子林提出对员工心理援助的反馈检验分为硬性指标和软性指标。硬性指标包括生产率、销售额、产品质量、总产值、缺勤率、管理时间、员工赔偿、招聘及培训费用等；软性指标包括人际冲突、沟通关系、员工士气、工作满意度、员工忠诚度、组织气氛等。

3. 员工心理援助实施效果评估的标准和职业准则 员工心理援助国际标准中效果评估的标准为：应当对员工帮助计划的针对性，实效性，其服务和运作的效率进行评价，衡量的目标应当同时包括方案的过程和结果。评估的基本组成应当包括六个方面：

（1）必须制定一个书面评价计划，其中包括至少以下内容：①关于该方案的目的和目标的声明；②对于将被用于确定是否该方案已达到其目的和目标的方法的说明，方法应被普遍接受，有效，可靠；③一项为完成评估的行动计划，包括时间表。

（2）必须根据计划进行评估，至少每年一次。

（3）必须审查和更新评估计划，至少每两年一次。

（4）必须收集所有的程序和服务的数据，作为正在进行的评估的一部分。

（5）评估过程必须包括获取有关程序利益相关者的反馈的机制，反馈内容包括它的服务、组织以及员工对它的目的和目标的支持度。

（6）必须建立一个机制，用来纳入不断完善的过程中所有项目评估工作的成果。

4. 员工心理援助实施效果评估存在的问题及发展趋势

（1）员工心理援助保密制度的影响：由于涉及企业秘密和员工的个人隐私，因此很难了解和掌握比较全面的数据，因而员工心理援助实施效果评估面临一定困难。Uyen Vu 认为，由于员工心理援助保密性的特点，使得员工心理援助的评估变得更加棘手。一般来说，人力资源部门倾向于采用两种数据来评估员工心理援助，使用率和满意度调查，但这两种数据也有自身的缺陷。

（2）需要不断更新和完善：随着社会的发展和科技的进步，工作压力、网络成瘾、社会老龄化、文化多样性和危机事件等一些新的问题不断涌现，人们越来越需要提供各种心理方面的服务。因此，员工心理援助的服务内容和服务模式也必将根据不同需要不断更新和完善，而员工心理援助实施效果的评估计划也应当随之作出相应调整。

员工心理援助应用研究的成果缺乏针对性，还没有很好地与中国企业的现实状况结合起来，研究成果对员工心理援助在中国企业的应用缺乏指导力，不能很好地为中国企业所用，需要在研究方法上加强员工心理援助研究与中国企业管理改革的实践相结合。由于国内的员工心理援助应用研究主要是围绕员工心理援助服务在外资企业或中外合资企业的应用开始的，其研究成果主要针对外资企业或中外合资企业的员工心理援助应用，对国企及其他企业的针对性不强，很难指导员工心理援助在中国其他企业中的应用。

笔记

因此，我们必须在研究方法上加强员工心理援助研究与中国企业管理改革的实践相结合，使员工心理援助的应用研究成果更贴近企业的实际情况，更好地解决员工心理援助在中国企业中应用的问题。

（肖　晶）

思考题

1. 谈谈你对员工心理援助的认识。
2. 在开始计划和应用员工心理援助之前，进行正式的需求分析，谈谈这样做的意义。

笔记

03章

第三章　工作场所的健康与安全问题

在当今社会，工作已经成为个体生存与发展的主要形式。但工作也是一把双刃剑，在创造生产价值，获取收入的同时也对人们的心身健康造成很大影响。近年来，员工在工作场所中产生的心理压力、工作倦怠及工作时间等健康与安全问题越来越受到人们的关注，成为职业健康领域研究的热点。本章重点介绍工作压力与应激、工作与家庭生活平衡问题、轮班工作与工作时间、情感劳动及工作倦怠问题。

第一节　工作压力与应激

一、概述

现代人常挂在嘴边的一句话是“我感觉压力很大”。显然压力是一种不快的身心紧张感，同时也暗示压力来自外部环境，也许在准备一场没有把握的重要考试，或是忙于处理永远也做不完的工作。自20世纪90年代以来，工作压力已经成为研究的热点。美国联邦政府的职业安全与健康研究所(National Institute for Occupational Safety and Health，NIOSH)的一项研究表明，美国超过半数的劳动力将职业压力看作他们生活中的一个主要问题。2005年，欧盟也正式将职业压力列为欧洲大陆面临的第二大职业健康问题。北京零点调查公司(2003)对北京415名20～50岁的白领(男性45.8%，女性54.2%)进行的关于工作压力的调查结果显示，41.1%的白领正面临着较大的工作压力，61.4%的白领正经历着不同程度的心理疲劳。

什么是压力。压力是对心理紧张感的一种通俗的说法，更准确的表述是“应激(stress)”。医学界最早将stress翻译为“应激”，意为个体对施加于其的外力所产生的内部响应力。提示应激具有更复杂的内涵。

加拿大的塞里(Hans Selye)是第一个系统研究应激反应的生理学家。塞里在动物实验中发现，用冷、热刺激，感染和毒物作为应激源的动物实验中，总是能引起小鼠肾上腺皮质增生，胸腺、脾脏、淋巴结明显萎缩，嗜酸性粒细胞显著下降，胃黏膜浅层溃疡等变化。塞里将这种反应称为一般性适应综合征(general adaptation syndrome，GAS)。在动物实验中观察到的这种躯体损伤性反应基本上是一种生理性应激。

人类的应激受社会心理因素的复杂影响，是个体对环境刺激产生的一系列心理、生理和行为反应。现代医学心理学认为，应激是在环境的要求(demands)超过个体的承受能力，被觉察为一种威胁和挑战时产生的心理、生理及行为的紧张状态，受个体认知、应对、个性和社会支持等因素的调节，应激的结果表现为适应的和不适应的心身反应。这个定义概括了应激过程中的五个要素：应激源、个体对付应激源的努力所诱发的认知、应对等调节因素、心身紧张的应激体验及产生的后果。外部环境中能引起心身紧张的刺激因素被称为应

笔记

激源（stressors）。所产生的应激状态本质上是一个对环境刺激的适应过程。

在人力资源与企业管理领域，由于人们主要关注的是员工在工作环境中的心理紧张感以及对劳动生产率的影响，故多采用通俗的说法，称工作压力、职业压力（occupational stress），而在理论和研究领域常用工作应激。因此，压力和应激可作为同义词在不同的语境中互用。

工作压力或工作应激（work stress，job stress）是指由工作有关的因素所致的一种过度的、不愉快的内心体验和反应。与工作相关的能引起个体心理生理紧张性反应的刺激因素，称为工作应激源或压力源（work stressor）。工作压力已经成为现代企业员工的一种流行病和主要心理困扰。工作压力不仅使员工长期处于疲劳、烦躁情绪下，损害个体身心健康，导致医疗费上升，也是造成生产效率的降低，离职和缺勤率增高的重要原因。据调查，工作压力可导致或加重的疾病包括心脏病、中风、癌症、胃溃疡、哮喘、糖尿病、高血压、头痛、背部不适和关节炎等。

二、工作压力的影响因素

在实际工作中，不能把一般的心理紧张都称为工作压力或应激，只有某些具有压力源性质的刺激所导致的心身紧张状态才属于应激。工作压力的产生往往是工作因素与个体因素相互作用的结果，当工作相关的因素如工作条件、组织因素被个体觉察和评估为具有威胁和挑战的性质，就成为压力源。压力源最重要的特点是超负荷、冲突和不可控制。“超负荷”（overload）是指刺激非常强大致使个体不能适应，如工作负担过大。

（一）工作环境

员工的压力源于工作环境、工作条件和工作本身。某些工作环境具有压力源的性质，如工作的物理和社会环境不良、时间压力和工作时间不规律、体力和精力消耗过大和工作责任过重等。很多工作环境有较强的紧张性、刺激性、不舒服性和危险性。不健康的工作条件，如昏暗、刺眼、闪烁的光线，极端温度和噪音环境，不协调的颜色配置，空气、化学因素及光线的污染等都是常见的工作条件应激刺激。现代办公室环境有的常年不见阳光，通气不良的空调环境，打印机、扫描仪等造成的空气污染，会使人感到头疼和呼吸困难。

有些工作直接面对社会，需承受社会环境的压力。如出租车司机、家政服务员、娱乐场所和超市职员等，他们可能是抢劫、斗殴、身体和口头攻击等社会暴力的受害者。还有一些高风险的职业包括警察、消防员、战士、急救员等，他们对工作环境难以选择和控制，经常处于急性应激中。

由于技术和知识的不断更新，新技术革命使一个员工的技术和经验在很短时间内过时，需要每个人必须不停学习，每个人都感受到了紧迫性。而经常的进修和技术培训，以及新技术的不断产生都会给员工带来压力，尤其是技术密集型企业。

（二）组织因素

引起工作压力的组织因素很复杂。包括工作要求超负荷、角色冲突与角色模糊、人际关系问题、低参与和低控制感、管理与监督问题、组织安全气氛和群体冲突等。

工作任务要求造成工作超负荷（work overload），包括工作节奏、工作中有没有休息时间、应付危机事件的频度如何等。如需要注意力高度集中的机场导航员、交通警察、急症监护室的医护人员；在现代工业流水线上作业的装配工，长期从事某种重复单调的动作，又要速度快等，都承担着精神和体力的双重负担。

角色冲突指个人在组织中扮演的固定角色给其带来的压力。员工被要求去做很多事，又得不到足够的时间时，就会产生角色过度负荷感；角色预期不清楚，工作责任未结构化或者未界定清晰时，员工不知道该做什么，这时会出现角色模糊。角色模糊也是一种高的工

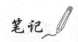

笔记

作压力因素，易导致工作中的焦虑。

人际关系问题是我国员工常见的压力源，表现为与同事、下属和上司的人际关系冲突与障碍。某些小群体工作环境中，生活圈子相对较小，缺乏组织与同事的社会支持，甚至引发群体的心因性疾病。

组织领导作风指组织高层管理人员的管理风格。专职权威式的管理风格，使员工感到自己不被理解、不受重视等，很容易产生压力。

组织变革已经成为当代有效组织及组织发展的中心问题。对于组织内的人而言，组织变革会有巨大的压力。这主要源于组织变革带来的不确定性、习惯和态度的改变、组织结构和岗位的变化、经济收入的变化等。这些都可能是员工压力的来源。

（三）个体因素

工作应激源并不是对每位员工产生相同的影响，工作压力的形成还与员工个体的人格因素有关。某种应激源对一个人来说可能是有作用的，对另一个人则可能不构成压力。因为人格因素和决定了个体对外界挑战的适应和应对方式、能力与效果，以及个体与他人的关系，从而决定利用社会支持的质量。人格因素从两方面影响工作应激源，一方面它影响员工在多大程度上以什么样的方式知觉到应激情景和应激物，另一方面它决定个体对应激刺激作出什么样的反应。

容易紧张的人往往是压力的受害者，并且是工作压力的传染源。他们要求苛刻，一心只想工作，注重绩效而很少享受自己的劳动成果。这在心理学上称 A 型性格。他们更容易感受到压力，甚至诱发心理和身体上的疾病。

控制感是个体关于何种力量决定自己的行动及后果的看法和信念。内控型的员工有较高的控制感，认为工作绩效、报酬和晋升都在自己的控制之下，取决于自己的努力和能力。而外控型的员工则有较高的被控制感，认为一切取决于他人、运气和机会等外部力量，对工作压力显得无所适从，反应被动而迟缓。

长时间从事自己不感兴趣的工作，可能会使人产生“保护性”的情感隔离，对工作的兴趣就会更为减少。一些员工的压力不是来源于工作任务，而是感觉自己的价值在工作中没有体现出来。

员工被要求去做很多事，又得不到足够的时间时，就会产生角色过度负荷感；角色预期不清楚，工作责任未结构化或者未界定清晰时，员工不知道该做什么，这时会出现角色模糊。

角色模糊是一种高的工作压力因素，会影响他们在公司以及上司面前的声誉，也会影响他们对自己工作的价值感，从而导致工作中的焦虑。

个人认知是指个人对压力或者应激的认识以及对自己解决这些问题能力的认识。许多同压力有关的问题是非理性思维的结果，个体的沮丧、焦虑、恼火等负面情绪可能是某些不合理想法引起的。

三、工作压力的管理

虽然人们普遍认为工作压力对个人和组织是个日渐严重的问题，但是怎样以最好的方式减轻工作压力还是个问题。组织理论家提出了三级干预模型作为应对工作压力的框架，更多的注意力集中在了一级干预上，把它作为应对工作压力的最基本方法。一级干预的目标是减少工作中的压力源，或者改变其性质。二级干预的目标是改变个体对压力源的应对方式。这些方法试图增强个人对压力原因和后果的觉察性，帮助员工发展出更健康和适应性的应对方式。三级干预目的是对压力的治疗。典型方式有肌肉放松训练、认知行为技术训练、冥想或者上述方法的综合。

笔记

第二节　工作 - 家庭平衡

人在途中，家庭与工作两点一线是员工朝夕往来的人生站点。由于现代信息社会人们的生活节奏加快，工作与家庭的边界变得模糊，员工在处理工作和家庭生活的协调方面面临着越来越大的压力。人们也许能放弃某份工作，但却不会放弃家庭成员的角色。工作 - 家庭的平衡问题本质上就是实现员工的工作角色与生活角色的协调和平衡。如何调和“工作”和“非工作”之间的矛盾，平衡好职业角色与家庭角色之间的困扰，越来越成为企业组织需要面对的问题。本节主要内容是阐述工作与家庭平衡的概念、理论以及促进家庭与工作平衡的原则和方法。

一、概述

职业工作与个体的家庭生活遵循着并行发展的逻辑关系，职业生涯的每一阶段的工作状态都与家庭因素相关，或协调或冲突。工作和家庭是职业生涯中相互影响与支持的生存空间。所谓工作（work）是个体在一个组织中拥有一个职位并完成一定工作任务的状态；而家庭（family）是通过血缘、婚姻关系联系在一起的几个人所形成的的生活单元。

什么是工作 - 家庭平衡（work-family balance）。平衡是指员工能将时间和精力等个人资源平衡分配，对工作和生活角色的投入和产出达到均衡满意的状态，在这种状态下员工有最小的角色冲突。因此工作 - 家庭平衡是指工作和家庭两个角色之间比较协调，少有冲突和相互干扰的状态。与之相对应的是工作 - 家庭冲突（work-family conflict）的概念：工作 - 家庭冲突是一种角色冲突，在这种冲突中，来自工作和家庭领域的角色压力在某些方面是不相容的。就是说，人们在工作角色（家庭角色）的参与会阻碍家庭角色（工作角色）期望的实现。这意味着工作 - 家庭冲突是双向的。有研究者也指出，工作 - 家庭的平衡不仅意味着协调和少干扰，也可能是一种工作 - 家庭的促进作用。工作 - 家庭促进作用（work-family facilitation）是指在家庭（工作）中获得和发展起来的经验、技巧和机会，使参与工作（家庭）角色变得更容易。工作可以促进家庭（工作 - 家庭促进），家庭也可以促进工作（家庭 - 工作促进）。

基于以上分析，得出工作 - 家庭平衡的四分类法（图 3-1）。两个主要的分类维度分别是：工作和家庭相互作用的方向（工作→家庭和家庭→工作），相互作用的类型（冲突和促进）。图中箭头方向表示低水平的角色冲突和高水平的角色促进，象征着工作家庭平衡。

工作对家庭	↓ 工作——家庭冲突	工作 → 家庭促进 ↑
家庭对工作	↓ 家庭——工作冲突	家庭 → 工作促进 ↑

图 3-1　工作家庭平衡的维度

二、工作 - 家庭平衡的理论

对工作 - 家庭平衡理论的研究大致可以分成早期研究和近期研究。早期研究者，受到传统文化的影响，把工作和家庭系统分别看待，认为男主外女主内，两个系统是各自运转的。因此，早期的研究重点在解释工作角色和家庭角色关系的基本类型，而现在的研究则试图从更整合和动态的角度来分析二者之间的关系。莫尔夫（Morf，1989）将早期模型分成非因果关系模型和因果关系模型。

笔记

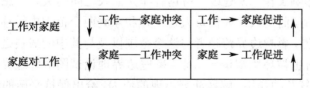

（一）非因果关系模型

非因果关系模型认为即使工作与家庭变量是相互关联的，二者之间也不存在因果关系。

1. **分割模型**（segmentation model） 认为家庭与工作是两个相互独立的领域，彼此之间无相互影响。这一理论对于蓝领工人可能更为适用，这可能是由于工人努力尝试不让工作打扰家庭生活的结果。

2. **相合性模型**（congruence model） 认为工作与家庭之间可能存在着正负相关性，但这种相关性可能是假的，因为工作变量与家庭变量之间存在着共同因素，二者之间的关系很难说清。

3. **一致性模型**（identity or integrative model） 认为工作和家庭是如此紧密的交织在一起，很难分割开来。例如在家族企业中或者强调家庭观念的企业中，是很难区分工作和家庭的。

（二）因果模型

这类模型与非因果模型不同，认为在生活的一个领域（工作或家庭）的事件对另一领域（家庭或工作）能够引发因果性的影响。

1. **溢出模型**（spill over model） 认为工作和家庭之间存在正相关，也就是一个领域的变化会导致另一领域产生相应的变化。溢出是指在工作领域到家庭领域之间存在持续的变化或影响。尽管员工在工作和家庭之间其身体上有分界，但一个领域的感情和行为会带到另一个领域。比如，经过一天糟糕工作的雇员和可能在回家时带着坏心情，而迁怒于家人。这证明了一个重要结论：工作和家庭生活相互影响。

2. **补偿模型**（compensation model） 该模型认为工作和家庭之间存在着负相关，也就是一个领域的变化将会导致另外一个领域向相反方向的变化。“补偿理论”是对“溢出模型”的补充，认为假定在工作和家庭之间存在相反的关系，在一个领域中有所丧失的就会在另一领域中投入更多以企图弥补。补偿的意思是补偿在工作或者家庭中所经历的剥夺。家庭生活不满意的人，就会在工作中追求工作上的满足。

3. **资源剥夺模型** 该模型指出有限的个体资源（如时间、注意力和精力）用在一个领域将会剥夺在另一个领域的应用。

（三）近期理论的发展

1. **工作-家庭边界理论** 美国学者克拉克（Sue Campbell Clark）在研究了以往理论模型基础上，于2000年提出了工作-家庭边界理论（model of role boundaries）。工作-家庭边界理论认为，人们每天在工作和家庭的边界中徘徊。范围继承和分解，边界创造和管理，边界跨越者的参与，影响工作-家庭边界跨越者和其他人之间的关系。工作与家庭系统之间的主要联系不是感情，而是人。人们每天在工作和家庭两个范围内转移。人们塑造两个范围和他们之间的边界，影响边界跨越者与这个范围以及与其中的成员之间的关系。虽然人们塑造环境，但同时也被环境塑造。工作-家庭边界理论试图解释边界跨越者和他们的工作与家庭生活之间复杂的作用，解释冲突出现的原因，给出保持平衡的结构。这里“平衡”被定义为对工作和家庭的满意和良好职能，角度冲突的最小化。

工作-家庭边界理论构建了工作-家庭平衡的理论框架，解释了个体如何处理和协商工作和家庭两个范围和其间的边界，以使其达到平衡。由于工作和家庭有不同的目的和文化，人们每天在这两个范围间穿行，调整焦点与目标以及个人内心风格以适应每个范围独特的需要。虽然工作和家庭中很多方面难于调整，但个体为了创造出想要的平衡，在一定程度上塑造工作和家庭范围的类型，塑造两范围间的边界和桥梁。工作/家庭边界理论既描述了冲突存在的原因，又为组织和个人提供了维持更好的工作家庭平衡的工具。该理论虽然是由西方学者提出的，但其研究的背景和理论内涵与中国的情况也基本相似，因而该理论

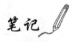

笔记

对中国的组织和个人，做好工作家庭平衡计划也具有重要指导和借鉴意义。

2. **生态学系统理论** 生态学系统理论（ecological systems theory）是对工作 - 家庭冲突现象的理论解释。Grzywacz & Marks（2000）假定工作 - 家庭冲突是一种“过程”，在连续的过程中个体、各种情况和时间背景等特性，形成一个功能系统，每个特性都在工作家庭冲突的个体经历中产生某种潜在的效应。由此，可形成一种假设：工作的资源（如组织和工友的支持）与家庭的资源（如配偶支持），会使工作 - 家庭系统中负性溢出的水平更低，而正性溢出的水平更高些。溢出（spill over）是指工作 - 家庭大系统中存在持续的变化或影响。因此在大系统中，假设资源性要素水平高，则缓解冲突的正性溢出高，激惹冲突的负性溢出降低。相反，工作的障碍（如工作压力）与家庭的障碍（如配偶的对抗、家庭批评与负担），会使工作 - 家庭系统中负性溢出的水平更高，而正性溢出的水平则降低。其结果是工作 - 家庭冲突加剧。

3. **交互作用模型** Demerouti，Geurts（2000）等从工作 - 家庭两个领域交互作用的方面研究工作 - 家庭冲突。他们将工作 - 家庭冲突定义为“交互作用”，并不强调“冲突”。这是一个变迁的过程，交互作用可以是负性的，也可以是正性的。

该理论假定，当工作要求太高（如工作超负荷、期限太紧），工作资源（如组织支持、自主、成就反馈）不足以满足太高的工作要求时，导致精力和时间资源被耗尽。结果产生负性效应，从而造成对家庭的负性影响。相反，当工作资源足以处理高的工作要求时，个体可以被鼓舞去从中学习并在工作中“成长”，精力被动员起来而不是耗尽，这将有利于家庭领域的功能（即工作正性的影响家庭）。同理，从家庭领域出发可以得出同样结论。

三、工作 - 家庭冲突的有关因素及对健康的影响

（一）工作 - 家庭冲突的影响因素

1. **性别** 性别角色在工作 - 家庭冲突中被研究的较多。在多数文化中，都认为男性应主要为工作负责，而女性应主要为家庭负责，所谓“男主外，女主内”。一方面，假设认为女性更多经受“家庭负性影响工作”，男人更多经受“工作负性影响家庭”，另一方面，认为女性比男性经受更多来自工作领域（而不是家庭领域）的负性影响，因为他们在家庭领域有更多的投入，而男性经历更多来自家庭的负性影响，因为他们对工作投入更多。这些关于性别角色的设想，得到一些研究的支持。随着时代的发展，我国双职工家庭日益成为家庭结构的主流，因此，性别角色方面的冲突特点也在不断变化。

2. **年龄** 目前，年龄的效果研究不够系统。Grzywacz & Marks（2000）控制了工作和家庭特质后，年轻男性比年老男性报告更高的工作 - 家庭和家庭 - 工作负性溢出、更少家庭 - 工作的正性溢出，而年轻女性比年老女性报告更多的工作 - 家庭正性溢出和更多的家庭 - 工作负性溢出。

3. **个性特征** 与工作家庭冲突有关的个性特质大多为神经质、外倾性、个人应对、A 型行为。高水平神经质和两个方向上更多的负性交互作用有关，高水平外倾性和两个方向上更少的负性溢出及更多的正性溢出有关。A 型人格的警官比没有这些性格特质的警官报告更多的工作 - 家庭冲突。

4. **家庭特征** 家庭特征包括家庭生活、配偶及孩子的关系。角色冲突、角色模糊和经历的家庭 - 工作冲突和工作 - 家庭冲突呈正相关。来自家庭的社会支持，和工作、家庭领域间的冲突负相关。研究显示，配偶的作用在解决冲突中很重要。对 111 名男性和女性企业家的研究显示，配偶支持使企业家能满足工作和家庭角色的双重要求的有益效果。家庭成员的个人冲突是工作 - 家庭冲突的一个预测因子，和配偶的严重困难和工作 - 家庭冲突的经历有关。

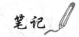

笔记

5. **职业特征** 工作所要求的时间量是职业生活影响家庭生活最明显的方式之一。仅仅对工作小时的研究对于理解干扰(工作-家庭)是不充分的,可能混淆进其他变量(如灵活性的程度、对时间表的控制、工作的类型)。工作时间的分配也对工作家庭冲突产生影响。每周工作时间更长和更高水平的工作-家庭冲突或负性工作-家庭溢出相关。长时间工作和正性心理健康指标有关。Geurts等(1999)对住院医师的研究显示,配偶经常工作超时和高水平工作-家庭干扰有关。倒班的丈夫对妻子的调节性提出大量要求,然而妻子对于家内的问题比对于减少的社会生活活动抱怨更少。工作场所的社会支持和工作-家庭冲突或负性工作-家庭溢出负相关。

(二)工作-家庭冲突对健康的影响

工作与家庭是个人生活的两个基本领域,也是人生的两个支点。时至今日,人们已经不仅仅是为了满足家庭生活的需要而工作,对个人价值的追求驱使人们给予工作更大的热情。但是,很多人在事业上也许很成功,但对事业的投入或牺牲却影响了他们的个人以及家庭的生活,甚至造成无法弥补的缺憾。传统观念认为,工作与家庭、事业与生活是一种"零和游戏",只能选一头,无法两全,正如"鱼与熊掌不可兼得"。但是,残缺的家庭最终会成为工作的最大阻力,因为这不仅有悖于人性,也不符合"以人为本"的现代管理理念。因此,如何平衡工作与家庭,做到"顾此"而不"失彼",就成为员工个人和企业组织共同关心的问题。研究表明,工作-家庭冲突对员工的心理健康、身体健康等有一定的影响。工作对家庭冲突、家庭对工作冲突同员工的心理冲突或痛苦、身体问题、酗酒等分别相关。Frone的研究发现,工作-家庭冲突都与临床意义的情绪、焦虑和物质滥用呈正相关。Frone等对工作-家庭冲突与个体自我报告的健康状况以及一些客观健康指标之间的关系进行了连续四年的纵向追踪研究。该研究为工作家庭冲突域雇员健康的因果联系提供了支持。

四、工作-家庭平衡的策略与计划

大量的研究证明减少工作家庭冲突的主要途径是组织支持,即管理者为了实现组织目标、谋求更好的激励效果,根据员工的工作家庭特点,采取具体的支持态度和举措,提供包括时间资源、情感资源、物质资源和制度资源等各种资源,协助员工处理好工作家庭关系的措施。组织可以通过营造一种友好工作环境来帮助员工实现工作和家庭的平衡,而员工个人也可以通过一些个体应对策略来降低工作家庭冲突的消极影响。

(一)组织的工作-家庭平衡计划

从管理的角度而言,工作-家庭平衡计划是组织开展的帮助员工认识和正确处理家庭同工作间的关系,调和职业和家庭之间的矛盾,缓解由于工作-家庭关系失衡而给员工造成压力的计划和活动。工作-家庭平衡计划的目的在于帮助员工找到工作和家庭需要的平衡点。而要达到这一目的,组织必须了解雇员职业生涯不同阶段的特点以及家庭各阶段的需要、工作情境对家庭生活的影响,然后给予员工适当的帮助。从个人的角度而言,也同样需要制定工作-家庭平衡计划,采取适当的措施协调个人、家庭生活与职业工作之间的关系。目前,组织开展的工作-家庭平衡计划的主要措施包括:

1. 向员工提供家庭问题和工作压力排解的咨询服务或心理辅导,以帮助雇员缓解精神压力,寻找解决问题的对策和方案。

2. 将组织的一部分福利扩展到员工家庭范围,以减轻或分担员工家庭压力;并把员工的家庭因素列入考虑晋升或工作转换的制约条件之中,进行合理的职业安排。

3. 创造家庭成员参观公司或相互联谊等的机会,促进家庭成员和工作范围内成员的相互理解和认识,明确雇员或家庭成员在另一范围内应承担的责任。

4. 根据雇员的实际情况,设计适应家庭需要的弹性工作制以供选择。目前非全日制工

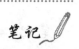

笔记

作制或家庭办公是最易行、最普遍的措施。电脑、传真等现代网络和通讯技术的发展使家庭办公成为现实，SOHO 族的规模也越来越大，提供家庭办公能力的培训和指导也是组织的一项重要平衡措施。

（二）个人的工作 - 家庭平衡计划

个人的平衡措施随着工作要求的不断提高，维持良好的家庭关随着工作要求的不断提高，维持良好的家庭关系和养育孩子的难度也在与日俱增，做好个人的平衡计划也就越来越重要。对个人而言，维持工作与家庭平衡的主要方法有：

1. 弄清家庭与工作之间的重点，确定优先次序。如果“鱼与熊掌不可兼得”就要确定工作与家庭的优先次序。最好方法就是放长眼光，看看未来五年或十年里最要紧的事情是什么。

2. 更新观念，改变传统家庭观念和模式所带来的内疚因素。

3. 家庭实用对策　一对夫妇至少可以通过一些具体的方式来减少家庭对工作的影响：①采取延期生育孩子，或者雇请保姆等方法来减少家庭对工作的影响；②夫妇之间恰当的分工，轮流将精力投入工作和家庭；③夫妇从事同样的职业或选择同一个单位，相互促进；④夫妇双方从事完全不相干的工作，各自追求自己的事业。但无论采取哪种方式，人们都有必要随着工作挑战性的加强以及家庭结构的变化，不断探索工作和家庭之间新的协调与平衡方式。

第三节　轮班工作和工作时间

由于科学技术的发展，改变了人类自古以来“日出而作，日落而息”的作息时间关系。人工照明技术的发展把人类从黑暗的限制中解脱出来，“夜作日息”成为人类社会生活和经济发展所必需的一种手段。轮班工作制是现代工业生产中主要工作制度之一，在满足社会经济发展需要的同时，正日益暴露出对人类适应与健康的不利影响，引起企业组织和职业健康研究者的关注。本节主要介绍轮班工作的基本概念与研究理论，轮班工作对工作效率与员工的身心健康问题。

一、概述

轮班工作是人类现代工业和社会发展的产物，在各个工作领域中普遍采用。现在轮班制虽然发生了各种形式的变化，如工时的逐渐缩短，轮班频度的减小，休息时间增多等，但轮班制并没被取消，甚至在某些行业（如服务性行业）还在继续扩展。由于慢性疾病相关的原因，百分之二十到三十的轮班员工会在两到三年内离开轮班岗位。研究者通常将这种现象称之为低轮班工作耐受性。

轮班工作（shift work）是指在分工的基础上，把为完成某项工作相互协作的有关工人，从时间上组成几个班次的劳动集体。轮班工作在时间上通常不同于标准的早八点到晚五点的工作时间区间。由于倒班情况的存在，每次上班的时长和中间的间隔也会有所不同。持续从事轮班工作的员工必须同时应对轮班和其他非工作性事务。由于轮班工作的突出现象是员工在夜间工作，而白天休息、睡眠，但人体生理的内环境并不能随意逆转，这样就直接干扰到人体的生理节律。

（一）人体昼夜节律和内部生物钟

人体昼夜节律由一个内在的生物钟（body clock）控制。生物钟对人体昼夜节律的调控是通过内源性和外源性生物钟起作用的。内源生物钟控制体温节律，并且较少的受到外部因素的影响；外源性生物钟主要控制睡眠 - 清醒节律。生物钟使得机体不仅能对环境的变化作出反应，而且能主动预期这种变化。

笔记

（二）轮班工作对人体生理节律的影响与适应问题

人体生理节律受24小时昼夜变化的时间线索的调节，保持着内环境的稳定和个体心理社会行为的稳定。例如，尿液中肾上腺素大约在中午达到最高水平，体温大约在晚上8点达到最高水平。与之相似，其他的生理过程也在固定的时间达到峰值，使得我们可以在白天清醒，晚上睡眠。偶尔熬夜可能会影响生理节律较弱的部分，但是却很难对较强的内源生物钟造成影响，进而影响我们的体温和睡眠的时间。内部不同步的人无论在何时入睡，在其体温节律到达一个特定点的时候就非常容易惊醒，这使得他们的睡眠可能短至4小时或长达16小时。因此，如果体温节律不能调节到符合睡眠-清醒节律，那么睡眠就很可能受到干扰。

轮班工作或跨时区飞行，使得人的内源性生物钟和外部时间线索发生冲突，内在的稳定性就出现各种问题。例如当人们乘飞机跨越时区的时候，当地时间就会不同于内部生理时间。人们往往会在凌晨醒来并很难再次入睡。不同的生理活动节律适应的速度不同，这取决于这一活动在多大程度上受内源或者外源时钟的控制。体温节律通常需要多于一周的时间才能调整到与新的外部时间线索相适应。一旦破坏了生理活动的同步化，适应新环境或新时钟就需要一个漫长的过程。这也就是通常所说的"时差反应"。时差反应在向东飞行的时候通常会表现更为明显，因为这要求生物钟向"前"调整。这要比向西飞行时生物钟向"后"调整更为困难。这种不对称的情况产生的原因是内部生理节律的周期略大于24小时。因此在不存在环境时间线索的情况下，生理节律趋向于滞后而不是提前。这使得人们调节向东飞行造成的时差更为困难。

最接近于人体正常生理节律的轮班工作安排是比较适当的。生理节律活动的高峰值通常位于早8点到晚8点之间。早班和夜班的员工都会经历生理节律活动的低谷期，对其工作效率和健康的影响相对较大。尽管目前还不能完全预测人们对轮班工作的适应程度，可以肯定的是生理节律的周期与健康状况有显著关联。较少出现不适症状的轮班员工一般具有较长的生理节律周期。

二、轮班工作对健康的影响

（一）睡眠和疲劳

睡眠常常会受到轮班工作尤其是夜班的影响。据统计，62%的夜班员工有不同类型的睡眠障碍。夜班员工通常在较强的噪音状况下休息，其白天的睡眠不如夜间睡眠质量高。夜班员工每天大约只睡六个小时甚至更少，而早班或中班员工的睡眠时间在七小时到九小时之间。Smith，Folklard 和 Poole（1994）发现夜班员工与早班和中班员工不同的睡眠模式可能导致了夜班时间较高的事故率，这种升高很可能是疲劳导致的。研究者的一个共识是轮班工作的员工在轮班过程中会积累大量的"睡眠债务"。这种"睡眠债"通常也被称为轮班滞后，需要一段时间的休整才能恢复和偿还。轮班滞后的效应也受性别和年龄的影响。女性一般会睡得更少并有更多的睡眠障碍，而年龄大于45岁的轮班员工会更难以适应睡眠-清醒周期的变化。这种适应能力的降低也与生理周期幅度的降低有关。因此，轮班工作的设计应该考虑到员工的生理节律，制订更具个人化的工作安排。

（二）事故和伤害

轮班工作以及随之产生的生理不适可能会带来严重的事故。Folkard 及其合作者证明其他条件不变时（例如工作条件完全相同时），事故在夜班时发生的更为频繁也更为严重。显然，睡眠剥夺、疲劳和生理节律混乱是造成这些事故的主要因素。夜班期间的监督和管理较少，夜班员工的工作经验通常也比白班员工要少。由于白班通常工作量大，并且维护和修理等工作通常安排在夜班，不同班次的工作性质可能也不同，因此班次之间的差别可

笔记

能被这些因素掩盖了。即使不考虑前面这些因素，夜班潜在的事故率仍然不能低估。著名的工业安全事故，例如切尔诺贝利核电站爆炸以及挑战号航天飞机的检修失误都是在夜班期间发生的。轮班的安排以及疲劳都是造成这些事故的主要原因。

（三）心理-情绪问题

由于轮班工作带来生理上和心理上的压力，研究发现轮班工作会导致心理问题和情绪低落。轮班工作一般会报告较低的主观健康度和幸福感。研究显示轮班工作伴随的心理问题常常是导致员工辞去轮班工作的重要原因。在实际生活中，不能适应轮班工作的员工可能选择辞职或换到一份不需要轮班的工作，这种自我选择效应导致了在工作岗位上的员工大部分都比较适应轮班工作。相应的，在研究中观察到的轮班员工可能比实际情况中的更健康，因为不适应轮班的员工已经被淘汰了。这样的系统性偏差使得对健康相关变量的量化更为困难，因为能参与这些研究的人基本都能较好的适应轮班工作。所以，相对于心理健康问题而言，轮班工作带来的生理健康问题被研究的更多。

（四）心身问题

1. **胃肠道疾患** 胃肠道疾患是轮班和夜班工作者最常见的健康问题。根据 Costa 等的研究，约 20%～75% 的夜班员工会报告胃肠蠕动异常、便秘、消化不良，以及食欲不佳等问题。在白班员工中，这一比例只有 10%～25%。

2. **心血管疾病** 多数研究者都认为轮班工作的确与心血管疾病相关。在一项跨度长达 15 年的纵向研究中，Knutsson，Akerstedt，Johsson 和 Orth-Gomer（1986）报告了轮班工作者的心血管问题随其在轮班岗位上工龄的增长而增加。在轮班员工比例较高的职业，心脏病的发病率也较高。心血管疾病的病因仍然不是很清楚。轮班工作是一个压力源，容易产生长时间的应激反应，从而导致高血压、高血脂、糖与脂肪的代谢紊乱等。在一项有关 2000 名瑞典工人的研究中，研究者报告轮班工作除了对心血管疾病有直接效应之外，还能通过社会心理因素（例如付出的努力和获得回报之间的不平衡）间接影响心血管疾病的发病率。

3. **女性生殖系统问题** 轮班工作对人们生理周期造成影响。如女性的月经周期受到影响，月经周期长度和模式的异常，自发性流产，低怀孕率和生产困难。轮班工作还与早产和婴儿体重过轻相关。除去应对轮班工作外，女性员工还需要面对照顾家庭和子女带来的压力。由于白天睡眠短干扰多，相对的疲劳感也较强，因此有子女的女性轮班员工受到的危险更大。

4. **轮班与工作-家庭冲突的关系** 有研究发现，员工们不喜欢轮班的主要原因就是因为它影响家庭生活和社交生活。Nachreiner 报告，三班倒的员工没有足够的时间来满足自己的各种兴趣爱好。轮班的负效应能影响到整个家庭，而这种影响是可以通过社会支持来缓冲的。Nilsson 的一项调查显示 12 小时轮班安排会更多的干扰到员工与其配偶和子女的关系和与家人共享的休闲活动。Smith 和 Folklard 的研究发现轮班工作的员工和家人之间存在广泛的人际阻隔。一项研究发现只有在夜班的情境下，所有轮班工作的负效应（如疲劳、睡眠，压力、健康，社交、家庭）都与配偶间的矛盾和隔阂有关。轮班员工的子女也很难不受轮班工作的影响，父亲是轮班员工的小孩朋友较少，而且与朋友一起玩玩具有较少的发言权。

三、对轮班工作的干预

（一）轮班工作的设计

考虑轮班工作对员工身心健康的影响，优化轮班工作的设计以降低其负性效应就显得尤为重要。目前为止的大量研究已经考察了轮班的长度及轮换方式的优劣。在考虑轮班工作的设计时，以下四个问题显得尤为重要：轮班工作是否应该拓展到人们通常用于睡眠的

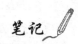

笔记

时间；是否整周都采用轮班的方式；工作应该被分为几个班次；班次应该是固定的还是不断轮换的。对于最后一个问题的理解需要考虑到一个重要的事实：员工需要至少持续一周夜班，生理节律才开始适应。

大量的研究认为以 12 小时为轮班长度的班次优于 8 小时长的班次。这是由于前者利于员工获得长时和高质量的睡眠，导致更好的心情和较少的躯体症状。在 12 小时的安排下，员工也表现出对他们的社交和家庭生活更加满意。除此之外，有些研究还发现轮班设计由 8 小时班次改为 12 小时班次之后，员工自我报告的事故减少了。Bonjer 建议 12 小时为单位的班次安排只适用于体力劳动负荷较低的工作。

一般来说，轮班员工会逐渐适应和习惯于他们的工作安排。支持持续夜班的论断也是以此为基础。Rutenfranz 等的压力应激模型指出不断轮换的班次导致了不断变化的生理节律，因此产生了应激反应。该模型认为受到干扰的工作 - 睡眠关系导致了各种躯体和生理的问题。从理论上讲，永久性的夜班安排使得员工可以调节他们的生物钟以适应夜班的需求。但这要求夜班员工在非工作状态下也保持与夜班一致的生物钟和作息。

变换班次的速度（快慢）和方向（向前向后）问题还没有得到很好地解决。较快的倒班（例如每两天换一次）的优势在于不喜欢的班次很快会过去，并且紧接着是休息时间。欧洲各国常使用这种方法，因为这有助于生理节律与常人保持一致。慢速的倒班（三到四周换一次）的优势在于员工有足够的时间从变化的班次中恢复过来，劣势在于永久性班次的各种问题在这种设计中也同样存在。不管倒班的速度如何，夜班的工作绩效总是低的，所以建议缩短夜班的时长以减少警觉性降低带来的各种问题。在设计轮班工作时还需要考虑班次之间休息的天数以及从事夜班的次数。为了减少睡眠缺失和疲劳感并增进心理健康，班次间足够的休息时间是必需的。

倒班的方向也是轮班设计的重要问题。“向前倒”是指首先早班，然后中班，最后夜班。由于睡觉时间逐渐往后推移比较容易，因此向前倒利于新员工较快的适应。“向后倒”与之相反。由于向后倒与身体的生理节律相悖，员工必须比以前更早的睡觉和清醒。研究的结果大多支持向前倒，因为班次之间会有 24 小时的休息时间。这一系统比起向后倒会产生较好的生理和心理健康和工作满意度。倒班的方向在航空业中显得尤为重要，这是由于时区的变化，白天和黑夜的界限显得非常模糊。轮班的方向和速度对于健康和社交生活的长期影响需要更多的研究来考察。

（二）对轮班员工健康的干预

对轮班员工健康的最常见的干预是改变轮班工作的各种特征。除此之外，药物、光照、教育和咨询等方面也可以用于改善对轮班工作的适应。

1. 褪黑激素 帮助入睡的各种手段是大家熟知的协助适应轮班工作的方法。轮班员工使用各种药物来帮助睡眠，降低疲劳，提高警觉性已有很长的历史了。褪黑激素，作为一种最新的帮助睡眠的药物，能够避免先前安眠药的诸多问题。褪黑激素是人类或者其他动物松果体分泌的一种用于促进睡眠的荷尔蒙。由于褪黑激素是正常人体内都包含的物质，因此它不会像其他药物一样带来副作用。许多控制精细的研究都证明了褪黑激素在增进睡眠方面的功效及安全性。使用褪黑激素并非没有任何问题。例如在错误的时间使用，它可能会干扰睡眠。

2. 强照明 另一项干预措施是在工作场所使用照明。约 20 年前研究者发现在强光照的环境中褪黑激素的分泌会受到抑郁，睡眠和生理节律也会相应的延迟。这一结论也得到了以轮班员工为被试的应用研究的证实。然而，为了达到积极的效果，公司或企业必须使员工得到长时间的照射强光，这样会带来可观的资源消耗，因此强光照并没有像褪黑激素那样得到广泛应用。

笔记

3. **培训和咨询项目** 培训和咨询项目可以用来教会员工更好地适应轮班系统。例如帮助员工了解轮班工作的影响及应对机制的培训已经被应用于急诊室的医务人员。Smith-Coggins 等设计了一项控制非常严格的实验，利用主观和客观的指标来评价培训的有效性。研究发现尽管实验组的医务人员在 85% 的时间上都采用了研究者建议的应对措施，该干预却没有显著地改善工作绩效和心情。这一令人失望的结果事实上支持了 Tepas 的论断：单单提供信息很难有效。Tepas 认为，教育和培训应该应用于辅助对轮班系统的干预。

4. **有关轮班工作的法规** 在欧洲已经有了保护轮班员工权益的立法。例如国际劳工组织夜班大会的建议以及欧洲法规中都有关于安排工作时间的规定。这些文件讨论了在安置轮班岗位之前应对员工进行健康检查，并在之后定期复查。一旦存在健康问题应及时调整到其他岗位，每周的工作时间加上加班不能超过 48 小时，两天的工作之间至少有 11 小时的休息时间，两周的工作之间至少有 24 小时的休息时间。国际法规还特别关注轮班女性工作者，考虑影响她们的健康因素，采用更为全面的健康和安全标准，并鼓励她们参与轮班改善系统。这些国际法规和规章会对夜班和轮班员工的健康产生积极的影响，并限制各种危险的尝试。在美国，除了最基本的职业安全与健康法案（OHSA）规定企业应保障员工的安全之外并没有明确地针对轮班工作者的立法。

第四节 情感劳动

在现代信息社会，工业生产正趋向计算化和自动化，商业与服务业工作岗位的大量增加，这些变化时常被概括为社会形式正从工业社会向后工业社会阶段转变。有越来越多的人从工业生产中脱离出来，并产生了很多工作中需要同他人交往的工作。而随着人们财富的增多以及休闲时间的增多，人们对服务的要求却越来越高了。发达国家成熟的服务文化也越来越被广泛的接受，在很多服务性行业中都要求自己的员工要“笑脸相迎”“热情友好”等。这就要求员工要调动自己的情绪和情感，保持积极正性的情感面对他人。但是，被要求终日面对络绎不绝的顾客还要保持始终如一的微笑服务，是一件很困难的事情。对于个体而言，可能导致自己的情感枯竭、工作满意度的降低；对于公司，可能导致员工离职率的提高、培训成本增加等。可见，社会总是在矛盾中进步的。消费者和生产经营者之间的社会关系，也是同样如此。我们希望见到服务员的笑脸，却导致服务劳动者的情感异化。我们喜欢得到服务员的热情服务，却常常怀疑这种职业表情的真实性。一言以蔽之，尊重消费者权益日益受到重视，在导致商业性职业情感出现的同时，也引起了传统的真实情感的消失。这或许就是现代人存在状况的一个真实写照。

20 世纪 80 年代以来，服务行业工作人员的工作压力问题成为心理学家、社会学家、人力资源管理学家关注的问题，并提出一个新的研究领域——情感劳动（emotional labor）。服务工作一个非常重要的要素是在工作中需要表达特定的情感。国内学者汪纯孝教授曾提出：“绝大多数服务性企业是感情密集型企业”，强调企业要聘用情感密集型员工，以便提高企业的整体服务质量。为了满足企业和顾客不断提高的要求，员工必须长时间、高强度地进行情感性劳动。他们往往因长期承受巨大的工作压力而身心疲惫。因此，随着全球经济的发展，情感劳动成为心理学工作者、人力资源管理者、社会工作者及劳动卫生专家感兴趣的研究主题。

一、情感劳动概述

(一) 概念

20 世纪 80 年代初，美国社会学家 Hochschild 在系统研究了民航服务员之后，发现乘务

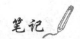

笔记

员不仅从事体力劳动，而且需要向顾客表现正面情感（微笑）。为此，她首先提出了情感劳动的概念。

Hochschild 认为情感劳动指的是员工与顾客之间的交往质量。情感劳动是指员工通过情感管理来压制或强装某种感情，以形成交往对象可观察到的面部表情或肢体语言，影响交往对象的心理感受。情感劳动需要员工付出额外的努力才能够达到。情感劳动有两种方式完成：表层表演和深度表演。由于需要付出额外的努力，所以对于员工而言，工作是充满压力的，并可能导致情感枯竭。

与 Hochschild 强调情感劳动在于员工对自身情感的"管理"不同，Ashforth 和 Humphrey（1993）将情感劳动定义为员工表现恰当感情的行为，在服务过程中表现出组织所期望的情感。同 Hochschild 的观点相比，他们强调了情感劳动是一种可观察到的行为，并不一定需要有意识的努力。他们认为，随着时间的推移，表面表演和深层表演可能成为员工习惯化或职业生涯中的一部分。他们并不关注员工的真实感受，他们关注的是员工的外在表现，包括表情、言语、语态、身体语言等。

美国学者 Morris 和 Feldman（1996）把情感劳动定义为：员工在与顾客交往的过程中，员工对自己的情感进行准备、引发、调节、压抑等，以表达出企业要求的正确情感反应。这一定义表明，情感劳动是员工工作内容的组成部分，它要求员工在与顾客的接触中适当掩藏和控制内心的真实情感，即使员工精疲力竭、情绪低落，也必须按企业的要求微笑着面对顾客。这一定义强调了"社会环境"的作用。他们提出，情感劳动包括四种维度：①接触的频率；②服务参与的程度（情感要求的强度、接触的时间等）；③情感要求的类型；④情感的不协调，这主要指内心体验的情感同外面表达出来的情感的不一致性。

Morris 和 Feldman 进一步讨论了表面表演和深层表演，他们认为是服务参与程度较小的影响因素。而情感的不协调度主要导致了工作满意度低和情感衰竭等。除了强调情感的不协调外，该定义也强调了组织对于员工和顾客接触表现的预先估计（时间、强度、频率等），即强调了工作特性等方面。

我国学者宋国萍、汪默在总结各国研究者的概念后，提出了一个整合性的定义：情感劳动就是以员工作为中介，在顾客和公司利益之间架起了一个桥梁，通过其劳动，使得顾客得到很好的感受，从而满足了公司的利益，换取了顾客继续购买商品或服务等，此时员工付出的劳动，即控制自己的不良情绪、调动自己积极情绪、满足他人自尊和良好感受的劳动叫做情感劳动。主要有如下三个要素：①情感劳动发生在员工和顾客的面对面接触中或通过对话进行交流的过程中；②情感劳动会对他人的感情、态度和行为产生影响；③情感劳动需要遵循一定的规则或制度，这其中包括人们进行社会交往时遵守的一些习俗、准则，也包括企业对服务人员的工作内容及方式作出的一些具体规定。

情绪是我们适应社会的一种心理生理活动。但因为情绪的不当表达对我们身心健康、自身发展和社会进步有不利影响，以适当的方式在适当的情境表达适当的情绪，就是健康的情绪管理之道。

（二）情感劳动的特点

情感劳动对于建立和维护经济、社会关系是十分必要的。维持现代经济中的社会和经济关系需要接待人员、社会工作者、清洁工、商店售货员等等。这些活动中没有一个是直接创造物质产品的，虽然如此，他们仍然是对象化的赋形活动和方式。他们的物质成果在于推动社会关系和主体的生产和再生产，并且同样是一种自我实现的形式。它具有一些自身的特点：

1. 价值性 情感劳动是一种特殊劳动能力（情感）在工作过程中的投入，投入的就是"情感"本身。这里的"情感"像其他商品一样，同样具有价值和使用价值。在其他条件相同

笔记

的情况下，优质的情感劳动能赢得消费者的满意、尊重感、价值感、对公司的好感和公司良好的口碑，从而为公司赢得更多的回头客、新客户和利润。因此，情感劳动必须要有一定的回报和报酬，他们也相应地获得了自己的工资等其他收入。

2. **公用性** 情感可以用于私人方面也可以用于公共方面，用于私人方面有一定的自主性和自由性，但用于公共领域则要受到限制。公用性是情感劳动最重要的特点，这首先表现在情感劳动必须服从组织的需要，然而更重要的是，情感劳动还要适合服务对象的需要，由于服务对象通常是陌生人，因而劳动中的情感运用实际上是在公共领域中发生的。在工作场合下，只能产生特定的情感，为企业、个人及服务对象带来价值的正面情感，而不是负面的不加约束的情感，但这并不否定劳动人员个人对服务人员的可能情感（喜欢或讨厌对面的人）。

3. **社会性** 情感劳动既然要运用到公共领域，就要受到社会的限制。也就是说，在与工作对象的互动过程中，要按照一定的社会规范（道德、法律等）调节或者控制自己的情感，从而使情感劳动既适应组织和顾客的要求，又符合社会的要求。虽然，在影视作品中，我们看到男女主人公因为工作场合的机缘成为情侣的故事非常多，但是在现实生活中，我们知道一定的情感必须加以约束的。而不加约束的情感是很容易出现问题的。

4. **相对性** 情感劳动非常灵活，对于不同的行业和不同的劳动者来说，情感劳动都表现出很大的差异性。由于工作性质的差异、组织要求的不同以及劳动者素质的区别，因而情感劳动的质量也就不同。那么，情感劳动的价值也就成了一个变量。不同的行业对于劳动者情感的要求不同，要求劳动者情感的卷入也不同。如果和服务对象之间关系要求高，就会对劳动人员的情感要求也比较高。对于关系要求越高，情感劳动的强度也就会越高。

5. **潜在性** 情感存在于劳动者之中，只有当它与工作过程相结合，在具体工作过程中才能发挥出来，而发挥得如何，主要取决于员工对组织的归属感和满意度，即取决于员工对组织的情感关系。这时，员工所在组织的情感管理就成了关键因素。情感劳动的潜在性，就决定了我们如何去选择那些比较合适做情感劳动的员工及组织如何进行管理，另一方面，情感劳动的潜在性也反映了情感劳动的可塑性，即可以通过培训和学习来提高自己的情感劳动的技能和能力。

二、情感劳动的相关理论

（一）情感调节模型

情感调节模型（process model of emotion regulation）是 Gross（1998）提出的。该模型强调情感调节的过程，即个体感受到了环境的刺激，同时向外输出了情感。而此中的环境对于个体而言是线索，而每个个体的反应倾向（身体、行为、情感）对个体及社会环境中的他人提供了信息。

Gross 认为此过程中，有两点在情感调节发挥了作用。第一点，叫做预先调节的情感控制，也就是说，在情感产生之前，个体调节环境或者改变对环境的认知来调节情感；第二点为行为中心的情感调节，主要指被试改变可以观测到的语言、表情、语态等调节情感输出。

根据情感调节理论，在工作环境或者特定的工作事件让某个员工产生了特定的情感反应（如生气、焦虑等），由此产生的行为（如恶语攻击、抱怨等）对顾客而言是不合适的。因为，公司规定了这些行为是不允许的，此时员工就需要付出努力，即进行情感调节改变他们的行为输出。调节包括通过“考虑该情境的好的方面”或者“重新评估事件”（即深层表演）或者通过假装来改变情感表达，即通过改变面部或者身体动作（即表面表演）来调节情感输出。

但是，这些情感调节过程产生的结果可能是情感耗竭、工作满意度，或者人格分离等。

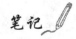

笔记

（二）情感劳动模型

在服务工作环境中，情景因素、个体因素、组织因素都会影响到情感劳动的深度和效果。下图是情感劳动调节的框架图（图3-2）。情境调节包括：事先学到的同顾客接触的预期，如频率、持续时间、类别、公司规定的情感表达规则等；当时发生事件的情况，是正性事件还是负性事件。而个体因素包括了性别、情感表达方式、情商、个性特点等。社会因素则主要包括了工作的特性、来自上级的支持及来自同事的支持情况等。这三种因素共同作用于情感劳动（表面表演、深层表演和自发表演），当然首先的结果是顾客的满意、公司的满意、员工个体的感受。长期结果则包括了个体和组织两方面。

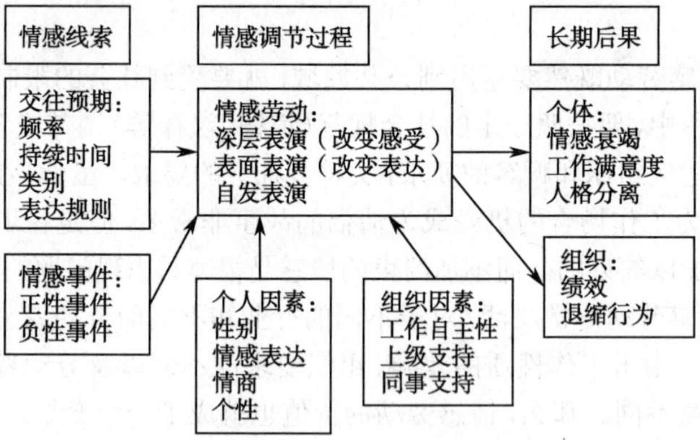

图3-2　情感劳动调节框架图

三、情感劳动的策略

情感是人的内心体验，对于同样的事情，每个人的感受可能是不同的。但是，服务行业中又要求面对顾客必须表达出正面情感，此时，内心经历的情感可能与他们需要表现出来的情感不完全相同，这就需要员工或者伪装正面情感，或者压抑负面情感，这就是进行情感调节。

（一）情感劳动的策略

目前，研究者认为，员工进行情感劳动时，主要有三种策略：表面表演、深层表演和自发表演。

1. **表层的表演行为**　表面表演（surface acting）是指员工在工作中不改变自己内心的情感，在外在表现上尽力按照企业的情感表现规则来表现企业需要的那种情感。在这种情况下，员工内心真实的情感感受体验与他们表现出来的情感是不同的。我们通常看到这时的员工似乎戴了一个“假面具”或者有一副“职业表情”，他们的语言表达没有问题，但是感受不到其中的真诚，是因为情感不再是内心真实情感的流露，而是一种工具性的。表面表演是感受到工作压力感的一种表现，是对现有工作妥协的一种行为策略，长时间表面表演将会对身体及心理健康产生不好的影响。

2. **深层的情感行为**　深层表演（deep acting）是指员工采用各种方式努力改变自己内心的情感，使自己内心经历企业要求他们表现的某种情感。例如，他们可能内心自我对话或者改变自己的认知等。在这种情形下，员工愿意改变自己的意愿，员工内心的情感与表现出来的情感是一致的。深层表演也通常被认为是对企业高度忠诚的表现。

有研究表明，鼓励员工在负性环境下用更积极、正向的态度认识可以明显地降低生理唤醒水平（心率、呼吸、血压、体温），并改变自我的真实情感体验。

认知改变情绪，这是认知疗法的基本思想。因此，改变一个人的认知就能够改变他的

笔记

情绪。因此，改变员工对于自身工作、服务对象、事件的认知，转变为积极、理性的是非常重要的。

3. **自发的情感行为** 随着对“情绪劳动”研究的深入，Ashforth & Humphrey（1993）提出在工作场合中，员工可能会自发地产生和表达自己真实的感受，而在此过程中，同样服务于顾客。Dieffendorff，Croyle & Gosserand（2005）通过验证性因素分析证实了在情感劳动中包括第三种情感劳动即自发表演。即当员工需要表现的情感与他们内心实际经历的情感一致时，就会自然地表现出企业需要的情感，而不必努力调节自己的情感。自发表演有助于提供员工的服务业绩，增强顾客的满意感。

（二）情商与情感劳动

情商（emotional intelligence）是这几年在情感劳动领域提的比较多的一个主题。高情商被认为是从事情感劳动的重要心理资源，更适应服务性行业。

情商是指在同他人交往过程中，识别和利用情绪的能力，主要包括：知觉情绪、表达情绪、理解和分析情绪、调节情绪等。所谓知觉情绪首先强调对情绪的感觉，无论是对自己的情感还是对顾客的情绪都要有及时的觉察，准确的感觉到是谁的情绪；表达情绪是指能用适当的词汇、不带任何指责对方的态度表达自己的情绪体验和感受；理解和分析情绪是指任何情绪，无论是积极的还是消极的，都具有意义，因此理解情绪所提示的信息，分析情绪背后的思维和信念是很重要的；最后，调节情绪是指能够根据自身的条件和境况，采用合适的方法做情绪调节。也有学者认为情商包括自我意识、自我调节、激励、共情、社交等五个方面。具体见表 3-1。在工作中情商往往也有所体现。

表 3-1　工作情商特征及其例子

特征		举例
自我觉察	• 对自己的了解 • 认识当前的真实感觉	小孙认识到自己很生气，因此需要先冷静下来并收集更多的信息，再做一个重要的人事决定
自我约束	• 控制自己的情绪以利于而不是阻碍手头的工作 • 摆脱负性情绪并回到解决问题的建设性轨道上来	营业厅经理控制住自己不安的情绪，也不大声地反对客户的投诉，而是尽量多地收集关于该事件的真实材料
自我激励	• 坚持追求理想中的目标 • 克服负性的冲动，在实现目标后才能感到满足	尽管缺乏资源以及最高管理层的支持，他还是克服了挫折，坚持完成了这个项目
共情	• 能敏感地察觉并理解他人感受 • 能够感觉到他人的感受和需要	因为知道高负荷的工作后大家都很疲惫，她及时带领大家出去放松
社交技巧	• 辨别社交场合的能力 • 顺利与他人互动，形成社交网络 • 能引导他人的情绪和行为	从员工的一些表现看出他们并不接受公布的新政策，会议结束后他一个个面谈，解释为什么他们可以从新政策中获益

情商高的人很擅长处理同人打交道的情形，不仅能让自己感觉舒服，让他人也感觉很舒服。因此，在服务性行业中，情商高的人能够很好地适应工作并很好地完成工作。自我监控能力（self-monitoring）也是情商中重要的一个方面，是指个体对自己情绪的了解和监控能力。高自我监控能力的个体能够更好地知晓他人的情感线索，更愿意并能够改变他们自己的情感表达以适应情景。而低自我监控能力的个体往往比较钝化与外界的线索，固着于自我的情感表达方式，技巧性比较差。在服务性行业中，低自我监控能力的个体在学习和遵守公司规则上可能存在着困难，需要花费更多的时间。而且，在以后的工作中，如果出现了任何意外情况，他们可能不能够很好控制自己的情感，而出现违背公司规则的情况。因此，低自我监控能力的个体在服务性行业中感受更强的压力，并且容易出现情感衰竭的情况。

笔记

四、情感劳动对员工的影响

研究表明，大量的情感投入会对员工造成多方面的影响，如情感的耗竭、人格解体及对工作满意感降低等。

（一）人格解体

情感劳动容易导致服务人员的人格解体或人格分离。当需要投入的情感劳动频率过高、持续时间较长时，服务人员容易将顾客当做一个需要服务的物体（depersonalization）而不是有情有义的人看待。这样，服务人员的情感表达因此成为一种程序化的无意识反应，即他们表面上所表现出来的情感与内心的实际感受完全分离，他们的微笑和热情都只是为了完成分内工作而作出的一种机械运动。这种情况可产生如下结果：

1. **角色混乱** 在某种情况下，服务型企业要求员工对待顾客要像对待自己的亲人和朋友一样。例如：百货公司的经理要求售货员对待顾客就像对待自己的朋友一样；医院护士长要求护士把患者当自己的亲人等。这样在他们下班之后，可能仍然分辨不出哪一份情感是与工作相关的，哪一份情感是他们自己真实的情感，甚至他们不知道自己的真实感受是什么。

2. **角色冲突** 服务型企业常常有许多明文制度和情感服务条例来规范员工的言行举止，这些条款制定了许多细则要求员工在不同环境下一一遵循。例如，航空公司制定了高度规范的服务条款来制约服务人员的行为。服务规范条款可能导致员工在工作时和下班后的角色冲突。他们往往将消极情绪带回家，影响到家庭的氛围和能够和睦。

3. **角色分离** 为了给顾客提供个性化服务，企业往往要求员工与顾客之间创造一个“虚拟关系”。按照企业的相关行为准则要求，员工服务必将增进企业和员工之间的亲密程度，建立顾客对企业的信任感与归属感。然而，企业长时间高强度地强调员工与顾客的“亲密程度”，可能导致一个相反的效果：员工的工作角色与其自身的感受出现分离与脱节。有时员工会抱怨“找不到自己”。

（二）情感耗竭

从长期来看，这种过度消耗容易引起服务人员的角色负担过重、角色冲突等问题，并最终导致服务人员的抱怨、心情烦闷甚至长期的精神压抑。也有可能，企业对于员工情感表达的要求比较高。例如，在医院里，医护人员的情感性劳动的频率相当高，也就很容易发生医护人员的情感过度消耗的问题。

如果我们将一个人的情感资源看作是有限的话，那么自己不加以有意识地调整、实施自我保护策略，或者补充自己的积极正性情感的话，情感很容易耗竭。如前所述，表面表演和深度表演都需要员工额外的付出努力。并且，每天面对同样的情境，压抑自己内心真实的情感，按照规则调动自己的情感是一件非常应激的事情。

情绪本身是一种能量，让它安全地释放出来，才不会对个体产生不良影响。因此，工作中压抑的情绪应该找一个安全的方式释放出来。

（三）工作满意度下降

过度地情感性劳动会降低服务人员的工作满意度。当服务人员的情感性劳动的付出得到企业的奖励，如更多的报酬和精神上的鼓励的时候，或者当顾客对服务人员作出积极的反馈，甚至彼此之间建立起良好的个人关系时，情感性劳动会提高服务人员的工作满意度。但是，当过度的情感消耗导致服务人员的抱怨、精神压抑甚至人格解体的时候，情感性劳动就会降低服务人员的工作满意感。

（四）服务中的事件

尽管工作环境对员工而言就是一个慢性压力环境，但是，工作过程中出现的事件可能是一些急性压力事件。如顾客生气、大声责骂员工等，或者是责怪公司的规则制度。此时，

笔记

员工必须要保持客观和冷静地处理和解决事情，并且压抑下自己内心的真实感受。当然，如果事件是积极的，员工也会感受比较好。

长时间或者高频率地处理负面事件，员工的压力会非常大，并可能影响到他们的身心健康。例如，在我们的研究中，每天面对投诉的投诉处理人员压力非常大，离职率很高，甚至有人提到去上班就开始头疼，出现心身症状。

五、情感劳动知识在组织中的应用

（一）企业策略

服务人员的情感性劳动能够感染顾客，顾客会感受到愉快的情感。顾客因而愿意继续逗留、再次光临本企业并作出有利于企业的口头宣传，从而能够为企业创造经济效益。但是，情感性劳动又容易引起员工精神疲惫、工作满意度降低。为此，企业要求员工表现情感还需要采取培训、奖励等措施，不恰当的情感表现还可能产生副作用。服务性企业要取合适的情感性劳动管理策略，才能减少服务人员压力的情况下发挥情感性劳动的作用。

1. **选拔** 员工的个人特点会影响到服务的质量，因此需要对员工进行选拔。选拔时要了解员工的价值观、个性、应对特点，特别是是否有较高的情商。

2. **对员工进行员工援助计划** 员工援助计划（employee assistance program，EAP）就是组织为员工设置的一套系统的、长期的福利与支持项目。通过专业人员为组织、员工进行诊断、评估、专业指导与咨询，帮助员工自身及其家庭成员解决各种心理和行为问题，目的在于提高员工在组织中的工作绩效和身心健康，并改善企业的组织气氛与管理效能。

EAP 可以帮助员工解决可能影响其工作表现和健康问题的多种策略的整合，通过 EAP 可以有效地整合多方面资源，包括个人、家庭、工作环境、企业和社会等，使员工在面临问题时能够将问题聚焦，利用多种资源和手段进行有效的解决与处理。这是企业通过员工心理与行为管理来提高企业绩效的有效途径。

如今，EAP 已经发展成一种综合性的服务，其内容包括压力管理、职业心理健康、裁员心理危机、灾难性事件、职业生涯发展、健康生活方式、法律纠纷、理财问题、饮食习惯等等各个方面，全面帮助员工解决个人问题。EAP 的核心目的在于使员工在纷繁复杂的个人问题中得到解脱，减轻员工的压力，维护其心理健康，全身心地投入到工作中，提高其工作效率。

3. **团队凝聚力及企业文化的建立** 建设有效的团队，并能给员工提供一种有归属感的组织。如果有条件在企业内部建立“教练式工作”环境，也就是在公司内部，每个员工身边都有教练，如果出现任何问题，能够迅速得到解决和帮助。另外，公司内部还可以给员工提供负面情绪有效安全释放的场所。

（二）合理有效的激励机制

建立合理有效的激励机制，员工的每一个良好表现都能得到及时的激励，留住最后的员工，并激励他们达到更好的绩效水平。

第五节　工作倦怠综合征

随着社会的发展、生活节奏的加快，越来越多的职场人士开始排斥单调枯燥或者压力过于大的工作。工作倦怠已成为职场流行病，由此引发的心理与健康问题越来越突出。本节重点介绍工作倦怠概念、理论、主要表现及如何解决职工作倦怠。

一、工作倦怠概述

人们发现，有些行业的员工常年精力消耗、工作热情减退，进而产生对人漠不关心以及

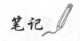

笔记

对工作抱持负面态度的症状。这就是工作倦怠现象。美国临床心理学家 Freuden Berger 于 1974 年首次采用工作倦怠（job burnout）来描述个体对工作的低落抑郁情绪。他认为工作倦怠是指对工作中心理、情感和人际关系压力源的持续应激状态。目前，与此类似的概念还有“职业倦怠”“职业枯竭”“工作耗竭”和“过劳”等。

工作倦怠是世界范围的一种普遍现象，Golem Biewski（1996）在其著作中用“全球性蔓延”来指代工作倦怠的全球化趋势。在中国，由于新旧体制转型以及竞争日趋激烈化，工作倦怠现象也日趋严重。2004 年，中国人力资源开发网主持完成“中国工作倦怠指数”调查，其结果显示 70% 的被调查者出现轻微工作倦怠，39% 出现中度工作倦怠，13% 出现严重工作倦怠。

Maslach 和 Jackson 将工作倦怠定义为一种心理综合征，即情绪耗竭（emotional exhaustion）、工作怠慢（cynicism）和自我业务效能降低（decreased professional self-efficacy）。其中情绪耗竭是这一系列症状的主要方面，是指心理资源的耗竭，有过度付出感，常有对他人的冷淡、隔离等消极情绪。工作怠慢表现为工作态度消极，失去工作乐趣，与工作有距离感，工作行为懈怠。自我业务效能降低表现为工作行为效率低下，工作绩效降低。

Maslach（1981）从心理社会角度来探讨工作中的情感压力，将重点放在工作环境与工作倦怠的关系上。认为工作怠倦有三个维度：情感耗竭、去人性化以及个人成就感降低。“情感耗竭”被认为是倦怠最代表性的指标，是工作倦怠的压力维度。“去人性化”反映了人际交往维度。其特征是其视其对象为“物”，而非当成“人”看待。“个人成就感降低”则反映了工作倦怠的自我评价维度。特征是倾向于对自己产生负面评价、感到无能、工作没有成效，对自己工作的意义和价值的评价低。

Desten 在一定程度上认可了 Maslach 的三个维度的定义，但他又认为其并不完善。他从 Maslach 的耗竭、疏离与无效能感这三个维度出发，提出了三个方面的假设：①耗竭应该由心理紧张与躯体紧张两方面的因素构成；②疏离维度是由对工作的疏离和对人的疏离感方面构成的；③无效能感维度包括自我评价与外部评价的两个方面。经过对 480 名高级执法警官实证研究，最后结构方程模型结果得出一个五因素的工作倦怠模型，它包括心理紧张和躯体紧张、自我评价的无效能感与他人评价的无效能感以及疏离。

尽管研究者对工作倦怠的定义不一，但却在某些方面达成共识：工作倦怠必须是与工作相关联的；个体有一定程度的身心耗竭以及一系列的负性情绪、态度体验；伴随有相应的行为问题和工作绩效降低。

二、工作倦怠的相关理论

自从 Freuden Berger 提出职业倦怠概念以来，研究者纷纷从不同的背景或角度对职业倦怠加以解释与预测，提出了许多不同的理论。

（一）心理动力学的倦怠观

Freuden Berger 提出的工作倦怠产生的观点可以被看作心理动力学的倦怠观。心理动力学的理论假设：人们选择职业是为了解决那些在童年期未能解决的问题。另一方面，职业选择的无意识决定反映了个体本身以及家庭的历史，人们通常会选择那些能够让他们复制童年重要经历的职业。就是说童年的某些“未完成情结”仍没有得到解决，倦怠就不可避免的发生了。

（二）工作匹配理论

Maslach 和 Leiter（2001）年提出了工作倦怠的工作匹配理论（job-person fit theory）。该理论认为，工作倦怠是个人与工作之间的一种非建设性关系所致，并非由工作或本人单方面原因所致，而是由他们之间的匹配程度来决定的，匹配差距越大，越易产生工作倦怠。员

笔记

工与工作在以下六方面不匹配，就容易出现工作倦怠，包括：①工作负荷，工作任务多、难度大；②控制感：个体对工作中的资源没有足够的控制，或者指个体无法自主选择他们认为最有效的工作方式；③报酬：除了经济方面的，还包括一定生活方面的报酬；④团队：员工与同事以及上级之间的人际关系，以及沟通和协作；⑤公平：包括工作量或报酬的不公平，以及评价和升迁的不公平等；⑥价值观：员工和周围的同事、上级或整个组织的价值观不一致。

（三）与环境有关的倦怠观

Maslach（1978）曾指出，要找到倦怠爆发的原因，最好分析那些不健康的人当时的工作环境。他们的研究发现，员工接触的顾客人数比例、与顾客直接接触的时间都与工作倦怠的发生存在显著的正相关。当个体不能通过有效的手段来缓解所面临的这些压力或紧张时，倦怠就会产生。

（四）与资源论有关的倦怠观

Hobfoll 提出的应激资源守恒理论。认为当现有的资源被一定的压力和倦怠占用后，当个体或组织面对新的压力源，便不能获得足够的资源来应付，进而体验到倦怠以及其他与压力相关的反应。

Demerouti（2001）提出工作要求 - 资源理论（job demands-resources model，JD-R）。每种职业都有其特定的导致倦怠的因素。例如，对于护士倦怠感产生的最重要原因是患者的要求；服务员的倦怠感也是源于顾客对其的要求；对工人来说，工作量和缺乏自主性是最重要的问题。JD-R 理论的核心假设是每种职业都有它特定的影响倦怠的因素，不管这些具体的影响因素是什么，都可以归为两类：工作要求和工作资源。工作要求涉及工作中要求持续不断的身体和心理努力的物质的、社会的和组织的方面，与特定的生理和心理付出有关。工作资源是指实现工作目标所需要的资源，也涉及物质的、心理的、社会的或者组织的方面。JD-R 理论认为，倦怠的发展遵循着两个过程：第一过程，要求较为苛刻的工作引起了持续的、负担过重的耗竭；第二个过程，资源的缺失使得难于满足工作要求，并导致了退缩行为的发生，这种退缩的长期影响就是对工作的脱离，即产生倦怠感。

三、工作倦怠的表现与原因

（一）表现

工作倦怠的表现包括情绪不稳定、冷漠，人际关系恶化，身体易疲劳，以及工作效率下降等方面。

1. **情感耗竭** 在工作过程中，个体在处理所遇到的难题与要求时，会感到能力不足、精疲力竭、烦躁易怒、悲观沮丧，最终导致工作情绪资源的丧失。

2. **疏离感** 指个体对待工作和同事态度冷淡、疏远和漠不关心，工作态度消极。

3. **低职业效能感** 在工作过程中，个体对工作缺乏兴趣与动机，感到无成就、无意义以及缺乏成功体验。

4. **工作绩效降低** 出现工作行为退缩，迟到、旷工、消极怠工，甚至离职等。

5. **其他症状** 包括肌肉疼痛感、眩晕、紧张性头疼、睡眠障碍等。

（二）原因

导致工作倦怠的原因有很多，包括员工个人、工作性质和环境以及人际关系等方面。

1. **员工个人原因** 女性出现工作倦怠的比例高于男性，其中可能的原因与社会对女性社会角色的设定有关。女性不仅要完成工作任务，还要兼顾家庭，顾此失彼的现象难免出现。员工的某些性格特点如 A 型人格或神经质也是容易产生工作倦怠的危险因素。A 型人格者自己对工作有更高的追求，神经质的人对工作要求和人际关系比较敏感，容易出现个

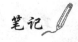

笔记

人要求与实际情况不匹配的现象。员工的资历也与工作倦怠相关，低资历的员工有更高的比例报告自己出现了工作倦怠。低资历的员工虽然朝气蓬勃，但在工作中缺乏足够的能力和经验，从事比较初级的工作，与自己的期望和理想有较大的差距，遇到挫折容易出现不良情绪和倦怠。

2. **工作的性质** 包括职业或岗位特点、工作意义和工作量等方面。

某些需要更多“情感性”的工作易导致工作倦怠。教育、医疗以及其他服务业等行业的员工需要对工作细致、耐心、热情助人、无私奉献，同时还需要较强的心理承受能力和与人交往的能力，研究表明从事“情感性工作”的个体，常体验到更为严重的工作倦怠感。

有些岗位如机关工作大多从事一些事务性工作，员工会感到工作缺少意义。人们相信自己生活与所做的事是有意义的，因此期待从工作中获得存在的意义。充满理想的人努力工作为的是从存在中找到自我，得以安身立命。但当人们期望落空时，他们就开始意识到自己的失败、无助、绝望直至彻底的工作倦怠。事务性工作只需要按部就班完成上级交给的任务，长期的工作让员工感觉不到自己的能力得到提升，工作也不具有挑战性，工作动机和积极性容易受到“磨损”，导致工作倦怠的产生。相反一些技术性或业务性较强的岗位，员工容易获得成就感，也就不容易出现工作倦怠。

过高的工作量让员工疲于奔命，容易产生疲劳和倦怠。工作量过低也同样会引起倦怠，过低的工作量不能激发工作的热情和投入。公司底层的员工的工作量分配上容易走向这两个极端。

3. **工作环境** 包括危险程度、管理与沟通模式、公司文化愿景等内容。某些工作具有高度的危险性，如警察、高空作业者、其他的高危职业等。这些职业从事者更容易产生工作倦怠。如果公司内部上下级之间的沟通不畅、管理风格不够人性化、工作岗位角色不清晰，也容易引起员工的工作倦怠。员工的个人发展目标如果和公司的文化或者发展愿景契合，就容易看到自己的未来，有利于增强工作动机，工作倦怠也就不容易出现。相反，一个没有远大理想的员工加入到一个雄心勃勃的公司，就会感觉到自己与公司格格不入，很快产生工作倦怠。

4. **应有资源无法获得** 人们总是努力获得和保持他们认为有价值的资源，包括物质、工作控制权、决定权、工作自主性、报酬、时间及自我效能和自尊等，当个体在工作中长时期经历不断循环的资源失去而不能得到相应的补给时，工作要求就无法得到充分满足，工作倦怠就可能产生。实证研究表明，工作中缺乏资源、有效信息反馈以及上级的支持是导致工作倦怠的重要原因之一。

5. **员工与组织不匹配** 研究显示，个人和组织在工作、控制、报酬、工作团体、价值等方面的不匹配可能会导致工作倦怠的产生与加剧，特别是收益与付出的不匹配与工作倦怠有紧密的联系。个体与组织之间实际上是一种社会交换关系，即个体为组织付出一定的代价，并从组织中获得一定的报酬作为收益。若这两者是匹配的，则个体处于认知平衡状态，就会产生工作满意感并激发工作动机。否则，个体不断付出，但收效甚微，就会导致个体情感资源大幅度减少，最后发展为工作倦怠。工作量大、工作时间长及报酬少所造成的不对称性与工作倦怠成正相关。

6. **人际关系** 包括同事关系和家庭关系。如果在工作中不得不分心去处理复杂的同事关系，势必会消耗有限的资源，容易导致工作倦怠。员工的家庭关系是否融洽也会影响其工作态度和表现，以及是否容易产生工作倦怠。一旦发现员工出现工作倦怠，也要充分考虑其家人是否给予了必要的支持和帮助，并加以协调解决。从这个角度来说，公司能否为员工提供这方面的支持或福利，也是影响员工士气和工作倦怠的重要因素。

笔记

四、工作倦怠的干预

工作倦怠带来了诸多负面的后果，这也使得人们意识到对工作倦怠进行干预的重要性，目前已有的干预手段主要集中在个体和组织这两个层面上。

（一）工作倦怠的个体干预

从个体层面对工作倦怠进行干预，主要是对工作倦怠可能产生影响的个体因素加以控制和调节，强调自我调节。具体的干预方法有放松训练、社交训练、归因训练、压力预防训练、时间管理、理性疗法、压力评估管理、认知重构训练等。这些方法可以针对个人进行单人训练，也可以采用少于100人的小团体进行团体训练。有关干预训练的有效性的研究发现，个体干预能有效地减轻个体的工作倦怠症状，尤其是情感耗竭方面。

渐进式放松法是由美国医师 Edmund Jacobson 于20世纪20年代发明的理疗方法。主要通过逐步调动全身肌肉群，来达到消除自身紧张状态，缓解焦虑情绪的效果。渐进式放松训练的关键在于，要按照全身肌肉群循序渐进地运动。主要方式是首先用力收紧某处肌肉群，再放松下来，重复几次后转向下一处肌肉群。这样做主要是因为切身体验过肌肉的收缩和松弛后，更能明显感觉到由之产生的放松感。

（二）工作倦怠的组织干预

因为工作中的许多因素是不由个体控制的，而这些因素正是引起工作倦怠的根本原因。所以组织进行干预是必不可少的。

工作倦怠的组织干预着重强调对个体所在工作情境的改造和改善。这一干预手段的目的主要是从影响工作倦怠的情境因素出发，采取一些有利于减轻个体工作倦怠的措施，如减轻个体的工作负荷、提高个体工作的自主性、提供更多的工作支持、改变不利的组织结构和工作流程等。早期有关组织干预的研究主要侧重于对工作量改变的研究。

组织干预的潜力很大，但施行起来却很困难。在所必需的合作及大量的时间、金钱、努力的投入上都很难得到必要的保证。因此这部分的实证性研究还不多，但所作的研究都得到了积极有效的成果。比如公司可以根据情况制定多种职业发展规划，员工根据自己的兴趣和能力找到匹配的个人发展前景（走专业技术途径还是走管理类晋升途径等），可有效降低工作倦怠的发生率。

公司还需要提供充足的员工帮助计划，如安排各类心理健康知识教育讲座、组织员工参加形式多样的心理健康促进活动、为严重倦怠的员工提供一对一的心理援助等。

（傅文青　童永胜）

思考题

1. 试讨论为什么员工在工作场所的健康与安全非常重要？
2. 导致现代员工工作压力增大的原因是什么？如何缓解员工的工作压力？
3. 为什么说保持工作与家庭生活的平衡很重要？
4. 轮班工作容易导致哪些健康问题？
5. 褪黑素等在轮班工作导致的健康问题中有何作用？
6. 在情感劳动中既保持情感的流露又避免情感耗竭的理论是什么？
7. 谈谈你对情商的理解。
8. 如何预防工作倦怠综合征？

笔记

第四章 工作场所中的压力管理

现代社会工作占据了人们的大多数时间，是人们生活的重要组成部分。随着工作环境越来越多样的变化，工作压力(work stress)、“压力管理”(stress management)等已经成为工作场所、单位、媒体及日常生活中的热门话题。许多研究也从单纯关注个体的工作压力，延伸到关注工作组织、工作场所或职场压力等。研究显示，工作场所的压力是个人 - 环境的综合产物，个体因素与外部环境因素共同导致了职场人员的压力感、压力表现和结果。本章围绕工作场所的组织健康、压力管理、压力管理策略与常见的应对措施和技术等三个方面进行阐述。

第一节 工作压力与工作组织

压力管理(stress management)是职业健康管理中的重要内容，对工作场所的压力管理是建立在工作组织健康及工作组织与压力的关系基础之上的。有效的压力管理方案与实施必须建立在工作组织健康管理基础上，离开了工作组织健康背景，工作场所的压力管理就成为沙滩楼阁，无法真正的解决工作场所的压力问题。

一、工作组织健康与工作压力

(一) 工作组织健康

对安全、健康的工作组织需求及对工作组织与健康的研究中历来两种视角：群体基础上的组织与健康研究和处于高危风险的个体研究。当今很多学者都意识到健康组织和健康个体具有同等的重要性。工作组织健康包括组织健康、团队健康和个体健康。

从时间分配看，人一生大多数时间是在工作中度过的。工作场所对于维护人的心身健康非常重要，很多学者提出健康组织和健康人群的概念，旨在把工作场所和组织作为开展健康促进的场所。

健康组织是指运作情况良好并且拥有健康劳动力的组织。健康组织不仅仅是针对组织本身而是涵盖了组织中所有的人。有学者指出健康组织的特征有：生产力高、员工满意度高、安全记录良好、伤残诉讼及工会抗议少、缺勤率低和无暴力行为发生。

健康人群的特征是没有疾病，并且生理、心理、社会道德处于良好的状态。健康状态的内涵是，拥有除生存目标之外的日常生活资源，是一种包括社会、个体资源及生理功能的积极状态，是一种确定的、能达到目标的，满足个人日常生活需要的能力。

(二) 工作压力概述

工作压力(work stress)是指由工作有关的因素所致的一种过度的、不愉快的内心体验和反应。工作压力已经成为现代企业员工的一种流行病和主要心理困扰。有关工作压力的研究，将压力分为两种，即以预防消极压力为主的理论与促进积极压力发生的理论。预防

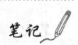

笔记

消极压力的理论主要包括压力源识别、压力的应对方法以及对消极压力所带来的损伤的治疗。工作中的压力源主要是指工作角色要求、人际要求、生理要求以及工作场所中的政策以及工作条件等。积极压力的研究理论主要研究探索压力所带来的积极方面与益处，提升人的复原力以及幸福感等方面。

1. **预防消极压力的理论**　在预防性压力理论研究中以人与环境匹配论、要求控制论、认知评价理论以及预防压力管理论最具影响力。

人与环境匹配论强调冲突会导致压力，而个人的能力与工作要求不相匹配往往是冲突产生的原因。不匹配造成消极压力，寻求与改善个人与工作要求相匹配的状态可减少消极压力的产生。

要求控制论将工作性质分为要高责任要求与低责任要求工作，员工在工作中有无控制权或工作自主性，可分为高自主性工作与低自主性工作。高责任、低自主性工作是一种高度紧张的工作，高度紧张性工作往往与员工抑郁、满意感低以及病休假天数增长相关。“好的工作”是指在工作中高要求与高自主性联系在一起的，调节工作责任与自主性是预防消极压力和应对压力的方法。

认知评价理论强调压力源、个体对压力源的认知与反应三者是紧密联系的。面对相同压力源所造成的影响是消极还是积极，这是因人而异。个体对压力源的评估是压力反应的关键因素。

预防性压力管理理论借助公共卫生的视角，提出压力管理包含改变压力源、控制压力反应及寻求专业治疗三个方面。个体与组织在压力管理中同样重要缺一不可。

2. **积极压力的研究**　积极的压力研究将视角锁定在在压力中保持人健康的因素，以及从压力创伤中的复原力因素及人的幸福感研究上。积极的压力存在于良好的健康状况以及高效率的工作中。积极压力的产生与个体差异性及个人在工作中的体验分不开。目标感强、乐观、内控型、坚韧以及自立，可以引发积极压力的产生。在工作中可以促进积极压力产生的指标主要包括积极情感、意义感与可控感和期望。

(1) 个体差异性分析：目标感是指对人生有明确的目标，认为人生是有意义的，可以被理解的，是可以规划的。一致性高的人善于调动资源，采取有效的应对方式。

乐观是对积极结果的一种预期，也是对不确定未来的一种预期。乐观可以让个体对事情产生积极的评估，相信自己有能力应对特定的事件，让自己拥有对生活的活力及应对挫折的复原力。

内控型是相较于外控型而言，是指认为结果是由个体的行为导致而非外部或他人不可控的因素导致。内控型的人将压力看作机遇，并且善用自身所掌握的资源来处理问题。

坚韧是个体对事物的投入度、挑战性体验及自控的综合体现。高坚韧性的个体认为他们的行为是有目标导向的，自己可以掌控自己的人生，对不确定性的发生容忍程度高。坚韧性高的个体压力承受力较高，较少悲观地看待事情。高坚韧的个体面对压力源时或调整应对方式，或视压力源为机遇而非威胁。

自立性是一种安全的依恋模式，安全的依恋模式是指被照料者认为在危机情境中照料者会给其帮助。这种照料者与被照料者的关系决定了个人如何与他人建立关系，如何看待他人。自立的人相信他人是可以依靠，并且会给自己帮助的。自立的人能很好地适应独立工作与团队合作，将压力视作更多的机遇而非挑战。

(2) 积极压力产生的指标：积极压力产生的指标主要包括积极情感、意义感及期望。

积极情感是在工作中一种愉悦的工作感受。处于积极情感状态中的个体在解决问题时采取更具启发性与策略性的方法，并且善于发现掌握机遇，提升个体的决策水平。

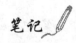

笔记

意义感是指个体对工作是否有意义的一种认定。意义感与个体是否愿意承诺并全身心投入有关。

期望是指对工作的预期感受，是一种对成功达成目标的认知定势。期望可以影响到工作解决的决心及为解决问题进行积极规划的态度。

二、情境控制下视角下的工作压力干预

研究表明，情境控制是应对压力的必要条件。压力在生理学上是一种对所需要调动机体潜能而产生的一种非特异性反应。这种反应是因为机体处于需要更多的能量情境中所产生的一种正常反应。对自身环境的控制代表可以控制情境所需要的能量。人类对自身环境的控制，是一种对生活的掌控。人类对自身生活掌控越多，意味着对自己生活可以施加控制的可能性越大。压力往往产生于对情境失控但又要努力维持这种控制感时。个人的人格、能动性、个人应对方式是在情境中进行压力干预时的重要因素。

（一）控制点与应对模式

控制点与应对模式的研究结构表明周围的社会环境影响着压力情境应对的方式，是个体对情境的心理要求。外控型的人面临问题时，认为自己做不了什么，是因为环境起着决定性作用。内控型的人认为自己起着重要的作用。在慢性疾病研究中，内控型的人复原力更强。慢性患者在长期的病痛折磨中，由外控型表现转向内控型表现时，是良好康复的重要指标。公开还是隐蔽的应对压力模式即对压力情境作出反馈还是压抑在内心中，是另外一个情境压力应对的重点。隐蔽应对模式的人存在血压升高的风险，尤其是男性。内控型的人往往与公开的应对模式相关联。外控的人往往与隐蔽应对模式相关联。

（二）决策自由度

决策自由度是指员工对自身工作做决定的可能性大小。自主决定权与技能决策权是两个重要的组成部分。自主决定权也可以称为任务控制感，是一种让个体感觉到自身可以做什么，怎么做可以更好地感受。技能决策权即员工所掌握的知识和技能的可能性，技能决策权越高，越能够应对复杂多变的情境，增强对情境的控制感。

决策自由度影响着生活方式和心理的变化，进而导致内分泌与代谢系统的变化而影响疾病的发生，增加患病风险。国外针对职员的流行病学研究表明，在工作上失去决策自主度，患冠心病的风险会明显上升。其他相关研究表明长期低水平的决策自由度与心肌梗死、腰背痛与颈肩痛密切关系。

（三）基于情境控制的压力干预

情境控制的压力干预主要从员工的工作控制体验角度开展，从而改善员工的健康状况。如提高员工决策自由度的干预，包括开设或增加员工例会的次数、引入外部专家提供问题解决技术，提高员工的社会支持；强化工作小组凝聚力、引入小组负责制，降低工作专业化程度及增加相应地社会支持等。

第二节　工作压力管理

工作压力管理旨在预防消极压力的发生，又促进积极压力所带来的正面结果。需要考虑到对工作压力源的分析，以及工作压力的表现，平衡消极压力与积极压力，处理压力问题。

一、工作压力源分析

（一）工作压力源特征

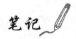

笔记

工作压力或又称职场压力，主要聚焦于工作或职场所带来的特定的生活事件、情绪在

心理和生理层面的反应。这些生活事件或者特定的情绪称为工作压力源。在职场中，有压力不一定都是坏事。因此要正确对待职场人员所报告的压力反应，区分积极压力与消极压力。美国的一项研究显示，积极压力（与挑战相关的压力）与离职意向无关，而消息压力（对工作、生活造成障碍的压力）越高的管理者会更多离职和寻找新工作。工作中的压力源特征如下：

1. **压力源特异性** 同样的压力源对于不同的人而言会产生不同的压力反应，或者不产生压力反应。

2. **压力源与挑战和成就感密切相关** 当压力源产生的压力处于压力曲线的最佳唤醒水平，会引发个体积极的动机和力量。

3. **压力源与能力的关系** 当需求被特别重视，但是个体对此需求没有相应的实现能力时，消极压力产生。

（二）工作压力源分析

工作中压力源主要分为三个方面：个体压力源、职场压力源、工作环境压力源及其他。

1. **个体压力源** 个体压力源主要是和工作相关性很小的方面，如家庭、人际、婚姻、健康、亲子关系等，特别是在生活发生变化时，改变是产生压力的主要原因。改变生活的事件虽然有很多，但是应对改变产生的压力情绪主要包括恐惧、抵触、愤怒等。

2. **职场压力源** 职场压力源与工作人员的年龄和经验有密切关系。工作人员的年龄与经验会影响着对压力源的识别和界定。职场压力源可以分为与工作特征相关的压力源和与组织特征相关的压力源。工作特征相关的压力源主要表现为职员角色冲突、模糊、超载或不足、工作不稳定等方面。组织特征相关的压力源主要表现在员工与组织的匹配特别是在思想和价值观方面、组织制度与变革和职场人际关系（包括与客户关系）等方面。

3. **工作环境及其他压力源** 工作环境的压力源主要是物理方面的压力源，主要包括噪音、温度。噪音与完成工作的质量及员工健康和精神状态密切相关。温度，特别是体感温度与员工的舒适感、绩效，以及在工作休息制度的制定方面都是重要的影响因素。

其他压力源主要包括生活小事件、担忧和残余压力。日常生活中的小事件导致的小挫折，有积累效应，会演变成长期压力源。担忧尤其是指向未来的担忧会引发焦虑，演变成长期压力源。残余压力主要是由于反复体验先前经历过的压力事件，使得个体即使离开压力情境也无法摆脱。

二、工作场所压力表现

根据压力源的不同，压力产生的结果主要包括个体方面和组织方面。个体方面的压力结果主要包括以抑郁、焦虑、愤怒、睡眠问题为代表的心理症状，以心血管疾病、头痛、关节痛为代表的身心疾病症状和以吸烟、饮酒、物质滥用为代表的行为表现。组织层面的压力结果主要包括工作绩效降低、倦怠、缺勤离职、职场暴力和医疗卫生成本增加等方面（详细了解请参考组织行为学相关著作）。

（一）以肌肉骨骼疾病为代表的生理疾病

大多数组织中的员工工作环境是长期在办公室里面用电脑、电话等其他工具来处理工作的相关信息。很多研究探讨了人们面对计算机化工作环境所带来的影响。其中拉萨宁（Rasanen）等研究指出随着科技的进步，给员工带来影响最大的是工作节奏加快、噪音、心理需求及一些重复性的动作。其中重复性的动作与肌肉骨骼系统疾病的产生与加重有很大的相关性。

肌肉骨骼疾病（musculoskeletal disordere，MSD）是指软组织（包括肌肉、肌腱、韧带、关节和软骨等）和神经系统受损与失调，其中典型代表为是腕管综合征，肌腱炎和腱鞘炎。

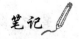

笔记

MSD涉及手臂、腕关节、手、手指、颈部、肩部、背部和腿部等相关部位。临床表现为刺痛、麻木、关节僵硬、肌肉耗损、运动障碍及中风瘫痪，极大影响了个人的生活质量。

（二）科技与以心理压力为代表的心理隐患

科技对人的心理及健康产生重要的影响。人与人之间的隔离、快速不断变化的工作要求、工作控制感的缺乏、隐私泄露的威胁等都是相伴而生的心理隐患。以上心理隐患的表现都是现代典型的压力源。

控制感的下降是引起压力和焦虑的关键因素。特别是在一些高要求低控制的工作环境中尤为明显。根据芬斯特（Fenster）与同事的研究证实高要求低控制的工作对人的身心健康都会产生影响。高压力下的女性员工出现月经周期缩短的几率是低压力女性员工的两倍。

隔离感是现代人的一个热点话题。随着互联网、手机等信息工具的发展，网络、媒体信息似乎把人们紧密地联系在一起，但实际上减少了在现实的工作和生活进行沟通的机会。特别是远程工作或者是在家办公的员工更加容易感到孤独和隔离。由于网络和信息社会的发展，这种新沟通方式给人们带来的利弊虽然存在争议，但由此而来的隔离感及如何应对隔离感是现代人所必须面对的课题。

隐私问题是人们敏感的话题。社会出现的与隐私相关的事件与科技发展密切相关。很多组织和单位都运用新的科技对员工行为进行监督。监督行为本身就是对员工的一个压力，这是对现代员工与组织的心理契约的基本前提（员工没有必要把自己都暴露给雇主）的违背。员工在现代监督的场所中工作，特别是当个人隐私受到监督威胁时，员工的压力和心理疾病就会产生。

三、工作压力管理项目与实施

一项2003年的调查研究显示，美国75%以上的劳动者认为自己的工作充满压力。工作压力管理就是要了解哪些可以被管理，哪些压力管理不当会造成人际交往问题及产生严重的健康隐患。无论对组织、团队、个人而言，压力管理必须学会识别压力源，压力应对和进行管理的办法。

（一）压力管理项目模式

工作场所的压力管理项目采取三级干预的方式进行。一级干预，主要针对组织层面的干预，旨在针对工作场所中的人群，进行健康促进与教育，将健康知识传播给组织的每个人。二级干预，主要针对团队层面的干预，旨在为处于高风险中的人群，促进团队层面的人群对于健康知识的了解与相应技能学习。三级干预，主要针对个体层面的干预，旨在为健康已经受到损害的人提供康复服务。三级干预的内容就是临床心理学、心理咨询学和康复心理学的内容，主要运用的心理服务方式是测评诊断、个体咨询与团体咨询。

（二）工作压力管理的途径

根据工作压力源产生的层面，相应的压力管理途径也包括个体方面和组织方面。个体方面的压力管理途径主要有身体锻炼、幽默大笑、饮食管理、减少吸烟、睡眠管理、提高适应能力、提升自信、自我授权和社会支持网络建设。组织方面主要是组织针对员工的压力源情况所采取的一些工作 - 家庭平衡的措施，主要包括子女看护措施、老人看护措施、弹性工作制、带薪休假和提供员工所需的现场服务如医疗、保健、饮食等。

（三）工作压力管理的依据理论策略

压力系统论是我国学者姜乾金提出的（图4-1）。压力系统论认为压力是由生活事件引起的心身症状。压力源与压力反应之间不是简单的线性关系或者因果关系，而是复杂的交互关系。人是由各种压力因素构成的系统。每种压力因素构成一个系统要素，要素间需要维持动态平衡。动态平衡被打破则系统失衡，系统失衡则压力产生，进而影响健康问题。

笔记

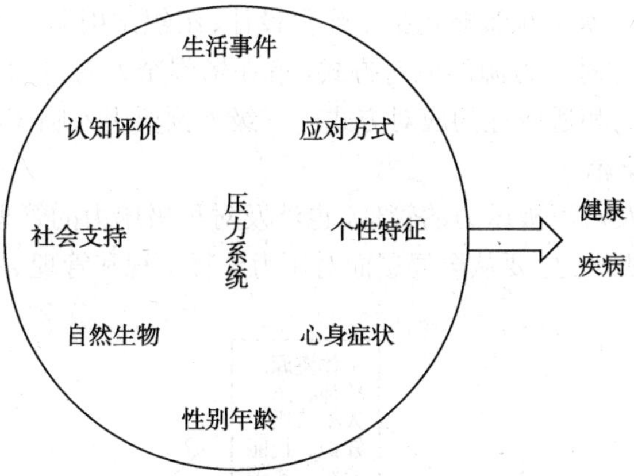

图 4-1　压力系统论

1. **压力因素**　压力因素是指与压力有关的心理社会因素。包括生活事件、认知评价、应对方式、社会支持、个性特征和压力反应等。

生活事件是生活中面临的各种问题，也称之为压力源。根据压力系统论，生活事件包括了生物、心理、社会和文化等方面，主要存在于工作、家庭、人际关系和经济等方面。

认知评价是指个体对遇到生活事件的评估，评估包括生活事件的性质、程度及后果。认知评价与个体的压力反应最为密切，个体的认知易感性与应激水平、抑郁之间存在着“最弱连接”关系。

应对方式是个体解决生活事件，以及减轻生活事件对自身影响所采取的认知和行为策略。

社会支持是一个系统，主要包括与个体相关的亲属、朋友、同事、伙伴及其家庭、单位等各种社会团体，为个体提供物质和精神资源。社会支持不仅是一个人与支持系统的实际联系，也包括个体主观体验和情绪支持，即个体感知到在系统中是被尊重和被理解的。

个性特征是压力系统论的核心，与各种压力因素均关系密切。

压力反应是个体遇到压力时表现出的心身反应和行为表现。

其他因素主要指年龄、性别、文化、遗传等。其中文化也是越来越被关注的重要因素。

2. **压力系统论的作用原理**　压力系统模型强调压力是多因素交互作用，多轴发展的系统。在运用压力系统评估和解释压力时，需要综合评估生活事件、认知评价、应对方式、社会支持、人格特征、压力反应等各种因素。根据姜乾金的压力系统模型，有如下原则需要掌握：

(1) 多因素作用原则：人具有社会属性、生物属性，处于一个复杂的系统中。因此要以多因素视角去分析和评估压力。

(2) 因素互动原则：在分析压力时，压力各个因素间互为因果，不是单纯的线性关系。

(3) 因素之间动态的平衡：人处于一种不断变化的过程中，各个因素若保持动态平衡就可以维持健康的适应状态，一旦平衡被打破，就会出现不适应，并且产生心身问题甚至对社会功能产生影响。

(4) 认知评价是关键：在压力系统模型中认知评价因素在系统的平衡状态中是关键环节。认知评价和压力反应在应对方式上起着决定性作用。

(5) 人格特征是核心：人格因素是性格、脾气、习惯等的集合体。在压力多因素系统的平衡和失衡中起着核心作用。人格并不直接产生应激反应，但强烈影响着人的应对能力、思维方式、家庭内支持和家庭外支持。

（四）工作压力管理的整体模型

工作压力的三级干预体系分别有不同的侧重点。一级干预的目标是减少工作中的压力

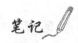

笔记

源，或者改变其性质，一级干预策略包括工作再设计、组织结构调整和扩大就业等等。二级干预的目标是改变个体对压力源的应对方式，旨在增强个人对压力原因和后果的觉察性，帮助员工发展出更健康和适应性的应对方式。三级干预要引入临床医学，针对已经受到健康侵害的个体展开医学治疗。

压力管理不仅涉及对消极压力的管理，也涉及对积极压力的管理。因此在管理时必须考虑到积极压力和消极压力，要从全局层面对压力进行审视和管理（图 4-2）。

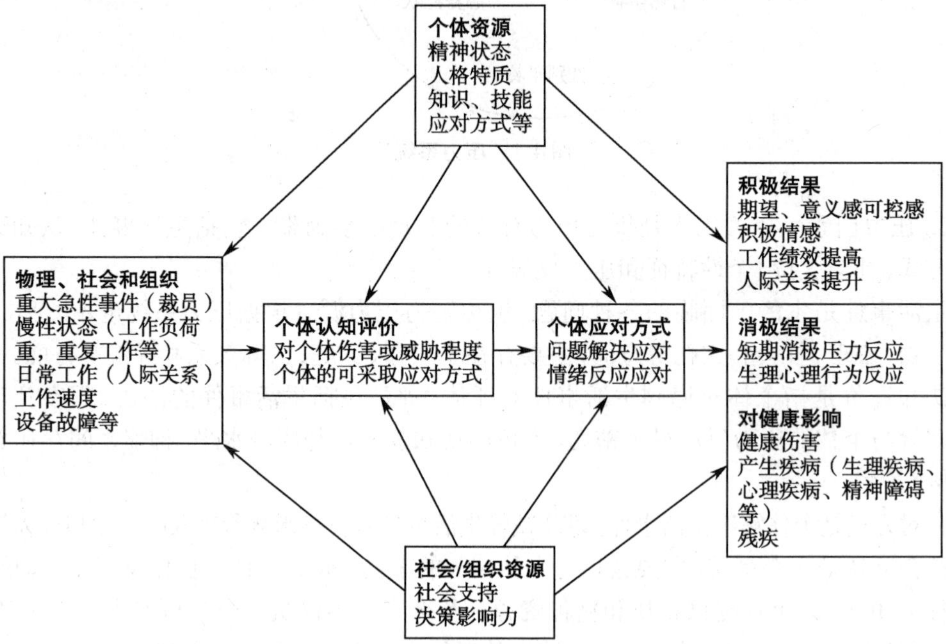

图 4-2　全局观压力作用模型

第三节　工作场所健康干预

工作场所的健康干预是基于压力与健康的结合，通过工作场所优化工作流程、环境，以及调整与改善个人健康达到职场的健康促进作用。针对工作场所的健康干预以工作的整体情境为基础，结合组织行为学、管理学与心理学开展。针对个体主要是改善生活方式。

一、工作场所中的健康标准

（一）工作组织健康的定义

对工作组织健康的内涵有三种不同角度的研究。第一种侧重于整体的健康工作组织，在整体层面开展多方面的学习和提升健康。第二种侧重于工作中的健康组织，通过实践和咨询促进组织健康。第三种侧重于组织中的个人，从影响健康的因素出发来促进和预防管理疾病。三种不同角度的研究重点与预防医学的三级预防相吻合。因此在考虑工作组织健康时，个人、工作、组织都是缺一不可的必要因素。

从工作组织健康的定义来看，有两种导向的定义。一种是以结果或者标准为导向的，一种是以过程或者适应为导向的。以结果为导向的定义，指健康组织应该具备的标准是生产力高、员工满意度高、安全记录良好、伤残诉讼及工会抗议少、缺勤率低和无暴力行为发生。以过程为导向的定义，指组织应该是一个可以适应和解决问题的机构，其健康与否的标准之一就是解决问题的质量。

笔记

（二）工作组织健康的要素

不论如何定义工作健康组织的取向，在研究中发现有七类共同的主题是各种取向定义中所涉及的，因此将此七类主题定义为工作健康组织的七要素。七种要素的总和就是工作场所健康的标准。

1. **多维度评估组织健康** 多维度是指对健康组织而言，组织需要从多个方面考虑员工的健康（如身体、情绪、社会、精神、生活方式等）。有学者（Adam，Bezner，Drabbs）运用健康感知量表（Perceived Wellness Survey，PWS）评估智力、社会、身体、情绪和心理的状况。另外与此维度相关的量表有健康促进生活方式问卷（Health Promoting Life Style Profile，HPLSP），它涵盖了营养、情绪健康、睡眠、运动、精神状况等。

2. **多层面描述组织健康** 多层面是指组织健康在个人、团体、组织层面对健康进行描述。个人层面的组织健康强调了个人的社会支持系统；团队层面的组织健康强调了凝聚力；组织层面强调了员工的社会责任感及与自然、周边社会的关系。同时其他的指标也逐渐被纳入到多层面描述组织健康的体系中，如认知健康、精神信仰、心理资本等。

3. **组织健康的自评估系统及适应性** 组织的自评估系统和适应性是衡量一个组织健康的关键指标。在沙因（Shein）的“适应-应对”循环（adaptive-coping cycle，ACC）理论中，组织对自身的认知、对环境变化的适应和对事实检测能力都是健康组织的重要方面。沙因指出当企业意识到环境变化时，企业会搜集相关信息，并设定程序予以适应。同时企业会维持自身的相对稳定性，在此基础上产生新的服务和产品，使企业获得成功，进而反馈给企业，进入新的适应-应对循环中。

4. **组织采用的健康促进策略** 在组织健康的研究中，组织所采用的健康促进策略也是评价组织健康的一个要素。评估一个组织自身是否采取健康促进策略有三方面的提示：组织是否有明确的规划、是否有相关的人力资源政策和是否有支持性的管理-环境政策保障。

5. **组织与内外变化的适应性或一致性** 组织的适应性或一致性是指组织内各个组成部分（个体、团队和组织间）与组织外部与环境之间（市场、经济和社会其他团体）的适应状态或者是所取得的成绩。组织的适应性或者一致性源于勒温的理论：人的心理活动是在一种心理场或生活空间里发生的。一个人的行为（B）取决于个人（P）和他的环境（E）的相互作用，即 $B=f(P\times E)$。式中 B 代表个人行为的方向和向量，F 代表某个函数关系，P 代表个人的内部动力，E 代表环境的刺激。在组织中个体的价值、需要和能力与组织的价值、需要和能力要相互匹配。另外组织内的信息传递、学习能力都与组织适应关系密切，即组织在内部目标、过程和外部需求、限制等种种因素中取得平衡才能维持组织的健康和有竞争力。

6. **核心紧张感的意识和应对** 健康的组织拥有可以应对问题和解决问题的能力，没有任何一个组织是处于绝对平衡的状态。更多的是在混乱状态时，组织需要在很多维度上平衡，如员工选拔时需要考虑员工和组织的一致性——差异性的平衡；组织结构设定和改革时需要考虑宽松——结构化的平衡等等。核心紧张感是指绝大多数组织面临混乱、不可预测性、不确定性、不安全感等问题时所具有的。所以组织需要有一种敏感性意识，这也是应对这些问题的前提条件。

7. **组织生命周期的意识和应对** 如同个人生长一样，组织也有其自身的组织生命周期（organizational life cycles，OLC）。组织的生命周期是指组织的产生、成长和最终衰落的过程，一般包括创业、集体化、规范、精细等阶段，各阶段是一个连续的自然的过程。特别是在组织面对新的阶段和处于衰退时对个人、团队、组织和社会层面都会带来一系列问题——个人压力、健康问题，工作冲突问题、裁员问题和社会就业问题等等。因此组织需要有组织生命周期意识，运用自身或者是创造性的应对内外部衰退力量的出现，以免出现严重问题。

笔记

二、工作场所中常见的心身健康问题

工作场所常见的心身健康问题分为早期的预警表现与长期压力导致的相关疾病。

（一）心身问题的早期预警表现

工作场所心身健康问题的表现，也可以称为不良压力的症状或者压力的预警信号。分为情绪症状、行为症状与生理症状。

1. **情绪症状** 对早期不良情绪症状的识别，是有益健康的。常见的不良表现有焦虑、抑郁、愤怒、恐惧、悲伤、挫折感、内疚和耻辱感等。

（1）焦虑通过两种途径变为压力：第一种是在关键事件、节点发生期间产生焦虑，导致不良的工作表现，进而产生压力。第二种是慢性焦虑或者焦虑性神经症导致的压力。

（2）抑郁的症状会表现在情绪、行为及生理的多个层面。个体在情绪上有枯竭、空虚、悲伤、麻木或者乐趣降低的表现；在行为上易怒，对于小问题过分夸大，记忆力降低，性欲丧失、早晨萎靡不振、反应迟钝等表现；生理上表现为食欲差、体重减轻、便秘、失眠、难以入睡、阳痿、头痛、心律不齐等表现。抑郁对个体生活质量和人际关系上会造成的严重的负面影响。

（3）愤怒表现为易激惹、敌意与强烈的攻击行为。愤怒对身体组织器官的伤害很大，通过压抑来应对愤怒的人血压升高效应非常明显。

（4）恐惧产生于对威胁的意识或无意识的评价。恐惧可以是针对已经发生的事件结果或者是一种预期要发生的事情。尤其是对患有恐惧症、偏执狂及缺乏自信的人，恐惧可以引起强烈的应激反应。

（5）悲伤是一种消沉、悲哀的情绪体验，常与现实、想象或预期的损失有关。悲伤可以导致失眠、胸痛、食欲消化不良和疲惫等生理反应及行动迟钝、思维模糊、注意力不集中等表现。

（6）挫折感是一种因想占有或做某事受阻产生的急躁、愤恨的感觉。持久的挫折感会使得机体处于长期的应激状态，导致原发性高血压的发生。

（7）内疚是一种无根据的自我批判。内疚使得个体处于反思、懊悔及作出自我惩罚的行为。

（8）羞耻感是基于他人所期望的内化形象上，自己感觉让他人觉察到了自己的缺陷或不足。羞耻感长伴随躲避与逃避他人的行为发生。

2. **行为症状** 不良压力导致的行为症状分为直接症状和间接症状。直接症状包括讲话吞吞吐吐、对他人的攻击批评、讲话语速较平常加快、磨牙、人际冲突明显、退缩行为、易怒、哭泣等；间接症状有抽烟喝酒行为增多、长期看电视、对咖啡、茶等咖啡因类消费增加及非理性的纵乐消费。

3. **生理症状** 常见的生理症状有因烦躁和易怒导致的手指晃动，抖腿和跺脚等；因焦虑、恐惧导致的肌肉紧绷或耸起双肩及慢性疼痛；因愤怒、焦虑等导致紧紧交叉胸前的双臂等。其他的症状还有下垂双肩、咬指甲、紧握双手、皱眉等。

（二）不良压力导致的相关疾病

过度的压力导致消化性溃疡、结肠炎、癌症、偏头痛、高血压等；强烈的情绪紧张导致的心脏病、紧张性头痛、背部肌肉痉挛等；高度应激导致或加重目前的疾病如心绞痛、糖尿病、关节炎或高血压，睡眠障碍等。详细的论述参见心身医学。

三、工作场所中健康干预的项目实施

笔记

工作场所的健康管理有个人导向和工作导向两种健康管理方法。很多健康管理的研究侧重于个体与个体行为的改变，但只强调个体应对的改变是片面的，因为工作环境才是导致产生不良结果的真正原因。还有一种片面的说法是去除威胁健康的原因，这也是忽略了工作环境与人之间的复杂作用。所以在工作场所健康管理中越来越强调个体导向和工作导向两种管理策略相结合，所以在工作场所健康管理中的三级预防模式是结合了两种导向的管理策略，将个体与环境共同作为改变因素来实施健康管理策略。

在工作场所的健康管理中，一级干预是指与工作自身相关的改变，即创造一种不会引发心身健康问题的工作条件；二级干预指通过改变工作环境，防止已经存在的心身问题发展成为疾病症状；三级压力是指针对已经出现症状和疾病的个体进行干预。

（一）工作场所健康干预的目标与策略

工作场所的健康干预从来都不是单一层面可以解释的事情，它是一个系统，涉及环境、社会、组织和个人四大因素，这四个因素交互作用影响着工作场所中个体的压力感受和健康状况，最终反映在个体身上。因此要有全局的视角，通过个体看到个体所处的物理、社会和组织环境。当压力源（物理、社会或组织因素）产生时，个体产生压力感受或者对健康产生直接影响，也可以通过个体的认知评价系统对其压力感受和健康产生间接影响。压力源对个体的压力感受和健康影响表现在生理、心理和行为等方面，这些被影响的方面取决于压力源的强度和作用时间。因此谈及健康管理时，每一步都与员工的个体资源和组织环境资源相关，是一个复杂、动态的作用系统。

1. 健康干预的调查 健康与压力三级管理是一个联动的机制，虽然组织层面的调整是工作场所健康管理的关键，但是如果没有员工个体的参与也无法推行，而单纯的个体层面的干预并不能有效引导组织的改变。所以需要分析健康管理时需要对以下问题进行作答：

（1）员工正在承受的压力或出现的健康失调症状是什么？

（2）在工作场所的物理、社会环境和组织中哪些方面是潜在的原因？

（3）压力源作用的层面是在个体员工身上还是在一个群体成员中？如果是群体感受到的压力反应，那么群体对压力的认知和觉察程度如何？

（4）压力反应的短期反应和长期反应是什么，二者与健康之间的联系是什么？

（5）压力源的变异性有多大？哪些压力源或健康风险是可以避免的或者可以减少员工在压力源或健康风险中的暴露？

根据对以上问题的回答可以设定工作健康干预的目标。减少压力源，促进健康的目标措施有：对工作任务、工作时间和周围环境的控制；增加个体资源的目标措施有：增加员工对压力源或健康风险因素、相关知识、技能；提高员工健康行为意识；增加员工对情绪的应对方式；增加社会资源的目标措施有：社会支持网络建设、组织问题的解决；应对短期压力或健康风险因素症状的措施有：对高危人群的筛查与相关医疗卫生服务的可获得性。

2. 工作场所的健康干预策略 对健康干预策略有很多方式，比如培训、咨询、顾问、传媒、工作压力管理小组、政策制度等等。这些策略可以按照作用层面不同而分为员工个体层面和组织层面两种。员工个体层面的管理策略主要是改变员工的信念、态度和行为方面。组织层面的工作压力管理策略主要是组织层面的组织结构、政策和流程等方面，比如幸福组织建设。具体策略详细见三级干预体系。

（二）工作场所健康干预的实施

1. 工作压力管理实施的相关理论支持 健康教育是指通过有计划、有组织、系统的社会教育活动，促进人们自觉才能有益于健康的行为和生活方式，消除或减轻影响健康的危险因素、预防疾病、促进健康和提高生活质量。工作压力管理是聚焦于工作环境中特殊的健康教育活动。健康管理涉及认知、态度、行为、传播等多方面的计划，因此需要了解相应的行为和传播方面的内容。

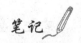

笔记

（1）行为与压力管理：行为是机体对外界环境刺激所产生的生理和心理变化的反应。必须了解压力相关行为的发生与发展规律，影响因素和内在机制，以促进健康行为。通过解决与压力相关的行为问题来维护和促进工作人员的健康。

符合健康行为有5项基本特征：有利性即有益自身、他人与社会；规律性即稳定和持久的行为；和谐性有益于个体特性，也可以为适应环境而调整；一致性即个体内在情绪与外显行为的一致而无冲突；适宜性即行为受到理性的控制。

健康而适宜的行为受到遗传、心理、自然和社会的多方面影响。形成健康行为是一个复杂的过程。在行为促进和改变中受到各国学者和专家认可和成熟的理论是知、信、行理论。

知、信、行理论是指“知”——知识和学习是基础，“信”——信念与态度是动力，“行”——行为改变是目标。三者关系可以用下面图示表示

K-------------------------	A/B------------------------	P
knowledge	attitude/belief	practice
知	信	行

酗酒是一个不良的健康风险行为，要使得长期酗酒者改变酗酒行为，首先需要使酗酒者了解酗酒对健康的危害，这是改变酗酒者酗酒行为的基础，有了一定的知识，酗酒者才会形成酗酒无益于健康或压力缓解的信念，对改变酗酒习惯保持积极态度，并且相信自己可以改变酗酒习惯，这表明酗酒者已经有动力去改变酗酒的行动。在知识学习、信念态度转变下，酗酒者才有可能最终改变酗酒。从知识到行为是一个漫长而复杂的过程，很多因素会影响从知识到行为的转化，知识、信念、行为三者只存在因果关系，并不存在三者的必然性。

（2）传播与健康管理：系统的健康管理涉及宣传材料、宣传方式、宣传内容、干预手段等等多个环节，其中在二级干预和一级干预中宣传和传播正确的健康知识和健康的行为是重要环节，因此必须具备相关传播学的知识。

健康管理的宣传主要涉及四种传播形式：人际传播、群体传播、大众传播和网络传播。

人际传播是指个体与个体之间的信息沟通和交流。这是一种最常见、最广泛的形式，分为面对面传播和非面对面传播。尤其是在健康管理中进行一对一的访谈，了解企业或者组织诊断时。一对一人际传播的技巧有针对情景和相关主题，选择话题、重视互相沟通的对话、善于换转话题、学会聆听、掌握问候和寒暄、学会用目光、微笑、手势和体态等肢体语言进行交流。

群体传播是指一群人按照一定的聚集方式在一定的场合接受传播。群体传播具有双向性、即时性、综合性和广泛性的特点。演讲、培训、报告会、推广会等都是群体传播。群体传播的形式有知识讲座、交流分享会、特殊的组织活动、展览、咨询等。

大众传播是指职业信息传播机构和人员通过广播、电视、电影、报纸、期刊、书籍等大众媒体和特定的传播技术手段，向范围广泛，为数众多的社会人群传递信息。尤其是在健康管理宣传资料中更多应用了大众传播的形式，通过大众传播，让员工知晓健康知识、知晓健康管理推动、知晓举办方在健康管理中的导向作用、运用寓教于乐的形式整合健康管理信息面向员工传递。

网络传播主要采用互联网、手机等进行信息传播。主要用电子邮件、网络平台及新兴的互联网技术进行传播。

按照传播学的效果评估，在健康管理中必须对各种方式进行定位，各种措施和效果定位相联系。健康干预效果的评估中有四个层次分别是：信息知晓层次、观念认同层次、态度转变层次和行为改变层次。

2. 工作场所健康干预实施注意事项　任何工作场所的健康干预都需要员工的参与和宣传、推广普及。因此这两方面是实施中的重要途径。

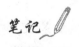

笔记

（1）员工参与。在员工参与设计时需要考虑以下三类问题，分别是行动范围、行动构成、组织对行动的支持问题。

关于行动范围需要考虑的问题是：员工参与活动的主题是什么，健康管理行动在多大程度上与员工的工作绩效、员工所处团队或者组织相关，员工参与行动是一个连续的过程还是分时段进行的过程，员工参与行动覆盖范围有多大。

关于行动构成需要考虑的问题是：行动是强制的还是自愿的，员工参与行动是全员性质还是选择代表参与，代表如何选择，行动的组织中其他人是否可以提出建议和意见，行动过程是正式的还是非正式过程。

关于组织对行动的支持需要考虑的问题是组织为员工可以提供培训的种类和内容是什么，组织为员工提供参与行动的时间是在工作内还是工作外，如果是工作内，有多大程度的支持，组织是否会为行动提供相应的组织制度和政策的保证。

（2）宣传推广普及。在宣传推广普及中，一般会经历以下四个阶段：第一，宣传阶段，在此阶段组织了解健康管理项目以及此项目带来的收益；第二，项目采纳阶段，此阶段组织愿意并且承诺并开展健康管理项目；第三阶段是执行阶段，此阶段是提供健康管理项目服务阶段：第四阶段是维持和制度化阶段，此阶段是在健康管理项目中的组织层面成果以规章制度方式确定下来。

（三）工作健康管理的三级干预体系

工作健康管理的一级干预和二级干预涉及大量的工作人群，有些人出现了症状，有些人没有。在此水平上的管理指导理念是：工作具备一定挑战性但不过分；工作在可控制范围内提供适当的变化性；对工作中角色期望明确而不要有冲突；工作中需要有支持性的社会关系，包括领导者的风格；工作可以给员工提供奖励和安全感来保持员工对组织的心理契约。

1. 工作一级健康干预的管理　在群体层面上的管理内容包括：工作特征的研究和干预（工作复杂性、多样性和刺激水平）；工作条件的研究和干预（工作时间、速度、人机工作环境）；工作角色的研究和干预（主要是角色模糊和角色冲突的干预）；支持环境的研究和干预（以社会支持、公平、工作岗位歧视的社会环境研究和以生涯发展，工作安全等的组织环境为主）。

（1）一级工作健康管理的核心和重点。一级工作健康管理涉及物理环境方面（工效学、工作内容和工作组织）和工作社会环境（工作人际要求等）两方面内容。改变组织为代表的物理环境往往意味着要改变一个复杂的系统，不容易达到，而且会面临很大的阻力，需要很长一段过程。在对工作社会环境中的干预比较简单，而且干预效果明显。所以一般而言对工作健康的管理，指的是工作的社会环境。在工作社会环境干预中角色模糊和角色冲突是工作健康管理的核心，而重点是工作人员的控制力和影响力。

（2）一级工作干预的内容。一级干预主要包括对工作特点的干预、工作条件的干预及对角色模糊和角色冲突的干预。一级工作压力的干预内容不局限于对工作特点和工作角色的干预，也包括更加复杂的多重改变，其中涉及多个目标，形成了一个更加复杂的系统干预。不过需要指出的是干预过程本身是对员工健康的重视，配合干预本身可以出现短期的效应，但如果要产生长期效应必须结合干预后整体的环境建设，干预后环境建设的重要性一点也不比干预差。

工作特点的干预是指工作设计或者再设计中考虑到员工的幸福感、动机等因素使得员工对工作产生工作认同。对工作特点的干预对员工的心理健康存在正效应。在对工作认同、自主权、弹性工作安排、公平、团队工作、工作岗位轮换等方面进行干预后，员工的心理健康状况出现了显著改善。

笔记

工作条件的干预是指以改善工作环境来提高员工的心理健康状况，如斯德哥尔摩的公交车司机工作条件改善研究（Even 等，1998），弹性工作与缺勤率改变的研究等，均显示出了改善工作条件对健康和压力改善有显著的短期效应。

对角色模糊和角色冲突的干预主要在工作人际方面，通过干预来增强社会联系、澄清工作目标，降低不必要的冲突，改善人际关系，增进健康。角色模糊和角色冲突主要包含以下方面：管理员与员工共同定制工作目标，管理者对员工澄清自身的角色，增加内部职业生涯通道与职业发展，提高沟通与反馈，压力传递训练，问题解决导向训练，社会支持建设，电话热线咨询服务等这些都是澄清角色、预防角色冲突的方法。

2. **工作二级健康干预管理** 工作二级健康干预管理，主要关注个人 - 环境相互作用，针对个体的应对方式、恢复力等个人内部因素和外部环境因素进行干预，尤其是针对慢性积累性的压力与健康风险因素进行干预，预防症状进一步发展（图 4-3）。

二级干预的管理目标是改变和增强个体对健康风险因素和压力源的应对方式，减轻压力对健康的影响，提高生活质量。二级干预的目标人群是针对所有员工或者是高危员工，干预方式是一个整体的项目。二级压力管理的立足点是针对健康风险和压力源的性质（个体的，组织的，内部的还是外部的）和压力产生的心身健康症状。二级压力健康管理的支持性因素包括组织的财力、人力资源支持、员工参与、培训者等。

工作场所健康与压力管理项目最早是 1981 年国外退伍军人管理处实施，随后陆续在其他退伍军人医疗服务中心开展。二级健康与压力管理关注的是个人 - 组织的相互作用，因此参与者要知晓健康风险和压力源与个人特征之间的作用以及压力反应对身心反应造成的影响和后果，并且激发参与者的个人健康与压力管理意识，学习和掌握多种健康和压力管理策略与技能。

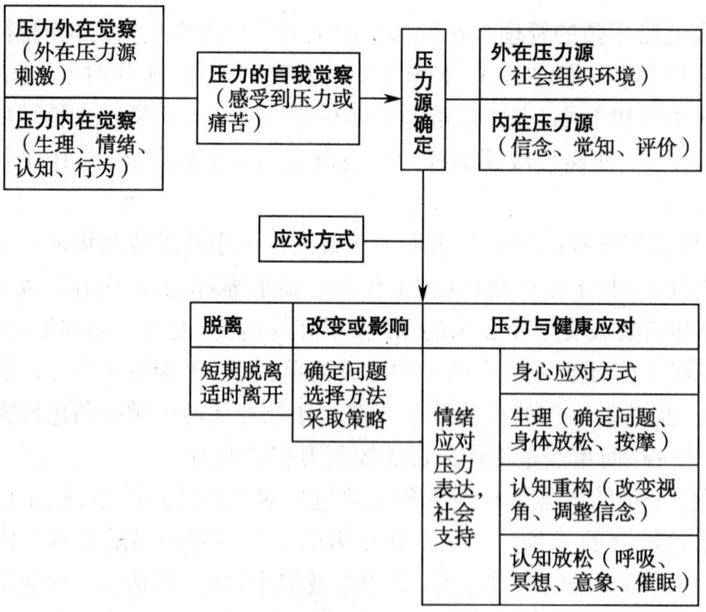

图 4-3 二级压力健康管理模型

健康与压力管理首要的是对健康风险和压力的自我觉察，即个体学会了解自身的健康和压力状况，了解压力对生理、心理、情绪和行为等方面的反应。这是健康和压力应对方式选择的前提条件，因为不同健康风险和压力应对方式针对的干预方面不同。第二步是根据目标症状、健康风险和压力源性质以及自身拥有的应对资源为基础制定干预方法。

健康管理与压力的自我觉察需要识别四种不同的压力反应。分别是生理反应、认知反

笔记

应、情绪反应和行为反应。

生理反应是指压力打破了身体交感神经和副交感神经的平衡系统，表现为暂时疲劳、心率加快、呼吸急促、肌肉紧张和头痛等。持久的交感与副交感神经系统失衡则会引发或加剧身体疾病。因此长期处于压力状况或者频繁的处于急性压力下的个体需要学会身体放松技术，并且要进行身体锻炼、呼吸训练和接受按摩疗法。

认知反应是指识别个体的注意力、心理加工速度、短时记忆、自我觉察、决策等方面随着健康风险因素和压力所发生的变化。根据耶克斯 - 多德森曲线定律个体应该保持一种健康与压力的最佳唤醒水平，使得自己行为表现最佳。因此个体要学会冥想和认知行为训练等技术以保持自己的最佳唤醒状态。

情绪反应是指伴随着健康风险和压力，个体产生的愤怒、抑郁倾向、焦虑等情绪反映。对情绪的调整和管理是健康和压力管理的重要环节，情绪反应发生于大脑皮层下，受大脑皮层影响，因此个体需要学会冥想和认知行为训练来应对情绪反应。

行为反应是指伴随健康风险和压力临时所表现出来的行为方式，如抽烟、喝酒、饮食失调、药物滥用、睡眠问题、人际紧张及个体的身体信号如抖脚、敲击桌面、咬笔头等。因此个体要进行认知行为训练来应对行为反应。总体而言，二级健康和压力管理中应对策略分为脱离健康风险环境或脱离压力源或者是改变健康风险环境和改变压力源两种。一般来讲当健康风险或压力源强度越大，个体更加愿意选择脱离压力源；当健康风险是累积的或压力源是慢性的，脱离压力源可以获得暂时性的机会，却不是最佳的策略。

在改变健康风险因素或改变压力源中，关键是个体对健康风险因素和对压力源的控制感，个体明确可控的健康风险和压力源会采取问题解决导向的应对方式，因此个体要学习问题导向技术和决策判断训练；个体知晓无法控制时，需要采取情绪应对方式，因此要引入社会支持、情感表达及心身放松技术；当无法控制也无法脱离时，个体需要采取情绪应对的管理策略即改变个体对健康风险因素和压力源的反应，包括生理的、情绪的、认知行为的应对策略。这也是二级健康风险因素和压力管理的主要目的。

3. **工作三级健康压力干预管理** 工作中三级健康压力干预管理主要关注的是已经由健康风险或压力导致健康损害的个体，如个体受伤、受损或遭遇困难时，通过各种医疗方式使个体恢复健康状态。三级干预通常是个体干预，可以个体治疗也可以团体治疗，如为由吸烟而导致肺功能障碍的患者制定戒烟计划等。组织可以采用的方式是采取职业咨询和引入员工帮助计划为员工提供相关帮助。在此水平上的干预必须要医护人员的合作，在明确疾病诊断的基础上，对个体进行医疗干预。

常见的个体压力管理策略。虽然脱离和改变压力源，远离健康风险因素是主要的管理策略，但很多情况下个体无法控制，或者改变得不偿失时，个体经常采用情绪应对的管理策略。情绪应对的管理策略主要包括两大类：一类是社会支持系统和情绪表达，另一类是关注个体情绪、认知、行为的管理策略。

1）社会支持与压力应对。人的社会属性决定了人存在一定的社会结构中，而且人们也从社会中获益。如美国的酗酒匿名团体，这个团体通过成员的关心和彼此支持帮助了数以万计的陷入酒精成瘾的人们。有研究从反方面指出缺乏社会支持的人过早死亡的风险是一般人群的三到五倍，低社会支持对心脏病的发病有预测作用，而高社会支持的个体的可以增强机体免疫力水平，缓解疾病的发展。

健康心理学领域的学者们认同社会支持是压力的缓冲器，认为社会支持可以过滤掉一般的有害事件的影响。补偿理论认为社会支持对生活紧张而导致情绪失落的人有补偿作用，这在对乳腺癌患者团体治疗的研究中得到证实。直接 - 效应理论认为社会支持给个体提供了自我表达的机会，这种自我表达使个体感到愉快。认知不协调理论认为当个体投入

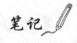

笔记

到与自身相似的态度、价值观团体中时，团体给予个体积极的能量远大于消极情感。

社会支持从本质上讲是一种可以给个体带来益处的人际关系。对个体压力应对有帮助的是个体可感知到的社会支持。并不是所有的社会支持系统都对个体有帮助。社会支持维度分为社会支持的数量和关系强度。社会支持有以下几个必要因素：同样的参加人群，群体定期聚会，群体成员相处时间很长，直到发展成为亲密关系。可以提供自由、自发的和临时联系的机会。在格林伯格（Greenberg）的研究中，主要社会支持是个体感知到的群体内成员的非正式、偶然的联系接触，如与某人一起参加活动；下班后共进晚餐；休闲时的聊天；一起旅行等等。

社会支持对幸福感增进有以下几方面的作用：连接作用、社会融合作用、提供教育机会、认可个人价值、可以得到指导和稳定的联盟感。社会支持对应对压力有两个途径——直接途径和间接途径。

社会支持直接作用于个体，即社会支持越大，个体的心身就越健康。一项纵向研究表明：一个人在接下来九年内死亡的可能性与四种社会关系相关，分别是婚姻关系、朋友关系、宗教成员关系和非正式个人或群体关系。与四种社会关系都拥有的个体相比，那些缺少一种或者每种社会关系都不太好的人其死亡可能性要高出 0.3～3 倍。另一项通过对 232 名开胸心脏手术的老年患者的医学研究中，术后参加社会或者社区活动将明显降低术后半年内的死亡率。这表明个体积极、支持性的社会关系与他的心身健康状况成正相关。

社会支持的间接途径是指社会支持会弱化或减缓压力时间的影响。个体经历重大事件的重要性和危险性越高，抑郁情绪也相应增加，当社会支持增加时，尤其是强有力的社会支持，抑郁情绪就会减少。婚姻是一个强有力的缓冲器，当婚姻破裂时，个体的社会支持发生作用很小，因为婚姻对个人的社会环境产生了实质性的破坏作用。对已婚者和未婚者研究表明：当生活事件压力较小时，已婚和未婚被试者抑郁情绪水平是相似的，当社会经济情况变糟时，已婚者比未婚者体验到的消极抑郁情绪要少得多。

2）情绪表达与压力应对。情绪表达也称自我表露，可以通过书面途径（写日志）也可以通过语言倾诉的方式进行。将情绪、感觉、观念和记忆表达出来具有治疗效果。表达本身就是对内的压抑释放，避免压力使得机体自身的交感神经系统兴奋过度而对机体免疫系统、心血管系统和大脑生化过程的损害。通过情绪表达可以提高机体的放松性反应，如血压、肌肉紧张和皮电水平的降低。这也是个体面对压力源、健康风险无法脱离，无法改变压力源的应对方式之一。

伊娃•皮诺高夫（Iva•Progoff）是最早研究日志写作治疗的心理学家。伊娃认为日志写作是一个整合过程，可以对个人的思想、情感、感觉、态度及觉察进行整合。在伊娃的“深度日志工作坊”中，对 300 人进行为期一年的项目培训，90% 的人都改善了自身的工作状况。日志写作是让个人的理性和心灵的交流，可以理清思绪，让人冷静。日志写作可以宣泄情绪，对身体有益。在一项关于写作与血液检测的研究中，让被试者在连续四天里写下受伤的经历，并且在写作前与写作后采集血液发现，在日志中写出了心灵创伤与感受的被试者淋巴细胞免疫功能增强。

书面情绪表达的效果可以分为即时效果和长期效果。即时效果是指个体有意识将自己的感受和经历写出来，本身就是一种情绪宣泄，并且在写作的同时可以掌控自己的情绪。长期效果是指在长时间内坚持日志写作可以审视自己的思想和行为模式，包括引发自身的冲突与困惑的因素，个体可以将自己与自身的经历分离出来，以局外人的身份观察自己发生的一切，这也是叙述治疗的理念之一。

不是所有的书都是书面情绪表达，书面情绪表达从内容上和程序上不同于一般的写作。书面情绪表达日志写作应该包括压力事件和积极经历，需要记录情绪变化的波动与发展。

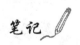

笔记

日志写作不仅限于用语言文字，而且也可以用绘画、素描等，最重要的是日志表达是为自己写作，而非为了别人和出版。

在写作内容上需要注意以下几点：日志写出的是引起自己最为强烈的沮丧、难过和不安的问题和感受；当面对这些压力源时自己的情绪是什么，并且试图回答自己情绪的来源，为何自己会有如此的情绪；尝试着在日志中写下自己的解决方法。

在写作过程中需要注意的是：集中注意力，在开始写作时做几次深呼吸，保持一个放松的状态；给所写的日志分类，可以通过日期、年份也可以是工作、生活等其他分类；自然地写出自己脑海中呈现的内容，不要进行思维加工，无所谓通顺与否，只要自己看明白就好；写作空间的私密性，避免别人的打扰。

3）生理和认知应对。当压力源或健康风险确实是个体不可控的，或者改变压力源得不偿失时，个体可以选择在生理、认知、情绪和行为这四个方面改变自身的反应方式。尽管压力源和改变压力源是主要的行为应对技术，但是改变个体对压力源的反应方式更多的依赖以情绪为中心的技术和身体放松。

有氧运动主要通过以下方面来达到应对压力，增进健康的作用：释放抑郁的情绪、在锻炼中有创造性的解决问题、增强自我欣赏、接纳与提高自身内在控制、情绪稳定、减少消极思考。在有氧锻炼中可以达到有效压力控制和提高健康水平。具体的指标如：频率每周5～7次；强度维持在心率最大峰值的60%～90%；每次锻炼时间不少于30分钟。包括情绪状态、免疫系统机能、心血管反应、压力反应甚至报告的工作满意度。从压力和心血管疾病的关系来看，运动锻炼应该可以作为应对慢性压力反应的有效方法。

按摩疗法是肌肉按摩，指在专业人员或者辅助设备的帮助下对皮肤、肌肉、韧带及结缔组织的推拿，增加肌肉及其周围关节的舒适，减少肌肉紧张。一项对早产儿按摩研究表明，每天连续三个小时给早产儿进行三次15分钟的按摩，持续10天可以促进早产儿的生长。其他研究如结缔组织的按摩、眼部按摩，以及在药物成瘾的治疗结合按摩疗法中都证实按摩对心身的积极作用。虽然按摩法效果还多少有点模糊，不过按摩的作用机制和结果似乎包含激活感官接收器；加快循环；减少肌肉疼痛；增强关节灵活性；提供免疫机能等。有些研究发现，即使在工作场所短暂的按摩干预也是有效的。

放松技术是涵盖呼吸、冥想、瑜伽、意象、音乐按摩、太极和自律训练等一系列的技术的统称。“放松反应”用来描述那些“可以平复心率，降低代谢，降低呼吸频率及可以把身体带入健康平衡状态的身体变化”。用来激活放松反应的技术为个体提供了调节生理反应的能力，常练习有益健康。呼吸放松也称为横膈膜呼吸训练，主要是锻炼腹式呼吸。呼吸放松的步骤为：首先采取一种舒适的姿势，或坐或躺，闭上双眼，解除束缚颈部和腰部的束缚；其次集中注意力，排除杂念，将注意力集中在呼吸的过程中。接下来进入呼吸的四个环节：通过口腔或鼻腔深吸空气进入肺部，然后闭住呼吸大概几秒钟时间，然后通过口腔或者鼻腔将空气从肺部释放出去，接下来再有几秒钟的暂停，然后重复吸气过程。呼吸尽量缓慢、深长，达到轻缓、放松和深入。大部分放松训练的基础，呼吸放松最容易开展，不受时间、地点的限制，通过规律的呼吸训练，个体可以学会调节自身的交感神经系统。

冥想。冥想最初起源于人们的祈祷和反省活动，人们通过这一活动可以求得安慰。冥想对大脑有平静作用，可以将大脑从过多的感觉中解脱出来，进入更深的思想层次，达到心灵的洞察和启蒙。冥想技术已经作为医学中的行为矫正手段。美国心脏联合协会将冥想和营养、有氧锻炼结合起来减少心血管疾病的发生。研究已经证明冥想对治疗和情绪状态所带来的好处，如耗氧量减少、心跳和呼吸频率降低、血液中乳酸水平降低、心境提升等。冥想是注意力高度集中和觉察的反省活动，通过冥想产生和享受大脑安静状态的过程。冥想也用来解决和压力相关的心脏疾病问题。在对冥想的研究中发现，冥想使得机体耗氧量减

笔记

少，心跳和呼吸频率降低，血液中乳酸水平下降，激素水平的正向变化等。冥想分为限制性冥想和开放性冥想。限制性冥想是指把意识集中于某个思想，从而将其他思想排除掉。限制性冥想要求冥想者闭上眼睛，半打坐形式防止视觉干扰，运用心理重复（一个思想重复产生，通常是一个单音节词和一个短句）、视觉聚焦（集中于一个物体或者镜像）、声音重复（持续重复一种声音如大自然声音、教堂钟声等）、生理重复（关注腹式呼吸的运动等）、触觉重复（手中持有石头或其他物件）集中于某个思想。限制性冥想需要有一个安静的环境，尽量避免打扰；需要一个心理的道具如单音节词等；保持一种接受的态度即大脑对任何的思想都要开放，自然而言的关注一个思想；一个放松的姿势。常见的姿势是坐姿，要求个体盘腿而坐，脚靠大腿，背脊挺直，胳膊置于大腿上、掌心向下，拇指与示指接触，面朝前方。开放性冥想也称为接近性冥想、顿悟性冥想，将自己抽离出来，大脑自由接受任何思想，不对思想进行任何情绪反应和判断，只是客观的接受。

瑜伽来自于古梵语，意思是结合，是指身、心、灵的完全结合。瑜伽有五种流派分别是：动作流派——实践瑜伽；奉献流派——爱心服务瑜伽；知识流派——智瑜伽；精神觉醒流派——灵量瑜伽；身体平衡流派也就是最常见的瑜伽形式。通过瑜伽可以增加柔韧性，给练习者带来精神的愉悦。瑜伽主要依靠体位的训练，每种体位训练分为作出姿势、维持姿势和解除姿势三个阶段。每个阶段都是要缓慢地进行，来体验心身的宁静。练习瑜伽特别重视腹式呼吸、体验肌肉运动知觉和在各种姿势中保持自然的平衡。详细的训练请参照专业的训练课程与书籍。

自我催眠。自我催眠也叫自生训练，源于19世纪欧洲人观察到东方瑜伽大师可以通过冥想对自己的生理功能进行控制及脑生理学家奥斯卡•沃格特（Oskar Vogt）发现在临床上医生将催眠引入受到情绪困扰的患者中使得患者的得到放松，从而产生入定现象。沃格特将此称为自我催眠。催眠对消极心境和多重病患的治疗都有效果。催眠是一种对外周无察觉的注意力高度集中所产生的一种深度放松的状态。催眠中会出现不同程度的放松状态。轻度催眠状态个体感到心身放松并且可以意识到周围环境；中度催眠个体可以进行精神“旅行”；深度催眠可以出现以下几种现象：眼皮僵硬，无法睁开；手可以飘浮在空中，按照手自己的意愿自由上升；四肢僵硬；无意识书写；出现幻觉；年龄倒退或前进；遗忘等等。催眠可以帮助个体消除内心冲突，帮助个体建立应对突发事件的不良影响，让个体处于深度放松状态。

意象。意象是心身医学的核心，是渐进性肌肉放松、冥想和催眠的基础，是一种感觉集中的思维，对多种患者都有积极作用如头疼、乳腺癌、糖尿病、皮肤病、关节炎和重度烧伤。有研究指出意象过程中的被试唾液中免疫球蛋白A等神经免疫调节发生系列变化，意象对腹痛、关节痛的恢复均快于对照组。运用意象必须注意以下几点：意象必须是自己产生；意象者自身进行想象而非外界输入；想象必须积极，想象时要体会到身体感官的运动；意象治疗疾病想象必须符合解剖学部位；必须坚持；想象必须规律且稳定。心理意象的实施步骤主要包括三方面：寻找一个舒服的地方，集中注意力在意象的细节中；确定意象的主题，持续练习。

认知重构是调整个体思维模型框架的技术，认知可以决定个体对情景的感受，以及是否把它当作压力源，即将一种消极、自我否定的认知态度调整为一种积极的态度。认知重构起源于理性情绪疗法，理性情绪疗法认为压力是由于知觉造成的，而这种知觉是可以改变的。这种知觉包括思想、价值观、信念等评价系统。个体学会识别不良认知，并且调整成一种积极的认知，将改变个体对压力的反应。常见的不良认知有：悲观主义、灾难主义、完美主义、极端思维、应该思维、夸大或者责备他人等。学会以一种可以降低压力的方式解释情景。个体重新思考感知事物的方式，重塑信念体系，进而为压力管理、行为改变奠定基础。

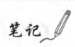

笔记

营养与压力有着密切而复杂的联系。个体在应对压力时需要足够的能量来满足需要。但由于热量摄入过度、不规律、失调的饮食习惯导致糖分、脂肪、盐分摄入过量、维生素摄入不足、酗酒和咖啡因过量导致体重增加、肥胖、高血压等疾病的发生，这些疾病和肥胖所引起的自尊心丧失又导致了新的压力源。应该遵循科学的营养原则：平衡一致的饮食（充足的热量、维生素和矿物质）；在压力状况下避免饮食不足、饮食过量、饮酒过量，避免咖啡因摄入过量；低盐、低脂、低胆固醇、低糖精、高复合碳水化合物、高纤维、充足的水。这样可以增强个体抵抗压力的能力。

睡眠是机体恢复活力的过程，睡眠缺乏导致个体易激怒、焦虑、抑郁和生理紊乱，更加不利于应对压力。形成良好的睡眠习惯有利于身心健康，从而缓冲压力所带来的不良效应。睡眠专家建议以下行为有助于良好的睡眠：有规律的睡眠习惯、学会使用放松方法、有规律锻炼、睡眠环境中噪音最小化、停止吸烟、形成与睡眠相符合的营养习惯、无法入睡时不强迫自己入睡，离开床，直到想再次入睡、不要把失眠的后果过分夸大。

面对压力源或健康风险时，个体需要考虑三种类型的应对方式：逃避、改变情境或者改变个体对压力源的反应。每种途径都需要使用应对技术，具体如何做要因所选应对方式，以及压力与健康风险的影响而定。如果不可逃避或者在个人掌控之外，个体需要改变应对方式并发展替代反应模式，以上描述的策略都是具有良好效果的干预策略。

生理和认知应对是当压力源、健康风险无法逃避和无法改变压力源时针对个体的主要方式之一。具体包括身体锻炼、放松技术、认知重构等。生理和认知应对方式很多，具体到每个人适合哪一种方式需要根据每个人的特点量身定做。

（温　斌　傅文青）

思考题

1. 举例说明预防消极压力的理论主要包括哪几方面。
2. 举例说明工作中的典型压力源有哪些。
3. 常见的工作场所的压力表现及压力干预的三级体系。
4. 简述压力系统论的主要观点。
5. 举例说明工作场所中的心身健康问题及干预体系。

笔记

第五章　员工心理辅导中常见的问题

第一节　员工常见心理问题的分类及特点

对员工的心理健康问题进行正确有效处理的前提是准确的识别和分类，辨析员工心理问题的特点和程度。

一、心理健康水平的分类

对于心理健康水平的界定，目前学术界没有统一的标准。精神医学通常把心理健康水平分为两类，即正常心理和不正常心理，其中不正常心理主要指各类精神障碍。临床心理学教材中，又把正常心理状态分为“健康”和“不健康”，即它们虽然都在“正常”范围内，但是程度不一样。心理健康是一种适应良好、关系协调、内容与现实一致和人格相对稳定的状态。而心理不健康，即是人们平常所说的“心理问题”，并不是精神障碍。因此，人的心理活动可分为“心理健康”“心理不健康（心理问题）”和“心理异常（心理障碍）”三类，见图 5-1。

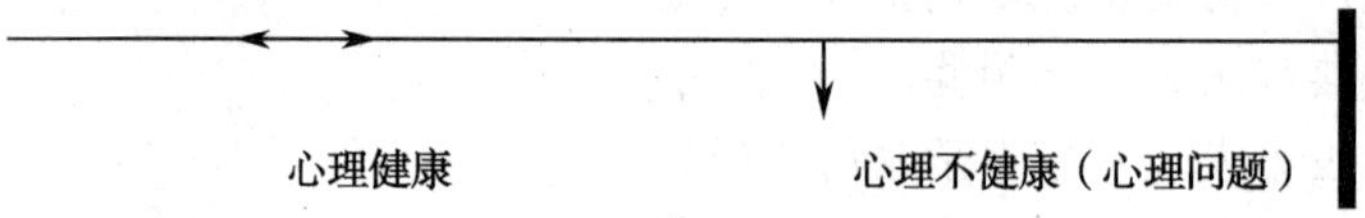

图 5-1　不同的心理健康水平的分类

在进行员工心理辅导中，对于这三类心理健康水平的员工处理策略是不同的。对心理健康的员工，常常借助积极心理学的内容，组织各种活动和工作坊来帮助员工提升幸福感和对企业的归属感；对处于心理不健康状态的员工，则需要专业心理咨询师的介入，进行个体或者团体心理咨询；对心理不正常，即心理障碍者，则超出了心理咨询的工作范围，需要及时准确的识别，转介给精神科。因此，在明确员工常见的心理问题之前，首先需要掌握如何辨别员工不同的心理健康水平。

专栏 5-1

常见的心理障碍

在精神科临床工作中，常见的心理障碍有精神分裂症、心境障碍、神经症、应激相关障碍和人格障碍等。这些心理障碍大多是精神病性的，在员工中也有一定的发生率，已经超出心理咨询的范围，需要心理咨询师注意加以鉴别并及时转诊。

一、精神分裂症

精神分裂症是一种病因未明的常见精神障碍，具有感知、思维、情绪、意志和行为等多方面的障碍，以精神活动的不协调和脱离现实为特征。通常能维持清晰的意识和基本智力，但某些认知功能会出现障碍。多起病于青壮年，常缓慢起病，病程迁延，部分患者可发展为

笔记

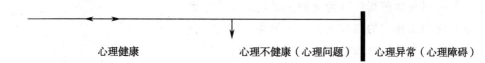

精神活动的衰退。发作期自知力基本丧失。

二、心境障碍

心境障碍旧称情感性精神障碍，是以明显而持久的情绪高涨或情绪低落为主的一组精神障碍。心境改变通常伴有整体活动水平的改变。其他症状大多是继发于心境和整体活动的改变，严重者可有幻觉、妄想等精神病性症状。大多有反复发作倾向，每次发病常常与应激性事件或处境有关。心境障碍主要包括躁狂发作、抑郁发作、双相障碍、持续性心境障碍四种类型，临床上需要进行系统治疗，心理咨询和治疗是辅助性的，在心理咨询师临床工作中要注意鉴别和转诊。

三、神经症

神经症是一种精神障碍，主要表现为持久的心理冲突，患者觉察到或体验到这种冲突并因之深感痛苦且妨碍心理功能或社会功能，但没有任何可证实的器质性病理基础。神经症具有如下五个特点：第一，意识的心理冲突。典型的体验是，感到不能控制自认为应该加以控制的心理活动，患者对症状的事实方面有自知力。第二，精神痛苦。神经症是一种痛苦的精神障碍，没有精神痛苦，根本就不是神经症。因此，患者往往主动求医，或求助于心理咨询者。喜欢诉苦是神经症患者普遍而突出的表现之一。第三，持久性。神经症是一种持久的精神障碍。第四，神经症妨碍着患者的心理功能或社会功能。第五，没有任何器质性病变作为基础。神经症的评分请参照“心理不健康（心理问题）的识别”。

四、应激相关障碍

应激相关障碍又称反应性精神障碍或心因性精神障碍，是指一组主要由心理、社会（环境）因素引起的异常心理反应而导致的精神障碍。应激相关障碍是心理咨询临床工作的一个重要领域，主要包括急性应激障碍和创伤后应激障碍（PTSD）两种类型。急性应激障碍的患者在遭受急剧、严重的精神打击后，在数分钟或数小时内发病，病程为数小时至数天。急性应激障碍的患者主要表现为：意识障碍、意识范围狭窄，定向障碍，言语缺乏条理，对周围事物感知迟钝；可出现人格解体，有强烈恐惧，精神运动性兴奋或精神运动性抑制。伤后应激障碍又称延迟性心因性反应，是指患者在遭受强烈的或灾难性精神创伤事件后，延迟出现、长期持续的精神障碍。从创伤到发病间的潜伏期可从数周到数月不等。病程呈波动性，多数可恢复，少数可转为慢性，超过数年，最后转变为持久的人格改变。

五、人格障碍

人格障碍是在个体发育成长过程中，因遗传、先天及后天不良环境因素造成的个体心理与行为的持久性的固定行为模式，这种行为模式偏离社会文化背景，并给个体自身带来痛苦，或贻害周围。心理咨询和治疗对人格障碍的作用有限，可以进行一些辅助性的工作。临床常见的人格障碍主要有：偏执性人格障碍、分裂样人格障碍、反社会性人格障碍、冲动性人格障碍、表演性人格障碍、强迫性人格障碍、焦虑性人格障碍和依赖性人格障碍。

除此之外，还有其他的精神障碍，限于篇幅，不在此赘述。

二、不同职业生涯阶段员工心理问题的特点

每个人的职业生涯都要经历许多阶段。关于职业生涯发展阶段的理论较多，美国著名人力资源管理专家Schein提出了员工职业生涯五阶段理论（成长阶段、探索阶段、确立阶段、维持阶段和下降阶段）。根据埃里克森的心理社会发展理论，每个年龄阶段都有一个发展危机和中心任务必须解决，其成功解决将促进人格顺利发展，否则可能出现人格缺陷或行为异常，不利于心理健康。每个职业阶段对员工要求的工作任务都不一样，受自身职业动机、熟悉程度、投入程度及培训经历、社会支持的影响，员工在不同职业生涯阶段中表现出对组织价值观、目标、使命的理解有所不同，从而员工常常出现的心理问题也会各有特点。

笔记

1. 职业探索阶段员工心理问题的特点 处于职业探索初期的员工，年龄大都在20～30岁之间，事业上需要找准自己为之努力奋斗的岗位，在个人生活方面，同时也是他们最为关键的时期，他们需要很多时间来恋爱、成家和孕育下一代。根据埃里克森的心理社会发展理论，该阶段主要的危机是亲密对孤独，中心任务是发展与他人的亲密关系，承担对他人的责任和义务，建立友谊、亲情和婚姻关系，从而构建内心的亲密感。

在职业初期，尤其是踏入工作岗位1～2年的员工，面临着工作环境和工作人际关系等多方面的适应和压力，内心非常渴望得到工作上的肯定和人际情感的支持，但是，由于他们无论在工作岗位和职场人际方面都非常欠缺经验，因此很容易产生“现实震荡”，理想与现实产生冲突，个人需要和理想等主观需求与客观现实难以满足之间存在着一时难以解决的矛盾，从而导致“自我否定”的认知偏差，无法短期内找准自己的位置。美国人本主义心理学家罗杰斯的很多研究结果都表明，理想自我与现实自我关系的过分失调往往是产生神经症等心理障碍的主要原因。这种理想与现实的冲突在新员工身上表现得尤为突出，常使他们感到困惑、紧张焦虑、抑郁和孤独。因此，这个时期员工主要的心理问题是适应不良、人际关系紧张和情感问题等，严重者可能发展成人际交往障碍等。

2. 职业发展阶段员工心理问题的特点 处于职业确立阶段的员工，年龄上逐渐步入中年，经过较长时间的适应和努力，其个人绩效得以表现出来，在职能或职务上也逐渐拥有一定的职业地位。中年期员工心理负担较大，对工作、家庭担忧较多。由于客观条件和自身素质的差异，员工的成长也是不均衡的。脱颖而出的员工在获得心理满足的同时，也会承受来自多方面的压力。处在相对劣势地位的员工则由于付出的努力得不到相应的回报，可能心灰意冷、怨天尤人，甚至对他人的成功采取贬抑、诋毁等消极心理防御方式，产生嫉妒等不良情绪。

根据埃里克森心理社会发展理论，这一时期发展的危机是创造对停滞，中心任务是养育下一代，获得成就感。此阶段员工较突出的心理问题是工作与家庭的冲突问题，需要兼顾成家与立业的双重任务，在兼顾两方面压力的情况下，很多员工不堪重负，感到自己在哪里都在尽义务，数不清的责任和担子都需要扛在肩上，因此步履沉重，容易产生焦虑、紧张、烦躁等情绪问题。

3. 职业维持阶段员工心理问题的特点 进入职业维持阶段的员工，在工作上已经积累了相当丰富的经验，也基本形成了自己的人际交往圈，其社会期望值和自我期望值均较高。处于职业维持阶段的员工，无论是职业上还是家庭里都是中坚力量。尤其在事业上，达到职业顶峰的员工心理会产生一种成就感和满足感，但是，一段时间后，对于职业的停滞没有创新又会产生一种索然无味、厌倦感。由于种种原因，未能实现自己的理想，在事业上没有达到顶峰的员工，则会对激励政策和晋升路径等产生不公平感，但是为了生计，又必须在自己的岗位上工作，疲于应对生活和工作。因此，此阶段员工心理问题的特点主要表现为职业“高原现象”，容易对职业产生倦怠感。

4. 职业下降阶段员工心理问题的特点 处于职业下降阶段的员工，要面临从重要的社会和家庭地位中隐退。根据发展理论，这一阶段人们发展的危机是完善对失望，中心任务是建立完善感。在此阶段，员工常表现以下几种心理问题：第一，失落感。员工意识到要退出历史舞台，心理上便会产生不适应，留恋、恍惚、惘然、黯淡的情绪就会油然而起，仿佛感觉自己将是一个多余的人，自己一辈子所积累的工作经验也将失去价值，对同事、领导甚至子女的态度会变得非常敏感，总在怀疑自己被轻视、被冷落。由于周围人的小心、谨慎，人际关系也趋于紧张，这样形成的恶性循环，导致他们更加孤独、抑郁；第二，年事已高而壮志未酬造成的焦虑情绪。不管在临近退休时事业上已经达到了怎样的高度，很多员工都仍然会有许多未能完成的梦想。他们都曾经努力过、奋斗过，也想有“老骥伏枥，志在千里”的

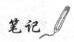

笔记

壮士暮年之志。但是太多的曲折和坎坷，又使他们有一种徒怀壮志、前途暗淡的悲凉心境，这也会使他们常常产生焦虑；第三，“曾经的辉煌”与“老骥伏枥”现实之间的矛盾。有过辉煌成就的员工，临近退休已经不再处于事业的中心，他们在工作中的重要位置逐步让位于年轻人。随着时间的推移，无论曾经多么辉煌，在周围人眼里，都将被逐渐淡忘，他们已经从一个舞台主角退为配角。这些员工的经验和能力比起年轻人尚游刃有余，但是资历敌不过年龄，“舞台谢幕”终成定局。这常常令他们产生较多心理冲突。

综上，处于不同职业生涯阶段的员工，每个人的心理问题有独特的一面，但是，又有随着年龄和生涯的发展非常一致的地方，这提醒我们进行员工心理辅导时，要关注普遍共性的一面，抓住此阶段员工心理问题的特点，再结合每个员工不同的家庭、个性等方面，进行有针对性的帮助和辅导。

第二节　员工常见的心理问题

员工常见的心理问题可以概括为职场问题、情绪问题、恋爱婚姻家庭问题、成瘾问题、心理问题的躯体化等几个方面，本节就这几方面问题的表现和相关问题进行介绍和讲解。

一、职场问题

职场问题是员工心理咨询中常见的问题，主要包括：工作压力、工作与生活平衡、人际关系与职业发展等。若这些职场问题没有得到足够重视与及时处理，那么很有可能影响到员工的心理状态、工作热情，进而影响到工作效率、工作满意度与客户服务质量。工作压力综合征和工作倦怠综合征在第四章已经专门论述，这里就不再重复讲述。

（一）工作与生活冲突

王某，34岁，某咨询公司顾问。他常年出差在外，按照他自己的话，他不是在飞机上，就是在赶飞机的路上。王某家有一个6岁的小孩及年迈的父母，完全由其妻子照顾料理。小孩成长至今，他从未陪孩子过一个生日，偶尔会带孩子去游乐场玩。孩子生病及被人欺负时，作为父亲的王某很少在场。时间久了，妻子的不满情绪越来越严重，对他的埋怨越来越多。难得休假一次，他却是在跟妻子的争吵中度过的。王某内心充满痛苦，觉得愧对妻子和儿子，特别是最近妻子不理解与抱怨加重，让他怀疑那么辛苦地工作到底是为了什么。这种负面情绪被带到工作中，他常常无法集中精神，工作效率下降。

王某是典型的职场员工工作与家庭冲突的案例。随着人口结构和家庭结构的巨大变迁——大量女性走出家门进入职场，双职工家庭数量逐年增加，肩负着养育小孩和照顾老人双重责任的家庭也在增加。因此，如何平衡工作与生活是很多员工所必须面临的一个挑战，该问题是否得到恰当处理，直接影响着员工职业生涯发展与个人心理健康。调查显示，65%的员工抱怨自己工作生活失衡，对自己的现状表示不满。

1. **工作与生活冲突的概念**　工作与生活冲突是一种角色间冲突，是指个体在工作和家庭两个角色之间的冲突及相互干扰，这种冲突具有不相容性、双向性特点，工作干扰家庭，家庭也可能会干扰工作。

在我国的传统观念里，大多数人只强调工作，而忽视了生活，长期工作与生活的失衡最终将导致两面俱损，一方面，导致员工工作热情降低，效率低下，另一方面，长期超负荷的工作使员工的生活变得枯燥无味，性情冷漠急躁，忽视家人的感受，而且两者相互影响，导致恶性循环。

2. **工作与生活冲突的表现**　从整体来看，工作与生活冲突可表现在以下两个方面：①工作干扰生活，表现为与家庭相关的缺席、拖延以及较差的家庭角色表现；把工作中的不良情

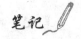

笔记

绪或工作任务带回到家庭，影响家庭生活；没有时间做家务；和家人相处的时间短、交流少、家庭活动少；没有时间照顾孩子与老人，引起家庭成员不满和担忧；②生活干扰工作，表现为与工作相关的缺席、拖延及较差的工作角色表现，如因为家务事太多，要照顾孩子与老人，工作时间没法保证，工作效率降低；家庭的牵扯阻碍员工进一步学习；把家庭的矛盾情绪带到工作中，引起上司或同事的不满和担忧。从工作与生活冲突的具体内容来看，又可细分为事业与家务劳动的冲突（特别是女性员工）、事业与抚育子女冲突、事业与夫妻关系冲突、工作与赡养老人的冲突。

3. 工作与生活冲突的识别 对于工作与生活冲突的识别，最主要的方法是根据其表现，如果一个员工具备上述的表现，再加之他是在职业过程中发生的，即可以考虑这个诊断；其次，可以参照一些心理测量量表或调查问卷，如工作—家庭冲突量表，Carlson D.S.，Kacmar K.M. 和 Williams L.J. 编制，共 6 个维度，分别为基于时间的工作对家庭的影响、基于压力的工作对家庭的影响、基于行为的工作对家庭的影响、基于时间的家庭对工作的影响、基于压力的家庭对工作的影响、基于行为的家庭对工作的影响。

4. 工作与生活冲突的应对

（1）提高工作效率。制定合理工作计划，严格按照计划执行，区分轻重缓急，简化工作，先做重要的事情，注重效率，更注重效果，每完成一项工作时做一个记号。有效利用琐碎时间，保持好奇心，提升专业知识和技能，注重与他人合作与沟通，加强工作时间意识。

（2）积极倾听，有效沟通。在与他人互动时，积极倾听，表示共情和理解，可以让对方感受到自己被关注。在表达自己的想法时，考虑对象的情绪，表达应当准确、简明、扼要和完整。在表达过程中，要花些时间明确对方是否已经明白了你所表达的内容，之后加以澄清。

（3）合理地应对压力。正确地认识自己的能力，愉快地接受自我、他人和外界。与人为善，建立深厚的家庭关系和人际关系，保持幽默和乐观的心态。

（二）职场人际关系问题

小李和小刘是大学同学，毕业后在同一家公司的销售处工作，开始他们都很积极上进，很能吃苦，经常一起找客户，彼此总结销售经验与教训。后来发现市场与客户是有限的，为了提高自己的业绩，他们俩开始打起小算盘，开始对自己的客户情况严格保密，最后发展为相互抢单的直接人际冲突。

小李和小刘的职场关系问题是现代企业中常见的现象。伴随着企业规模的扩大、企业创新和变革速度的加快、经济全球化和企业国际化过程中的跨文化差异管理的出现，冲突是组织生活中无法避免的事实，一项针对上班人士的研究表明，近 85% 的人承认在工作中遇到过人际冲突。可以说，人际冲突是职场人际关系问题中最常见与最突出的问题。

1. 职场人际冲突的概念 人际冲突是两个或两个以上相互依存的个人或群体之间展开的公开对抗，其中冲突各方都认为资源是稀缺的，彼此间视目标和意见不可调和，并且自己达成目的的进程受到他人阻碍。在此过程中，当事人体验着害怕、愤怒、憎恨、无助、紧张等负面情绪反应。在企业中，同事之间及上下级之间，他们因为利益与各自需求而走到一起，形成互依关系，然而他们之间的经济利益决定了他们人际关系的功利性与冲突性。人际冲突剧烈程度各不相同，轻则可以回避，重则可发展为暴力。

在理解人际冲突时还应注意以下几点：①人际冲突的核心要素是交流，交流行为会导致冲突，也反映了冲突，同时交流行为为管理冲突提供了积极或破坏性的处理方式；②处于冲突对抗状态的冲突两方之间相互依赖，不管是否愿意，他们都必须维持相互依存的关系；③彼此间认为各自的目标不可调和，这是所有人际冲突的核心内容，可细分为两种情况。首先冲突各方想要同样的东西，而导致各自目标相左，如晋升。其次是目标不一致的情况，如经理王某认为要执行 A 方案，而员工刘某坚持 B 方案，其冲突的实质是双方争夺决定权。

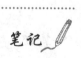

笔记

④冲突双方觉知到资源稀缺，这里资源被定义为任何被积极看待的自然、经济和社会结果。职场人际冲突中稀缺资源包括各种机会，如晋升、培训、权力、金钱、支持、自尊等。⑤此外，人际冲突的发生还取决于是否存在干涉和阻碍行为。

2. 职场人际冲突的表现 从整体上来看，人际冲突主要表现为消极的交流行为和负面情绪两个方面。

（1）消极交流行为。主要包括：①责备行为，冲突的人们常以责备开场，表明自己感觉多么糟糕，或突出冲突的重要性，或为了发泄失望无助的心情；②防御抵抗行为，表现为发牢骚，闪烁其词，攻击他人以保护自己；③阻碍交流行为，在良好的互动中，人们会用言语或非言语的方式发出各种暗示，表示他们正在参与互动，而处在人际冲突中的人们却常会阻碍交流，想方设法地表明自己不愿意交流，如眼神仅用于看对方在做什么，之后就游离开了，僵直着脖子从不点头示意，面部表情生硬；④轻蔑行为，包括令人生厌的嘲讽、贬低、非善意地纠正对方错误或极端不友好的玩笑。

（2）负面情绪。从人际冲突发展历程来看，人们最初往往感到自己的目标受人阻碍和干涉，第一个情绪反应是恼火、生气、愤怒和责备。随着冲突持续，彼此充满戒备和防御心，处于劣势方还会出现无助、嫉妒、忧虑等情绪。若冲突升级，即闹大了，双方会感到害怕甚至恐惧等；若冷升级，即冷战，双方会感到隔阂和情感痛苦。从双方情感交换的方式来看，可分为三种：其一，以冷淡感情对冷淡感情（轻蔑对无视）；其二，以强烈情感对强烈情感（如暴怒对暴怒）；其三，以强烈感情对冷淡感情（如伤害对愤激）。

人际冲突可细分为两种模式，第一种为上升型冲突，即冲突不断升级，人际关系越来越往坏的方向发展，其主要特征是误解、争执和相互损害；第二种为回避型冲突，人们通过回避减少对方对自己的影响，彼此间的情感投入越来越少，其主要特征包括直接交流减少、故意回避另一方、减少对方的依赖、蓄积失望或憎恨的情绪、将对方言行向第三方抱怨。

职场人际冲突的其他表现还包括：感到压抑、迷茫、没有希望，没有归属感，失去激情，工作积极性下降及士气低落，身心疲惫，指责抱怨、相互拖延工作，工作满意度低，萌生去意，对公司失望。

3. 职场人际冲突问题的原因 企业内部人际冲突的主要类型为企业主与管理层人员的冲突、企业主与普通员工的冲突、管理层人员与普通员工的冲突、普通员工之间的冲突。企业中人际冲突的原因包括：个人差异、信息缺乏、角色不兼容及工作压力。

第一，来自四面八方的员工的背景不同，在企业中表现出来的价值观与需求也不同，以及看待问题的视角也会有差异。第二，组织中不健全的信息沟通渠道，导致重要信息不能及时传达或被曲解，而引发冲突。第三，组织复杂性使得其成员间必然会产生矛盾，尤其在任务互相依赖，但工作角色互不相容的成员间。另外，工作任务分配的模糊，使得个体没有明确其应该对某项活动具体负责，导致大家都认为工作的失误不是自己而是其他人，从而产生冲突。第四，基于个体差异和角色不兼容的冲突，会被工作压力激化，本来一些琐碎的问题也容易爆发为冲突。

4. 职场人际冲突问题的评估 对于职场人际冲突问题的识别，最主要的方法是根据其表现，如果一个员工具备上述的表现，再加之他是在职业过程中发生的，即可以考虑这个诊断；其次，可以参照一些心理测量量表或调查问卷，如组织冲突测量量表（Organization Conflict Inventory）的测量结果，该量表由 Rhim 编制，包括支配、整合、折中、回避和顺从五类人际冲突处理类型，共 28 个条目，考察了个体与上级、下属和同事发生冲突时的应对模式选择及冲突倾向。

5. 职场人际冲突问题的应对

（1）适宜的自我认知。应用科学的心理学方法了解自己的人格特征，并发现人格特征

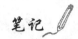

笔记

中的天赋与劣势，明确内在深层的渴望与恐惧，随时保持清醒的意识对待环境。

（2）及时沟通。在工作中，时常注意沟通比不沟通要好许多。虽然不同文化的公司在沟通上的风格可能有所不同，但性格外向、善于与他人交流的员工总是更受欢迎。当发觉自己与同事的关系出现问题时，及时沟通、解释清楚非常必要。

（3）学会站在他人的角度看问题。每一件事情都有不同的侧面，如果凡事只从自己的角度来，则与同事之间容易出现矛盾和摩擦，学会站在他人的角度看问题，则容易理解他人和化解矛盾。

（三）职业生涯发展问题

小李，25岁，新闻学本科毕业。从毕业至今短短1年中就换过3份工作，第一份工作是美容顾问，第二份工作是中小学课外辅导课程销售顾问，第三份工作是社区的社会工作者，目前处于跳槽空档期。她经常抱怨没有一个合适的企业文化环境，工作没意义，上司为难她。同时也对自己的职业感到困惑、迷茫与深深的焦虑，对家人感到内疚，经常失眠。

小李的问题是典型的职业生涯发展问题，由于对自己的职业定位不清晰，未来发展目标不明确，在现实的工作中遇到烦恼和不顺，便萌生了跳槽的想法。

1. 职业生涯发展问题的相关概念 职业生涯是一个人终生经历的所有职位的整体历程，一般可分为成长、探索、确立、维持及衰退五个主要阶段，每个阶段都有其独特的发展任务。我国员工职业生涯发展最常见的问题是：频繁跳槽，长期处于职业生涯的探索阶段。频繁跳槽的群体主要是30岁以下的年轻员工，特别是入职3年内的新员工。他们是最容易流动的一类群体，缺乏耐心，频繁跳槽，工作稳定性差。北京市一项针对96家用人单位做过的调查数据表明，大学毕业生首次就业后3年内跳槽率高达70%。其中，主动离职率高达88%。

不合理甚至盲目的频繁跳槽，损害的是员工的职业生涯发展，导致他们在职业生涯中积蓄、沉淀下来的职场能量“归零”；割裂前、后工作的关联度；最严重的是个体迷失了职业发展方向，陷入长期的职业生涯探索期。

2. 职业生涯发展问题的表现

（1）自我职业定位模糊，表现为：①自我认识模糊，不太清楚自身条件和潜力，更重要的是不清楚自己究竟想要什么，导致职业目标定位不明确；②对职业发展认识模糊，具体表现为对职业素质认识不清，对职业发展阶段不清楚；③对职业环境认识模糊，不善于把握社会发展的脉搏，无法把握职业的社会需求状况。

（2）自我职业定位不合理或存在误区，包括对自身能力评估和期望值过高，眼高手低；只顾工作条件、福利待遇等眼前利益，忽视职业的长远发展；职业标注过于功利化与等级化。

（3）负面情绪，包括愤怒，觉得企业或其主管对自己不公平，因而产生愤怒，之后是抱怨；随着跳槽的次数增加，对自己的职业发展感到迷茫与困惑，不知道何去何从，因而引发深深的焦虑，甚至恐慌。另外大部分年轻员工是独生子女，肩负着整个家庭的期望，因此对家人又可能会感到内疚与自责。

3. 导致职业生涯发展问题的主要原因

（1）员工的个性特征，价值观取向趋于功利性，渴望职业生涯成功的愿望迫切，因此他们往往坐不了冷板凳，耐不住寂寞。抗压能力差，大部分现代企业员工都经历了应试教育阶段，在成长过程中所面对的问题大多由别人来解决，独立面对环境变换的能力很弱，面对挫折或评判的承受能力差，不能很好控制自己情绪，易受伤。以上这两种个性特征是引发员工频繁跳槽的重要原因。

（2）对职业生涯发展缺乏系统的认识与理解。首先，员工开始职业探索的时间晚，在大学期间才开始接触；其次，大学职业探索又常常流于形式。因此，导致新员工对职业生涯没

笔记

有一个系统而正确的认识，出现职业探索盲区，职业探索不充分，如对自我的能力、知识等认识较肤浅，长远职业目标模糊，职业生涯机会不清楚。

4. 职业生涯发展问题的评估 对于职业生涯发展问题的识别，最主要的方法是根据其表现，如果一个员工具备上述的表现，再加之他是在职业过程中发生的，即可以考虑这个诊断；其次，可以参照一些心理测量量表或调查问卷。

5. 职业生涯发展问题的应对

（1）进行充分的自我评估，即要全面了解自己。要审视自己、认识自己、了解自己，做好自我评估，如用霍兰德测验量表，弄清自己想干什么、能干什么、应该干什么等问题。自我评估有利于确定自己的兴趣、价值观、资质及行为取向，了解自己的优势和劣势。

（2）职业定位，即要为职业目标与自己的潜能及主客观条件谋求最佳匹配。职业定位过程中要考虑性格与职业的匹配、兴趣与职业的匹配、特长与职业的匹配、专业与职业的匹配等。

（3）确立目标，这是制定职业生涯规划的关键。通常目标有短期目标、中期目标、长期目标之分。长期目标需要个人经过长期艰苦努力、不懈奋斗才有可能实现，确立长期目标时要立足现实、慎重选择、全面考虑，使之既有现实性又有前瞻性。短期目标更具体，对人的影响也更直接，也是长期目标的组成部分。

（4）实施策略，即要制定实现职业生涯目标的行动方案，要有具体的行为措施来保证。要制订周详的行动方案，更要注意去落实这一行动方案。通过各种积极的具体行动去争取目标的达成。

（5）评估与反馈，整个职业生涯规划要在实施中去检验，及时诊断生涯规划各个环节出现的问题，找出相应对策，对规划进行调整与完善，在达成职业目标的过程中自觉地总结经验和教训，修正对自我的认知和最终的职业目标。

二、情绪问题

每个企业员工在面对各方面的压力时，如果得不到及时合理的调节很容易引发负面情绪，如抑郁、焦虑和情绪不稳定，这些负面情绪不仅对个人身体健康造成不良影响，更对员工所在的企业造成很大的管理压力，在一定程度上会影响企业日常工作的开展。因此，对这些情绪问题进行识别和心理辅导非常重要。

（一）情绪不稳定

李某，女，27岁，某公司职员。李某因为自己全力做出的方案，上级却不认可而非常气愤。她一气之下打了辞职报告，信中有很多对上级领导不满的“直言”。领导马上批准了她的辞呈。在辞职之后24小时，她就开始后悔。李某说：“辞职离开公司的那一刻觉得自己很牛。睡了一觉醒来，很快就想‘又要找工作了’，我开始后悔当时太冲动。”

李某由于无法把控自己的情绪，在冲动的驱使下递交了辞职报告，一觉后就开始后悔，这样的表现是典型的情绪不稳定所导致的糟糕结果。

1. 情绪不稳定的相关概念 情绪稳定性（emotional stability）是描述情绪上成熟、情绪反应合乎情境，且在此时此地与彼时彼地都一致的状态。情绪不稳定即日常所说的情绪化，广义的情绪不稳定，指因为个体受到刺激后所产生的身心激动状态。狭义的情绪不稳定指个体过于敏感，容易因为一些微不足道的原因发生较大较明显的情绪波动，也可以理解为是人在不理性的情感下所产生的行为状态。情绪化的人不能控制自己的情绪，遇事非大喜则大悲，他们容易因小事而大发脾气，不过同样也极容易因喜乐而手舞足蹈。如果是身处职场，这种情绪将影响到工作的开展。

2. 情绪不稳定的表现 情绪化表现往往通过个体的行为反应表现出来。

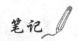

笔记

(1) 行为的无理智性。人的行为应该是有目的、有计划、有意识的外部活动，人区别于其他动物之一，就在于人的行为的理智性。但是，人的情绪化行为的一个重要特征往往缺乏这一点：不仅“跟着感觉走”，而且“跟着情绪走”。行为缺乏独立思考，显得不够成熟。

(2) 行为的冲动性。人的行为本身应受意志的控制，受意识能动地调节支配。但是，人的情绪化行为反映了意志控制能力的薄弱。遇到什么不顺意或不称心的事，就像一个打足了气的气球一样，立即爆发出来。带有情绪化行为的冲动，看起来力量很强，但不能持续很长的时间，紧张一释放，冲动行为就结束了。这种冲动性行为往往带来某种破坏性的结果。

(3) 行为的情景性。它的显著特点是为生活环境中与自己切身利益相关的刺激所左右。满足自己需要的刺激一出现，就显得非常高兴，一旦发现满足不了，就会异常地愤怒。

(4) 行为的不稳定性和多变性。人的行为总有一定的倾向性，而且这种倾向性一经形成，会显得非常稳定。但是，人的情绪化行为却具有多变、不稳定的特点。喜怒哀乐变化无常，给人一种捉摸不定的感觉。

(5) 行为的攻击性。情绪化的人忍受挫折的能力相当低，很容易将自己受到挫折产生的愤怒情绪表现出来，向他人进攻。这种攻击不一定以身体力量的方式出现，也可以语言或表情的方式表现，如不明不白地讽刺挖苦他人，给人脸色看，让人难堪下不了台等。

3. **情绪不稳定问题的识别**　对于情绪不稳定的识别，最主要的方法是根据其表现来考虑这个诊断；其次，可以参照一些心理测量量表或调查问卷，如艾森克情绪稳定性测评，共210题，分七个维度，每30个题一个计分表，分数在0至30分之间。此问卷分别从自卑感、抑郁性、焦虑、强迫性、依赖性、疑病观念和自罪感七个方面评价个人的心理健康状态。

4. **情绪不稳定的应对**

(1) 觉察和识别情绪。通过记录日常的情绪反应和状态来觉察自己的情绪。情绪智力的基础首先是能感知自己和他人的情绪，理解自己情绪糟糕的原因。同时，情绪智力高的人还很会共情，能够准确地感知他人的情绪或感受，善于察言观色，能够“读懂”面部表情、声音语调和其他情绪特征，进而理解引起不同情绪的来源对行为的影响。

(2) 合理管理情绪。当自己生气时，学会如何冷静下来，可以通过转移或分散注意力的方式，以及重新评估当前情景，设法寻找解决问题的办法，合理发泄情绪等。善于用情绪改善人际关系并增进情绪健康。

(3) 找到一个积极的对象，模仿其行为。模仿是利用观察学习，观看他人表现出适当行为可使出现适应不良的人学会更好的应对策略。通过学习他人的情绪表达和应对方式，学会在相同的处境下，采取合适的情绪和行为表达方式。

(二) 焦虑情绪

王某，男，35岁，本科学历，某企业销售部门主管。由于工作性质的要求，王某除了部门的行政管理，还要跟不同的客户打交道。在近几年的工作中，王某经常要到外地出差，事情又多又杂，现在一听手机铃声就觉得紧张和焦虑，大脑就像有根弦，铃声就像警报器，它一响，脑子这根弦就紧了，接着心脏好像有人用手紧紧地猛抓住一样，全身无力，王某也意识到这些症状很不合理，但却无法控制。

随着社会竞争的日益激烈，现代人普遍感到职场的压力越来越大，很多人都处于焦虑的状态中。尽管已经努力工作了，但焦躁、紧张、烦闷、烦忧、失望、沮丧等不良情绪还是困扰着众多职场人士，上述案例中的王某就是职场人士常表现的典型焦虑表现。职场焦虑已然成为困扰现代都市人的“顽疾”之一。

1. **焦虑情绪的概念**　焦虑是一种内心紧张不安，预感到将要发生某种不利情况，而难以应付的不愉快情绪。焦虑的特点为：其情感特征是存在普遍的紧张感，即害怕、不安和痛苦等；焦虑情绪指向未来；个体感到难以应付，导致身体出现不适感或出汗、口干、呼吸加

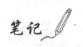

笔记

深加快、头晕、失眠、全身无力等；认知上表现为注意力加强或难集中注意力，思维停顿或奔逸。

2. **焦虑情绪的表现** 焦虑有时不能够直接观察到，能够观察到的是焦虑的直接影响，将焦虑转化为生理反应和行为反应，可以作为焦虑反应的提示。

(1) 生理反应，包括心率增加、血压上升、失眠、疲乏和无力、呼吸增快、瞳孔变大、声音发颤、手发抖、心悸、恶心和呕吐、面部充血、口干、身体疼痛、尿频、无法平静、晕厥、皮肤感觉异常等。

(2) 情感反应，包括不安、紧张、不适、害怕、易激惹、哭泣、过度兴奋、压抑等情绪。

(3) 认知反应，包括注意力不能集中、缺乏对周围环境的警觉、常陷入对未来的沉思之中、以自我为中心、记忆低下。

3. **正常焦虑以及病理性焦虑的鉴别** 正常焦虑的反应具备以下特质：焦虑与客观威胁相关；不涉及压抑或其他内在心灵冲突机制；不需要启动神经性防卫机制来管理焦虑；能够在意识觉察层次上建设性地对待，或者当客观的处境改变时，会变得较为舒缓。

病理性焦虑的特质与正常焦虑相反，特点是：对威胁的反应与客观危险不成比例；会有压抑和其他心灵冲突的形式；产生许多形式的退缩行动与警觉，如外显症状以及各种神经性的防卫机制。

4. **焦虑情绪的评估** 对于焦虑情绪的识别，最主要的方法是根据其表现来考虑这个诊断；其次，可以参照一些心理测量量表或调查问卷。在对焦虑情绪进行评估时，常用的是焦虑自评量表、状态—特质焦虑问卷和汉密顿焦虑量表。焦虑自评量表（Self-Rating Anxiety Scale，SAS），由 Zung 于 1971 年编制，由 20 个条目组成，4 级评分，用于评出焦虑患者的主观感受。状态—特质焦虑问卷，由 Spielberger 等人编制，用以评定个体短暂的焦虑情绪状态和人格特质性焦虑倾向。汉密顿焦虑量表（Hamilton Anxiety Scale，HAMA），包括 14 个项目，是精神科中应用较为广泛的由医生评定的量表之一，主要用于评定神经症及其他患者的焦虑症状的严重程度。

5. **焦虑情绪的应对**

(1) 深度放松。通过放松训练、冥想和正念训练等方式，放松自己的肌肉，平复自己的情绪。日常生活中，可选择气功、瑜伽、坐禅或想象性放松的方式，缓解焦虑的感觉和情绪，达到放松。

(2) 改变对焦虑对象的认知。可以通过换一个角度想问题，来改变自己非理性思维，通过了解是什么事件使自己如此焦虑，识别自己的不合理想法和信念，明确这些不合理信念下出现的情绪反应和行为后果，与不合理的信念进行辩论，最终达到期望的效果。

(3) 相信自己可以控制焦虑事件的发生。一件事情让人觉得无法控制，就会使人感受到焦虑情绪，相信自己可以控制焦虑事件的信念能够降低事件对我们的影响，即使我们实际上并没有进行控制。

(4) 运动。定期做有氧运动，如慢跑、游泳或骑脚踏车等。有研究表明，定期从事有氧运动的人，在面对焦虑性事件时，其心率和血压明显更低。

（三）抑郁情绪

张某，男，24 岁，在某公司工作两年，工作能力得到上级的肯定。前段时间因岗位需要被安排到新的部门，张某不情愿却不能违抗上级安排，在新的部门他怎么也找不到以前的感觉。一开始张某能够比较积极地向新部门的同事学习请教，希望做出好的业绩。但一段时间后，便没了激情，上班经常迟到早退，注意力不集中，经常忘记工作安排，工作效率明显下降。自诉总感觉很疲惫，经常在办公室看着钟表发呆，无心工作，也不大愿意和同事们搭话了。

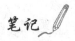

笔记

美国流行病学调查显示，普通人群中大约20%～30%存在抑郁症状，虽未达到抑郁症的诊断标准，但同样会造成职业功能下降，社会功能受损等危害。国内学者指出有抑郁情绪的员工对工作的感受、负性生活事件的认知及人际关系等方面都会有应对缺陷，他们长期沉浸在低落的情绪之中，认为自己是无用的、无价值的，这种消极的观念会使员工以更悲观的态度看待自己的能力，看待企业的发展和自己及企业的未来，上述案例中的张某就是典型的职场抑郁表现。因此，抑郁情绪的识别和调节应对不容忽视。

1. 抑郁情绪的相关概念 抑郁是一种持续的心境低落、悲伤、消沉、沮丧、不愉快等综合情绪状态。抑郁症状、亚综合征性抑郁和抑郁障碍反映的是三种水平的抑郁。本章介绍的抑郁情绪是指非内生性单向抑郁情绪，单指心境低落、不愉快、闷闷不乐，即我们常说的"心情不好"。在理解抑郁情绪时需要注意以下几点：正常的抑郁情绪基于一定的客观原因。如工作挫折、生活压力等；相应的生活事件被解决或环境改善后抑郁情绪得到缓解；抑郁情绪除了心情低落，还表现为失眠、食欲减退、兴趣降低等；抑郁情绪可以被建设性地管理。

2. 抑郁情绪的表现

（1）心理症状：心境低落，常感到沮丧、悲观，对事物提不起兴趣；自我满足感低，遇事容易产生挫折感，无价值感，严重者甚至觉得绝望，出现自杀意念；思维迟缓，注意力集中困难，记忆力下降等。

（2）生理症状：很多来访者会诉说自己感到无缘无故的不适，头痛、胃痛、头昏、眼睛疲劳等；做事经常感到疲倦，似乎精力已经耗尽，想振作也振作不起来，至少无法持久；睡眠问题、食欲缺乏、体重下降也是常有的情况。

（3）行为症状：遇事缺乏信心，反应迟缓，工作效率明显下降。女性可能会出现更多的哭泣，男性则异常警觉、敏感，也有可能突然变为有攻击性的反社会行为，开始沉溺于成瘾性物质或行为，如抽烟、喝酒、上网等。此外还表现为社交退缩，对生活失去兴趣，对工作感到倦怠等。

3. 抑郁情绪和抑郁症的鉴别

（1）抑郁情绪与抑郁症不同，正常人的抑郁情绪基于一定的客观原因，而抑郁症则是病理情绪抑郁，通常缺乏客观精神应激的条件，或者虽有不良因素，但是"小题大做"，不足以真正解释病理性抑郁征象。

（2）一般人情绪变化有一定时限性，通常是短期的，人们通过自我调适，充分发挥自我心理防卫功能，能恢复心理平稳。而抑郁症患者的抑郁症状常持续存在，甚至不经治疗难以自行缓解，症状还会逐渐恶化。精神医学诊断一般抑郁不应超过两周，如果超过一个月，甚至持续数月或半年以上，则可以认为是病理性抑郁。

（3）正常人的抑郁情绪程度一般较轻，程度严重达到病态时称为反应性抑郁症。抑郁症患者程度严重，并且影响患者的工作、学习和生活，无法适应社会，影响其社会功能的发挥，甚至产生严重的消极、自杀言行。

（4）正常人的抑郁情绪当生活事件解决时会自然缓解，而抑郁症可以反复发作，每次发作的基本症状大致相似。而且典型抑郁症有生物节律性变化的特征，表现为晨重夜轻的变化规律。

（5）正常的抑郁情绪一般是应激性的，而抑郁症患者的家族中常有精神病史或类似的情感障碍发作史。

（6）抑郁症患者有持续性顽固性失眠，多种心理行为同时受到阻滞抑制，生理功能低下，本能活动能力下降，体重、食欲和性欲下降，全身多处出现难以定位和定性的功能性不适，检查又无异常。而正常的抑郁情绪较少出现，即使有也是轻微短暂的。

笔记

4. 抑郁情绪的评估 对于抑郁情绪的识别，最主要的方法是根据其表现，如果一个员工具备上述的表现，即可以考虑这个诊断；其次，可以参照一些心理测量量表或调查问卷。在对抑郁情绪进行评估时，常用的是抑郁症状自评量表（SDS）及汉密尔顿抑郁量表（HDMA）。抑郁自评量表（Self-rating Depression Scale，SDS），由 20 个项目组成，4 级评分，评定时间为最近一周，主要适用于具有抑郁症状的成年人，包括门诊及住院患者。汉密尔顿抑郁量表（Hamilton Depression Scale，HDMA），由 Hamilton 于 1960 年编制，是临床上评定抑郁状态时用得最普遍的量表，后经过多次的修订，适用于有抑郁症状的成人。

5. 抑郁情绪的应对

（1）寻找社会支持，如果认为自己的能力处理不了目前的问题，可以向与自己关系亲密的家人或朋友寻求帮助，来自家庭和朋友的支持会成为压力性事件的缓冲垫。研究发现，拥有亲密、支持性关系的人会拥有更好的免疫反应及更好的健康状况。

（2）记录消极的感觉和想法，当消极悲观的想法和感觉出现时，马上写下这些想法，给每种想法作出另一种合理的解释，理清自己的思路，寻找更有效的应对策略。

（3）合理规划生活，面对不良情绪，需要有意识地放慢反应的节奏，制定一个日程表，合理安排自己的学习工作和休息娱乐的时间，维持劳逸结合的平衡，从而提高生活质量。

（4）承认并接纳自己能力有限的事实，清晰地认识自己的优缺点，明确地意识到没有人是十全十美的，为自己设定渐进的、可能达到的目标，学会拒绝自己不可能完成的附加任务。

（5）寻求专业人员的帮助，可以积极向外寻求社会机构或专业心理咨询师的帮助。

三、恋爱、婚姻、家庭问题

事业和生活是人的两大重要内容，恋爱、婚姻、家庭是个体生活的非常重要的组成部分。如果处理不当，则容易出现各种问题。

（一）恋爱问题

“只见了一面的人大概有三分之一，见过两次的大概有一半，交往过一段觉得满意的也有一些，这些人里面对我比较满意的也不少……”刘洋描述着她的 30 次相亲经历。尽管她一直努力，却至今都没有稳定的男朋友。家人都非常着急了，刘洋也很苦恼，可是她自己也说不上是什么原因，为什么相亲那么多次，最后就是没有成功呢？

恋爱是每一个成年人心理、生理发育到一定阶段的必然表现。在恋爱中的选择是人们确定婚姻关系、建立家庭的第一步，传统社会在人们择偶过程中遵循的是“父母之命，媒妁之言”，现在社会青年人有更多的自己择偶的权利，择偶更多地表现为自由选择。年轻人在恋爱过程中，因恋爱问题而产生心理困惑的人日益增多，严重者会产生轻生的念头。常见的恋爱问题包括失恋、恋爱恐惧症、网恋、单恋。

1. 失恋 失恋是指一位痴情人被其恋爱对象抛弃的结果。失恋引起的主要情绪反应是痛苦和烦恼。大多数失恋者能正确对待和处理好这种恋爱受挫现象，愉快地走向新的生活。然而，也有一些失恋者不能及时排解这种强烈的情绪，导致心理失衡、性格反常。失恋的种种不良心态会严重影响当事人的身心健康，甚至会导致一系列社会问题。具体到不同的个体，常常出现以下几种消极心态。

（1）失恋者羞愧难当，陷入自卑和迷惘，心灰意冷，走向怯懦封闭，甚至绝望、轻生，成为爱情的殉葬品。

（2）失恋者对抛弃自己的人一往情深，对爱情生活充满了美好的回忆和幻象，自欺欺人，否认失恋的存在，从而陷入单相思的泥潭。也有人会出现一个特殊的感情矛盾，既爱又恨，不能自拔。

（3）失恋者或因失恋而绝望暴怒，失去理智，产生报复心理，造成毁灭性结局；或从此嫉

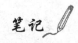

笔记

俗厌世，怀疑一切，看什么都不顺眼，爱发牢骚；或玩世不恭、得过且过、寻求刺激，发泄心中的不满。

2. **恋爱恐惧症** 恋爱恐惧症是指，对恋爱产生害怕、恐惧的心理。恋爱恐惧的方式因人而异，根据恋爱进行的阶段，大致分成恋爱前恐惧（拒绝型恋爱恐惧）、恋爱中恐惧（焦虑型恋爱恐惧）及恋爱后恐惧（受伤型恋爱恐惧）。恋爱恐惧症产生的原因可能有三个方面：一是原生家庭生活不幸福，二是爱情上受过创伤，三是注重物质不注重感情。

3. **网恋** 网恋是网络恋情的简称，指两个人通过网络发展出的恋爱关系，是网络高度发展后所产生的一种新的人际关系。与平常的恋爱不同之处是两个人在网恋之前，并不认识，没有现实生活的基础。随着网络的普及，人们发现了虚拟空间可同时满足自己对爱及安全感的需要，于是网恋就产生了。网恋不仅会使人浮想联翩，而且在不知不觉中，可能把自己想象的事情演绎成了现实。但是，实际上，网上的人许多都戴着面具，在网络上自己喜欢、倾慕的对象，现实中可能完全是另外一种样子。所以，网恋会引发很多问题，回到现实中很少有成功的例子。网友见面后，其结果往往是可悲的。

4. **单恋** 单恋，又称单相思，是指一方对另一方以一厢情愿的倾慕和热爱为特点的畸形爱情。单相思有两种情况：一是毫无理由的单相思，对方毫无表示，甚至对方还不认识自己，而自己执着地爱对方、追求对方；二是自认为有理由的单相思，错认为对方对自己有情。单相思较多出现在心理尚未完全成熟，个性内向、敏感、富于幻想、自卑感强的人身上。

在爱情中，我们经常可以看到：有的青年对身旁的一位异性伙伴颇有好感，她（他）的一言一行都能引起她（他）的愉悦，内心充满了对对方真挚的爱。可碍于面子或其他原因从来没有表白。随着时间的推移，这种感情与日俱增，但就是压抑在自己心里，造成很大的苦闷。

5. **恋爱问题的应对**

（1）爱情需要双方互爱。引导员工对情感问题的认识和合理认知的建立和培养，区分爱情和喜欢的不同含意。爱情是以互爱为前提的，爱情令人向往，但更需要的是双方的心灵碰撞和一种彼此奉献的、真诚互爱的、幸福美好的感觉。

（2）增加社会交往范围，结识更多的人。周围的环境很大，随着生活经验的不断积累和认知水平的提高，在与更广大人群的接触中可能会发现更适合自己的恋爱对象，不必为一个不爱自己的人而痛苦烦恼。

（3）正视现实，调整认知。失恋伴随的是痛苦和消极的情感体验，无论意志多么坚强的人，只要真诚的爱过，都不可能面对爱的挫折而无动于衷。从心理学角度看，失恋总是经历一个过程，冲击感阶段和烦躁不安的痛苦阶段是需要面对和经历的过程。

（4）多与家人和朋友在一起。这个时期的痛苦的情感体验需要得到疏理而不是压抑，可寻求朋友、同学、亲人的安慰、理解和心理支持，积极思考问题的原因，客观地面对现实处境，从中积累经验和接受教训。

（二）婚姻问题

张玲有过两次婚姻，每次男方都酗酒无度，并在酒后对她拳脚相加，粗言秽语。张玲虽然对两任丈夫都存有爱意，但无法忍受他们长期酗酒和暴力侵犯，两次都以离婚收场。张玲躲闪外人、回避过去，伤痕虽然已渐渐淡去，但内心仍怀揣着不安和恐惧。

婚姻问题是指一对夫妻在心理、情绪与关系上的困难。婚姻问题千头万绪、错综复杂，无法简单分类、区别与诊断。当婚姻发生问题时，可能会以各种方式表现其矛盾。有的只是闹情绪，有的采取行动，甚至是剧烈性的破坏行为，发生一些负性反应。

1. **婚姻问题的主要表现**

笔记

（1）夫妻彼此闹情绪，这是最常见的方式。夫妻双方都感到不高兴，甚至争吵，这种情绪如果持续很久或反复出现，将影响夫妻的生活与关系。

（2）行动化表现，夫妻动手摔家里的东西，甚至打配偶或小孩。如果发生自杀或暴力行为，则会使夫妻原来的问题更加严重。有些人采取报复性行为，则对婚姻关系更加破坏。

（3）冷战，这种夫妻矛盾的形式不声不响，外人不注意时察觉不到。

（4）性生活不满意，夫妻矛盾会引发性生活不和谐、不满意，常见的有性欲低下、性冷淡（或性暴力）、阳痿、早泄等。

2. 婚姻问题的评估 对于婚姻问题的评估，主要依靠夫妻双方的内心感受和体验，也可以采用心理测量量表或调查问卷来辅助评估，如家庭功能量表 - 夫妻量表、夫妻交流量表、婚姻满意度量表等。家庭功能量表 - 夫妻量表（FACE-Ⅱ: Couple Form），测量夫妻的婚姻功能，夫妻双方分别填写，被测者要根据结婚到目前的“实际情况”和期望的情况进行回答，所得结果从夫妻的凝聚力（或结合力）、适应性两个方面进行分析。夫妻交流量表（Couple Communication Inventory），由 Olson 等（1982）编制，共 10 题，5 级评分，测量夫妻间沟通方式与交流的满意程度。婚姻满意度量表（Marital Satisfaction Inventory），由 Olson 等（1982）编制，共 10 题，按 5 级评分，测量夫妻双方对婚姻有关 10 个方面的自我评价，分数越高，表示越满意，是夫妻对自己婚姻满意程度的主观性评价。

3. 婚姻问题的应对

（1）促进夫妻进行沟通和交流。增加与配偶交流的次数并提高交流的质量，其焦点在于提高来访者交流和问题解决的技能，帮助来访者识别那些主要与关系建立有关的行为。可以给夫妻布置作业，要求他们每天抽出 15 分钟，自由分配，主要用于沟通对没有情绪色彩和非冲突问题的看法。

（2）启发夫妻双方看到自己的问题，并找到改变的方法。每对夫妻的每一方认识到自己在冲突中所起的作用后，正视自己在投射和回避关系冲突中应负的责任。要求每个配偶列出如要改善关系，需要做哪些改变，并着手改变这些特定的行为。

（3）采取非攻击性方式表达与人际关系有关的想法和情感。夫妻双方澄清自己是如何与对方交流的，以及如何向对方表达感情的。教给夫妻重新设计沟通方式，把抱怨改成请求，征求对方的同意，以满足自己的请求。

（4）表达对婚姻关系的期望。正视对夫妻关系抱有的非理性信念和不现实的期望，帮助夫妻对彼此和夫妻关系抱有更现实的信念和期望。

（三）家庭问题

逃学、旷课、夜不归宿、早恋、大吵大闹……35 岁的马女士做梦也没想过这些词汇会用在自己的女儿身上。看着年仅 13 岁的灿灿简直成了一个“五毒俱全”的问题少女，马女士觉得自己要崩溃了。唠叨、小心眼、说脏话、爱闹脾气……灿灿对妈妈也失望透顶，她觉得妈妈虽然生下了她，却一再把她抛弃不管。如今，她对妈妈没有一点感情，一心想着把她从家里赶走。母亲和女儿——这对世上至亲的亲人即将完全变成“敌人”，甚至比“敌人”更可怕的陌生人。

家庭作为一个社会单元，在人的一生中发挥着无可替代的作用。家庭是我们心灵的港湾，是爱和温暖的凝聚地。然而，俗话说“家家有本难念的经”，每个家庭的组成不同，家庭中各种关系的复杂度不同。关系越复杂，家庭矛盾越多，对于员工的心理健康和情绪稳定影响就越大。

家庭问题即是在家庭中，不同成员间发生的家庭矛盾和冲突的总和。概括来说，家庭问题主要表现在以下几个方面。

1. 家庭的规矩与传统引发的问题 有些家庭的心理问题是源于家庭系统本身，即家庭根据社会约定俗成的传统习惯来制定的自己家庭的制度，形成家庭的基本形态。原来不是

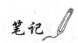

笔记

这个家庭系统的成员，如媳妇、女婿等，就会感到不习惯，很难接受，间接地影响到他们的心理健康，如家庭的财产继承（由哪个孩子来继承家业而引发的争吵），居住规定（子女是否同男方父母住在一起，或跟女方父母住在一起而引来的矛盾）等带来的家庭问题。

2. **家庭中次系统人际关系上的问题引起整个家庭的矛盾** 有时候，家庭的心理问题牵涉到某次系统里的两个人关系上的问题，间接影响到全家情况。如主要问题是夫妻两人间的情感关系（会间接地影响子女的生活），或者是同胞间的矛盾（牵涉到父母如何处理他们的烦恼），以及媳妇与婆婆的不和谐（引来丈夫难于应付），祖父母过分溺爱孙子（父母难于劝告或阻挡而引起矛盾）等。

3. **家庭不同发展阶段上的问题** 家庭问题，有时候是与家庭某个特定发展阶段有关的。即在某个家庭发展阶段可能没问题，但进入另一家庭阶段，问题就出现了。具体说来，一对夫妻可能面对的问题，如生育子女而带来的困扰、为孩子的养育与管理而发生的问题、难于应付与适应青少年阶段的子女等等。

4. **分居、离婚、再婚后重组的家庭问题** 一个家庭因夫妻的感情不好，包括婚外关系的发生而决定分居甚至离婚，可能带来个人、夫妻及子女的各种心理问题，这是比较严重的家庭心理困难。在此情况下，需要以特别的方式对待家庭中的成员，按其需要进行辅导。夫妻离婚后，考虑是否再找对象结婚，重组家庭，也可能会引发心理问题。如再婚者有子女，可能会牵涉到整个家庭中成员的关系发生变化，所有人都需要重新适应新的人际氛围，可能会引发适应问题。

5. **代际之间的差异引发的家庭问题** 现代社会的飞速发展，在不断冲击着传统文化，以及在此文化系统中成长的人。如何适应变化中的文化及文化中的人，是夫妻及家人需要面对的心理任务。这种文化上的问题，常以世代隔阂或代沟的方式呈现，有年长父母与其长辈的关系问题，但更令人重视的是父母与幼小孩子的关系问题，这方面我们又称亲子关系问题，或亲子冲突。

亲子冲突，是在亲子交往中发生的，亲代与子代之间的紧张、不和谐、敌视甚至斗争的关系。亲子冲突是亲子双方的不一致。这种不一致不仅包括目标的不一致，并且以言语或非言语的方式表现出来，具体包括言语、情绪、身体冲突三种表现形式。其中青春期亲子冲突的主要形式是言语和情绪冲突，最激烈的是身体冲突。

在亲子冲突中，孩子通常表现出以下特点：第一，孩子不喜欢父母过多的照顾管理或干预，而要自己独立去实践，特别讨厌大人的再三嘱咐和重复要求；第二，在许多事情的处理上，不愿意跟父母商量，而是自己决定；第三，对于父母的话不再是言听计从，百依百顺，而是有自己的看法和主张，敢于提出自己的不同意见；第四，对于传统观念，现成结论和权威往往不迷信盲从，而是持批判的态度。

在亲子冲突中，作为父母的成年人则容易将自己的想法和观念强加给孩子，表现出缺乏耐心，脾气急躁，因为自己是成年人而对子女过多的干预，或是没有真正体会子女的真实需求，从而引发冲突。

6. **家庭问题的应对**

（1）举行家庭沟通会议，让家庭成员在彼此克制、互相体谅、相互尊重的基础上进行思想和情感的交流，重点在于促进健康的交流，解决冲突和摆脱依赖。通过沟通，使全体家庭成员知道改变彼此谈话的方式通常会遇到很大的阻力，改变需要全体成员的一致努力。

（2）分析家庭的动力结构和期望，促使所有的家庭成员都能分享彼此的思想和情感，提高家庭成员的开放程度。看清家庭关系是如何构成的，包括家庭成员相互作用的方式、规则和秘密。家庭成员报告他们期望建立一种新的家庭关系并想象这种新关系是什么样子。促使每一个家庭成员就建立一个功能良好的家庭表达他们的关心、恐惧和期望。

笔记

(3) 安排家庭集体活动，以增加家庭成员积极的相互作用。要求父母阅读与介绍父母积极的教养方式有关的读物，并在阅读时收集一些重要的观点与咨询师讨论。帮助来访者举办一系列促进家庭和睦的积极的家庭活动，如打乒乓球、钓鱼或做家务事等。

(4) 改变沟通和交流的方式，家庭成员间学会通过平静和肯定的对话进行交流，而不是带有攻击和防御性的对话来解决矛盾和冲突。运用角色扮演、角色转换等方式帮助家庭中的成员能够换位思考和体谅对方。

四、成瘾问题

小李老是背着家人去福彩体彩买彩票，玩得很大，自己的工资花光之后还向亲戚朋友借钱继续买彩票，甚至是私自拿妻子的工资卡和信用卡刷钱去买。现在他已经没心工作了，有一个多月没有上班，就沉迷其中，天天换着法子骗钱去买彩票。小李认为自己总有一天会中大奖的，到时家人就会生活得很好，现在没中奖只是自己运气不够好。

成瘾行为在我国流行广泛，对个人、家庭和社会危害严重。烟草成瘾每年导致全球600万人死于吸烟相关疾病，造成几百亿医疗负担，我国男性吸烟率在60%以上，女性吸烟率近年来逐渐升高。饮酒过度可导致60多种疾病，每年致使全球250万人死亡，尤其是对男性有极大的危害，是15～59岁男性死亡的主要危险因素。吸毒的危害更是罄竹难书，不仅与艾滋病的流行相关，而且与暴力、犯罪等有密切关系。网瘾、赌博等行为成瘾的负面影响也不亚于物质成瘾，严重阻碍了个人身心与事业发展，影响家庭和社会和谐与稳定。因此，这些成瘾行为均应引起高度关注。

（一）成瘾行为的概念

成瘾行为是一种额外的超乎寻常的嗜好和习惯性，这种嗜好和习惯性是通过刺激中枢神经引起兴奋或愉快感形成的。所谓成瘾是指个体不可自制地反复渴求从事某种活动或滥用某种药物，虽然这样做会给自己或已经给自己带来各种不良后果，但仍然无法控制。成瘾行为包括对物质和非物质成瘾，前者包括对合法物质(烟、酒等)、非法物质(海洛因、可卡因、冰毒等)和临床处方药(止咳水等)的成瘾，后者包括对网络、赌博、偷窃、购物等行为或过程的成瘾。

（二）成瘾行为的特征

成瘾行为的特征主要是：一种不可抗拒的力量强制性地驱使人们使用该致瘾源，并不择手段去获得它；有加大剂量或频率的趋势；对该致瘾源的效应产生精神依赖同时产生躯体依赖。躯体依赖表现为耐受性增加和停止某些行为或减少某些行为后的戒断症状；心理依赖表现为强烈的觅药渴求或特有的嗜好和习性，以达到欣快，乃至销魂状态的欲望。

1. 耐受性 耐受性是指随着反复使用成瘾药物或行为，机体对原有剂量的成瘾药物或行为变得不敏感，此时为了追求快感不得不增加剂量或改变使用途径，这一现象被称为耐受性。如对吸毒者而言，需要不断增加吸毒量才能维持获得欣快的感觉；对于赌博者而言，需要不断增加筹码才能获得满足。药物耐受性是可逆的，停止用药后，耐受性将逐渐消失，机体对药物的反应又恢复到原来的敏感程度。大多数滥用药物均可产生耐受性。

2. 戒断综合征 戒断综合征是指成瘾者一旦停止原来的成瘾行为，就会出现的特殊的心理生理症状群。如停止使用药物或减少使用药物后或使用拮抗剂占据受体后所出现的一系列的症状。如吸食海洛因的成瘾者停药8～12小时即可出现戒断症状，最初表现为打哈欠、流泪、流涕、出汗等类似感冒的症状，随后陆续出现瞳孔扩大(怕光)、打喷嚏、起鸡皮疙瘩、寒战、厌食、恶心、呕吐、腹绞痛、腹泻、全身骨和肌肉酸痛及肌肉抽动等症状。网络成瘾者初期的症状为因担心电子邮件是否已送达而睡不着觉，日常的不快事通过网友来发泄，一上网就废寝忘食等，随后陆续出现下网之后不安、焦虑、烦躁、失眠或心情不佳，常因上网

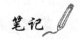

笔记

而影响家庭关系或其他重要的人际关系，或影响工作、学习。戒断综合征是由于长期用药或行使某种行为后突然停止引起的适应性的反跳性反应。不同的药物或行为所致的戒断症状因其机制特性不同而异，一般戒断症状表现与药物或行为的急性激动作用相反。如中枢神经系统抑制剂依赖戒断后出现兴奋、不眠，甚至癫痫样发作。

虽然明知这一行为已经产生生理或心理方面的不良后果，如由于从事这一行为患者食欲缺乏、行为失控、情绪恶劣、不得不停止或大大减少正常的社会交往、职业或娱乐活动，需要花费大量的时间为这一行为做准备或从事这一行为，或者需要花费大量的时间从这一行为的后果中恢复过来，但是患者依然不能自制。往往多次试图戒除或控制这一行为，但却无能为力，屡屡不成功。

3. **稽延性戒断综合征** 许多药物成瘾患者在急性戒断综合征消退之后，仍有各种各样的不适主诉，常见者为浑身无力、感觉过敏、失眠、食欲低下、胸闷、易激惹、情绪恶劣等，且可持续数月甚至数年之久，这些症状就是所谓的稽延性戒断症状或称迁延性戒断症状。稽延性戒断症状的存在，不仅影响药物成瘾者的功能恢复，更有相当一部分人因此而故态复萌，最终复发。

成瘾虽然会给成瘾者导致各种不良后果，但不同的成瘾行为及不同的人后果并不相同，有的人轻，有的人重。成瘾初期的危害往往不太明显，随着时间的推移，其危害会越来越突出。成瘾行为之所以反复发生，其核心特征是为了追求成瘾行为或药物所带来的特殊快感或解除心理或生理上的痛苦及心理渴求。心理渴求是所有成瘾者的共同特征。

（三）职场常见的成瘾行为

本书主要介绍网络成瘾、酒精成瘾和赌博成瘾这三种成瘾行为。

1. 网络成瘾

小张，以优异成绩从大学毕业后进入一家公司工作，在工作中小张未能达到自我期望，对工作渐渐失去了兴趣，但在网络游戏上的技术却进步很快。小张在游戏中得到极大的满足感，一段时间之后，他变得对网络的使用和游戏有强烈的渴求和冲动感，与同事交流减少、性格变得内向、时有自卑感、情绪低落和对其他事物兴趣下降等精神心理问题，在工作时间也经常克制不住自己偷偷玩游戏。经同事和女朋友劝告，一段时间内停止网络游戏，但出现周身不适、心烦易乱、易激惹、注意力不集中、睡眠障碍等反应，后又再次沉迷网络和游戏，网络已经成为其逃避问题或缓解不良情绪的途径。

上述案例里的小张有典型的网络成瘾问题。网络已经越来越成为人们工作中不可缺少的工具。它的普及程度就像办公用品一样，在很多工作场所里，人们可以忍受没有纸、笔，却不能忍受没有网络，无纸化办公甚至成为一种高效、环保的办公标志。但是，网络在工作环境的普及，也给管理者带来一个棘手的问题，即员工的网络滥用。

美国一家民意调查机构的报告显示，平均每个员工使用公司电脑但非用于工作的时间是 75 分钟。按每个小时 20 美元算，平均每个员工每年损失了 6250 美元的生产力。因此，网络成瘾对员工的心理健康和工作效率都造成了极大的影响，需要积极重视。

（1）网络成瘾的表现：网络成瘾者对网络的使用存在极大的渴求，不论在学习、工作或日常生活中都常常在脑海中回想着与网络相关的情景，并期待着下一次上网；患者能够从使用网络的过程中体会到强烈的愉悦和满足感，随着上网时间延长，患者对网络使用逐渐失去了自控能力，可以由最初几天上网一次发展到每日上网几个小时，最终需要连续几日都在网络上；当突然减少或停止上网时，患者会出现烦躁、易激惹、注意力不集中、睡眠障碍等，严重者甚至出现冲动、攻击、毁物行为；上网日渐成为一种固定的行为模式，甚至日常行为均局限在网络上，从而减少或放弃了从前的兴趣、娱乐及其他重要的活动，为能够上网和延长上网时间而想尽一切办法，包括说谎、旷课、旷工、偷拿家人钱财等。

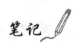

笔记

(2) 网络成瘾的诊断: 网络成瘾者长期、反复使用网络，使用网络的目的不是为了学习和工作或不利于自己的学习和工作，对其进行诊断应符合如下症状。

1) 对网络的使用有强烈的渴求或冲动感。

2) 减少或停止上网时会出现周身不适、烦躁、注意力不集中、睡眠障碍等戒断反应。

3) 下述 5 条至少符合 1 条: ①为达到满足感而不断增加使用网络的时间和投入的程度; ②使用网络的开始、结束及持续时间难以控制，经多次努力后均未成功; ③固执的使用网络而不顾其明显的危害性后果，即使知道网络使用的危害仍难以停止; ④因使用网络而减少或放弃了其他的兴趣、娱乐或社交活动; ⑤将使用网络作为一种逃避问题或缓解不良情绪的途径。

4) 日常生活和社会功能受损 (如社交、学习或工作能力方面)。反复使用网络，对身心健康带来不良影响，使用网络的目的不是为了学习和工作或不利于自己的学习和工作。符合下列 2 项: ①过度使用的行为经常受到他人的批评，并导致突出的后果; ②尽管个体对网络过度使用的危害有所认识，但仍继续使用。

2. 酒精依赖

王小的家庭条件优越，他曾经是个阳光向上的人，兴趣广泛，热爱生活。然而最近半年，王小在工作上很不顺心，受到同事排挤，而且与新婚妻子发生了一次严重的口角，这使得没有经历过挫折的王小倍感抑郁苦恼。王小找不到办法改变自己的现状，只好借酒消愁，渐渐地酒量越来越大，经常喝得酩酊大醉，醉后便乱发脾气，有时候殴打妻子，妻子不堪忍受提出离婚。后来，王小的工作也受到了严重影响，上班时间经常打瞌睡，开会时注意涣散，其单位领导找他谈话，有意将其辞退。

酒精依赖是由于长期大量饮酒而产生的对酒的强烈渴望和嗜好，以致饮酒不能自制，一旦停止饮酒则产生精神和躯体的各种症状，上述案例中的王小就有典型的酒精依赖问题。

(1) 酒精成瘾的表现: ①饮酒至上，置个人健康、家庭、事业、社会规范于不顾; ②如停止饮酒或血内酒精浓度降低到一定水平以下时便出现戒断症状，表现为四肢及躯干震颤、情绪激动、恶心、呕吐和出汗等，进一步发展可出现错觉、幻觉、癫痫发作、震颤性谵妄。若饮酒，这些症状则可消失。为避免戒断症状，有些酒精依赖者早晨醒来就要喝酒，甚至白天携带酒瓶，随时饮酒。③对酒精产生耐受性，酒量越来越大; ④人格改变，工作不负责任，家庭关系恶化，道德败坏。酒精依赖容易导致急性与慢性酒精中毒性精神障碍。

酒精依赖的危害是广泛而严重的，如孕妇饮酒可给胎儿发育带来不良影响; 酒精依赖者的子女中，酒精依赖、药物依赖及人格障碍的发生率都显著增加; 交通事故发生率显著增高; 并发躯体和神经系统疾病，如肝硬化、营养不良、神经损害等; 并发急性和慢性酒精中毒性精神障碍。

(2) 酒精依赖的诊断。酒精依赖的诊断主要依据可靠的病史、临床症状与体征、血液乙醇分析，并依据精神疾病诊断标准及酒精依赖评定量表综合得出。

3. 赌博成瘾

汤某原来在一化工建设公司工作，后来染上赌瘾，并欠下债务。两年间，她将自己的一套住房先后两次抵押、两次出售给他人，从中非法牟利 15 万元。每次得到钱后，汤某立即带着钱到赌场，往往不出一个星期就把所有钱都用光了。汤某屡教不改，并且经常在家里为了钱与丈夫吵架，丈夫担心影响女儿，所以带着女儿离开了家。汤某也经常向自己的兄弟姐妹借钱，每每都是以看病为由，多次之后兄弟姐妹们终于识破汤某的伎俩，因此再也不借钱给汤某。汤某一个人过得浑浑噩噩，整天想着怎么得到意外钱财来做赌本。

绝大多数人将赌博定义为业余闲暇时间的休闲活动，并不会影响到正常的工作生活。但赌博时间过久之后，就有可能会转变成病态型的赌博成瘾者。病态成瘾的赌博成瘾者迷

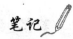

笔记

醉于赌博过程中的刺激，并对胜利充满期待，脑中甚至会经常幻想赌博时的场景和各种牌局，将自己置身其中，从而扰乱正常的工作、学习和生活。实际上，这些赌博成瘾者已经产生了一种病态心理，甚至可以称之为心理疾病，也就是患有“赌癖”。

（1）赌博成瘾的表现。患有“赌癖”的赌博成瘾者经常表现：对平淡的生活失去兴趣，对亲人、家庭漠不关心；需要越赌越大，才可以维持赌博带来的刺激，屡次尝试戒赌、控制或减少赌博行为，但不成功；一开始赌钱便会完全失控，不理输赢都仍然继续下去；以赌博来逃避问题或舒缓不安情绪；容易发生性格改变，产生好逸恶劳、尔虞我诈、投机倒把等不良心理；为了赌博，从而债台高筑，进而为了还债，迫不得已走上犯罪道路。一般赌博瘾者不会出现自杀行为，但由赌博造成的经济困难和家庭矛盾的激化，常会促使其走向绝路，赌博成瘾者有可能不忍这种压力转而报复社会。

（2）赌博成瘾的诊断。生活之中，辨别“赌癖”患者的方法有4种：①有为社会规范所不允许或给自己造成危害的赌博行为的强烈欲望付诸实施；②在赌博的进行过程中和完成时能获得心理上的满足，而不在乎其他目的和得益；③持续而反复地出现难以遏制的赌博欲望，伴有行动前的紧张和行动后的轻松感；④赌博行为呈进行性加重、个人生活和职业功能严重受损。

美国精神科协会出版的《精神疾病诊断与统计手册》（DSM）中列出十项用来诊断病态嗜赌的准则，只要回答“是”或“否”，计算有多少个“是”，就能测试自己是否病态赌博成瘾者。3～4项答“是”者属于问题赌博成瘾者，若有5项或以上答“是”则是病态赌博成瘾者。这十项内容包括：①脑海常充满赌博的事情，沉溺于以往赌博的经验，计划下次的“搏杀”，想方法筹集赌本等；②需要逐渐加大注码才可达到赌博的刺激；③多次尝试控制，减少或戒赌，但都不成功；④当减少或停止赌博时会感到不安或烦躁；⑤以赌博来逃避一些问题或借以暂时舒解不快的情绪（如感到无助、内疚、焦虑和抑郁）；⑥每当赌输后，会再赌，希望“追”回所输掉的；⑦向家人、辅导人员或其他人“讲大话”来隐瞒自己的赌瘾；⑧为找赌本而做了非法行为，如诈骗、伪造及偷窃等；⑨因为自己的赌博行为而伤害或丧失了一些重要的朋友、亲人、工作、事业或教育的机会，又或导致未成年家人发生争执和虐待事故；⑩因赌博以致债台高筑而要靠别人在金钱上援助。

4. 成瘾行为的应对

（1）协助成瘾者恢复生活的规律化，恢复生物钟，转移对成瘾物品的注意力，引导他们寻找有益的兴趣生长点，扩大在现实生活中的人际交往面。

（2）建议成瘾者参加团体辅导，核心思想是自我审查，即对自己性格缺陷的认识，补偿对他人所做的伤害，并与他人共同相处。如美国的嗜酒者匿名互戒会，即AA协会按照戒酒的12个步骤、12个传统进行戒酒活动，让患者畅谈关于酒精的危害，对个人、家庭、工作、社会的影响，忏悔自己饮酒对他人造成的伤害，介绍自己戒酒的经验，呼吁其他嗜酒者放下酒杯。

（3）定期接受心理教育及座谈。向成瘾者讲述成瘾造成危害的典型事例，加深患者对成瘾危害的认识，推荐阅读有关报刊、杂志和科普知识书籍，向成瘾者介绍有关饮酒知识及对身体、家庭、社会的危害。指导患者如何避免再次成瘾。

（4）鼓励患者多参加一些自己喜爱的活动，培养兴趣，丰富生活内容，养成良好的生活规律习惯。定时做运动（如缓步跑）及学习松弛的技巧（如冥想或瑜伽），或进行休闲活动（如听音乐、与朋友逛街），借此驱走闷气，舒缓紧张的情绪。

（5）必要时进行心理干预。对于部分严重的成瘾者，要进行适当的心理治疗，如系统脱敏法、团体心理辅导法、森田疗法等。

笔记

五、心理问题的躯体化

所谓“心理问题的躯体化”，简单来说，是指人们在发生心理不适时，不是或较少以焦虑、恐惧及情绪变化等心理化的方式呈现，而是以头痛、腰痛和胸痛等躯体症状的方式呈现。各种形式的心理问题躯体化有一个共同点就是对患者进行系统全面的医学检查不能发现器质性病变，但是患者的躯体症状又确确实实存在。心理问题的躯体化表现形式多样，这里仅介绍企业员工最为常见的两种形式：慢性疲劳综合征和睡眠障碍。

（一）慢性疲劳综合征

陈小姐是某跨国公司职员，平时工作很忙，压力也大，但是性格较为好强，为了完成好工作，不惜经常加班加点。最近一年来陈小姐常常感到疲劳、健忘、精神不能长时间集中，有时不明原因地咽喉疼痛并能触到轻微淋巴结。全身肌肉疼痛，多处关节疼痛，头痛，睡眠不足。到医院检查却没有发现异常，但是陈小姐全身倦怠感日益加重，疲劳症状无法解决，已经严重影响到了其日常工作和生活，甚为苦恼。

上述案例中，陈小姐长期极度疲劳，休息后不能缓解，同时伴有咽痛、淋巴结肿大等流感样症状及注意力集中困难、记忆力理解力下降、健忘等神经精神症状，医学检查没有发现器质性病变。这符合慢性疲劳综合征的诊断标准，在排除了其他躯体和精神疾病的同时，可以初步判断陈小姐患的是慢性疲劳综合征。

1. 慢性疲劳综合征的概念 慢性疲劳综合征（chronic fatigue syndrome，CFS）是指以极度疲劳持续或反复发作6个月以上为主要表现，休息后不能缓解，各项体格检查及实验室检查没有明显异常，且未发现引起疲劳的内科或精神疾病，同时伴有低热（或自觉发热）、头痛、咽喉痛、肌肉痛、关节痛、颈部或腋窝淋巴结肿痛等类流感症状；注意力不集中、记忆力下降、理解力差等认知损害及睡眠障碍和抑郁等非特异性症状的一组症候群，好发于20～50岁年龄组，绝大多数为30～40岁的中年女性。

2. 慢性疲劳综合征的症状和临床表现 慢性疲劳综合征的临床症状很多，主要包括以下几个方面。

（1）慢性疲劳：慢性疲劳综合征具有的疲劳症状有以下一些理解要点：疲劳是指持续或反复发作（6个月以上）的慢性疲劳；疲劳包括体力疲劳和脑力疲劳两个方面；疲劳是新发的或有明确的开始；疲劳不是持续用力的结果；在常规运动或用力后不适感超过24小时；卧床休息后不能明显缓解；疲劳是严重的，可影响到躯体及脑力的功能活动，导致职业能力、接受教育能力、社会活动能力及个人生活等各方面较患病前有实质性下降。

（2）慢性疼痛：无法由医学作出解释的头痛；非固定的多关节疼痛，不伴红肿、不会发生畸形，不存在特定部位压痛敏感点或“激痛点”；无化脓、无严重充血的咽喉疼痛等。

（3）认知功能障碍：慢性疲劳综合征还会导致认知功能损害，主要表现在注意、学习和记忆等中枢认知加工能力方面，患者可能存在一种非通道特定的注意力功能紊乱，即加工速度减退、工作记忆受损及信息理解能力下降，其中集中注意力困难是慢性疲劳综合征患者最为普遍的问题，是慢性疲劳综合征患者认知障碍的最主要特征。

（4）睡眠障碍：睡眠障碍是指睡眠周期与质量的异常改变，包括嗜睡和失眠，失眠又分为入睡困难、早醒、睡眠不实等。慢性疲劳综合征患者入睡困难，睡后易醒，并可伴有呼吸暂停。在慢性疲劳综合征患者中失眠与嗜睡均有。但无论是嗜睡还是失眠，患者次日都会感到精力仍未恢复，因此也称不解乏睡眠，这在慢性疲劳综合征患者是一种突出表现。慢性疲劳综合征患者睡眠类型有异于常人，其睡眠中有α波取代δ波的情况，这种脑电图波形往往表示睡眠浅且不能缓解疲劳，因而出现睡眠不能恢复体力，不能缓解疲劳。

（5）情绪障碍：抑郁、焦虑等情绪障碍是慢性疲劳综合征的主要表现。在慢性疲劳综合

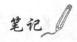

笔记

征患者中抑郁、焦虑的发生率都很高，较多地表现出自我评价过低，缺乏安全感和社会认同感。慢性疲劳综合征的情绪障碍还有兴趣与快感的丧失、情绪化、紧张、不满及阵发性的情绪不安和易激惹情绪。

（6）其他症状：低热，即体温处在 39℃以下；咽喉疼痛不适，淋巴结肿大或触痛；肌肉、关节疼痛，无红肿或游走性疼痛；头痛、头晕、眼干、口干、胸痛、气短、慢性咳嗽、胃胀、腹痛、腹泻、晨僵、恶心、盗汗、不耐酒精、抑郁、易激惹、焦虑、恐慌感、皮肤敏感或麻刺感等。

3. 慢性疲劳综合征的原因

（1）生理原因：目前，慢性疲劳综合征的确切病因尚不明确，它的产生涉及体力、脑力活动过度，即精神情志、不良习惯、过度劳累等多种应激源，导致人体神经、内分泌、免疫诸系统的调节失常，最终表现为以疲劳为主的机体多种组织、器官功能紊乱的一组综合征。

（2）社会学原因：据调查慢性疲劳综合征在发达国家和发展中国家都有相当高的发病率，其中脑力劳动者患病率要远远高于体力劳动者，受教育程度高的人群组要比普通人群组易患，女性多于男性。

（3）心理原因：慢性疲劳综合征是一种应激性疾病，有专家认为，可以把慢性疲劳综合征看作是一种现代文明病，它与现代社会生活方式复杂多变有密切关系。现代工业社会的快节奏及激烈的竞争，促使人们为了获取或保住工作的机会，或者追求更好的发展，就像机器一样拼命地超负荷工作，同时还要应付各种复杂的人际关系，长此以往，就会造成身心的极度疲劳，尤其是遇到社会交往中上下沟通渠道不畅，或心情压抑却又不能得到宣泄的时候，更易造成抑郁、焦虑等精神状态。由于神经系统的变化可直接引起生理机能状态的改变，故慢性疲劳综合征患者不仅有情绪异常的表现，而且还会有生理机能的下降。

4. 慢性疲劳综合征的诊断 美国疾病控制中心于 1988 年将慢性疲劳综合征正式命名，之后制定了相应的诊断标准，于 1994 年再次修订，即后来称的 Fukuda 标准。而日本、英国、澳大利亚等国家关于 CFS 的诊断标准稍有差别，这里仅具体介绍 Fukuda 标准。

（1）临床评定的不能解释的持续或反复的慢性疲劳是新发的或有明确的开始（没有生命期长）；不是持续用力的结果；经休息后不能缓解；导致工作、教育、社会或个人活动水平较前有明显的下降。

（2）下述症状中同时出现 4 项或 4 项以上，这些症状已经持续存在或反复发作 6 个月或更长的时间，但不应该早于疲劳：①短期记忆力或集中注意力明显下降；②咽痛；③颈部或腋下淋巴结肿大、触痛；④肌肉痛；⑤没有红肿的多关节疼痛；⑥一种类型新、程度重的头痛；⑦不能解乏的睡眠；⑧运动后的疲劳持续超过 24 小时。

5. 慢性疲劳综合征鉴别诊断 根据病史、体检和实验室检查，排除能引起类似症状的下列疾病，包括恶性肿瘤、自身免疫性疾病、地方性传染病、慢性和亚急性细菌性疾病、真菌病、寄生虫病、与人类免疫缺陷有关的疾病、慢性精神病、慢性炎症性疾病（如慢性肝炎）、神经肌肉疾病（如多发性硬化和肌无力）、内分泌疾病（如甲状腺机能减退、肾上腺皮质机能减退、库欣病、糖尿病）和其他内脏疾病和血液病。还要排除长期应用镇静剂、各种药物成瘾者和某些药物（如化学溶剂、杀虫剂或重金属）的毒副作用。连续测体重，在不限制饮食的条件下体重如果降低或增加 10% 以上，则应考虑其他疾病的可能性。

6. 慢性疲劳综合征的应对

（1）建立健康的生活方式，如吃低脂食物、饮酒适量、睡眠充足、规律运动等，这些行为有助于减轻生活压力，降低许多疾病的风险或延缓疾病的恶化。

（2）保持积极乐观的心态，研究表明拥有悲观的归因风格的人明显地比拥有乐观的归因风格的人更加抑郁。积极的信念（如乐观主义、希望、价值感和控制感）与人的整体健康有着密切关联。

笔记

（3）怀有希望和坚毅的品格。时刻怀有希望的作用是不可忽视的，希望看似渺茫，但对于抑郁和无助感则是非常有效的解药。希望可以来自信仰、自然界、工作和他人，每一个人都可能通过不同的渠道获得希望。

（4）合理使用压力应对技巧。多采取问题取向应对方式，解决问题的策略有许多种，首先界定问题；接着根据成本和效益权衡各种解决方案；最后从中进行选择，并执行所选择的方案。问题取向策略也可以指向个体内部：可以改变和自己有关的事物而不是改变环境；可以通过改变目标、寻求替代性的满足来源，或学习指向内部的新策略。个体如何技巧性的运用这些策略取决于其经验范围及自我控制的能力。

（二）睡眠问题

45岁的刘女士患有顽固性失眠5年多了，每天只能睡三四个小时，一开始用中医、针灸还能缓解症状，渐渐发现病情越发严重，去心理门诊求助后，确诊为顽固性失眠，需要药物治疗，可刘女士却害怕药物治疗有副作用而拒绝了治疗。据悉，刘女士由于几年前工作受挫，导致每天心事加重，晚上不仅睡不好，白天也总是耳鸣、头晕，人也渐渐消瘦。最近一段时间，病情加重，痛苦的她竟然有了自残的念头，幸亏家人发现没有酿成严重后果。

上述案例中，刘女士因为工作不如意遭受了极大的精神冲击，这些心理压力没有及时得到释放和宣泄而最终发展成为严重的睡眠问题，造成长期的失眠，长年累月的失眠对刘女士的日常生活造成了极大的负面影响，给刘女士带来了巨大的精神痛苦，最后竟然出现了自残的念头。现代社会生活节奏越来越快，人们的生活压力也越来越大，很大一部分人都处于一种慢性疲劳和亚健康的状态，与此相伴的睡眠问题也越来越多，其中最常见的就是失眠。

1. 失眠的定义 失眠是当今社会很常见的一个问题，人们对失眠这个词汇也一定不陌生，即便如此，要给失眠下一个准确地定义并非易事。失眠通常是指各种原因引起的睡眠不足、睡眠的时间和质量不能达到正常睡眠要求或不能满足机体生理需要，并对白天各种功能产生不良影响的一种症状。

2. 失眠的类型

（1）入睡困难：指入睡潜伏期即开始上床睡觉到进入睡眠状态的时间≥30分钟。

（2）睡眠觉醒过多：指睡眠中觉醒的次数过多和（或）时间过长。

（3）睡眠表浅：主要是指NREM睡眠的2、3期深睡减少，不足睡眠总时间的10%，REM睡眠比例的减少，也提示睡眠深度不足。

（4）早醒：睡眠醒起时间较平素正常的醒起时间提前30分钟。

（5）睡眠不足：一般是指成人睡眠总时间不足6小时，或睡眠效率（即整夜睡眠总时间与记录时间之比）≤80%，青年人＜90%，老年人＜65%。但睡眠时间有个体差异，以及有无白天午睡或打盹儿时间多少而影响夜间睡眠时间。因此是否有睡眠不足应结合平时睡眠习惯和白天自觉症状而定。

（6）睡眠结构失调：主要是指NREM/REM睡眠周期＜3次和（或）比例失调。

3. 失眠的临床表现

（1）入睡困难：失眠患者通常都有入睡困难，入睡时间超过30分钟；夜间觉醒次数超过2次或凌晨早醒；睡眠质量差，多噩梦；总得睡眠时间少于6小时，早上过早醒来，次日清晨感到头昏、精神不振、嗜睡、乏力等，也就是说醒后感觉精力没有得到恢复。

（2）失眠的夜间表现：①睡眠时辗转反侧、难以入眠。睡眠表浅、易醒、睡眠时间明显减少。②睡眠过程中常因惊恐发作、梦魇、梦游、多尿等睡眠惊醒后难以再次入睡；③多导睡眠图显示失眠或片段睡眠。

（3）失眠的白天表现：①白天或醒后无精打采，想睡、易打盹儿，致使日常活动如工作、

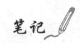

笔记

学习、生活等不能正常进行，疲乏、精力涣散和体力不能有效恢复；②脑功能减低，记忆力、注意力、反应能力、洞察力、分析能力减退，头胀、头昏、头痛，烦躁、易怒、情绪低落、严重者神志错乱，精神恍惚；③眼皮浮肿，早晨尤其明显。两眼无神，目光呆滞，眼神涣散。黑眼圈是长期失眠者的一种表现，由于睡眠不足，眼眶周围血液循环不好，皮肤容易产生色素沉着。结膜充血，清晨眼屎。④频频呵欠，打呵欠是身体缺氧、不适的表现，为改善生理上的需求所造成的自然反应，借打呵欠来吐故纳新。如果整天呵欠连连，表示你累了想睡觉。

4. 失眠的原因 引起失眠的原因很多，大体可分为以下几类。

（1）环境因素：卧室内强光、噪声、过冷或过热等。

（2）疾病因素：许多疾病科伴有失眠症状，如神经症、高血压、心脑血管疾病等。疾病造成的失眠症，常与疾病伴随发生，且与疾病的转归有着密切联系。

（3）心理和精神因素：情绪紧张不安、压力过大、焦虑、过于兴奋、心情抑郁及生气愤怒等心理因素均能引起失眠。研究发现，在 3000 例失眠患者中，85% 的人是由于心理因素引起的。抑郁症、神经衰弱、精神分裂症、焦虑症、强迫症和边缘性人格障碍等常伴有失眠症状。在众多引起失眠的因素中，心理、精神因素最为重要，约占慢性失眠患者的半数。

（4）药物因素：最常引起失眠的药物有咖啡因、茶碱和各种兴奋剂，以及酒精和食欲抑制剂。长期服用中枢兴奋剂也可引起慢性失眠。嗜酒而有酒精依赖者突然停饮可引起严重失眠；某些特殊药物如避孕药等，也有可能引起失眠。此外，引起失眠的因素还有很多，如年龄、脑力劳动者和不良生活习惯者等也会引起失眠。

5. 失眠的评估 对于大部分企业员工来说，睡眠问题虽然造成了生活和工作上的极大困扰，但是未必都已经达到了失眠症的诊断标准，故这里介绍的失眠症的诊断标准仅供大家参考，并不是企业员工失眠问题的诊断标准。另外，目前对于睡眠质量的评估还有一个比较成熟、运用比较广的匹兹堡睡眠质量指数量表，具体参见本书附件。

目前国际上对原发性的失眠症诊断尚无一个统一的标准，这里介绍美国精神科协会所制定的《精神障碍诊断和统计手册》对原发性失眠症的诊断标准：①难以入睡和维持睡眠困难，每周多于 4 个晚上，病史持续至少 1 个月；②失眠引起苦恼、社会或职业等方面的障碍；③排除发作性睡病、呼吸相关、生物节律、抑郁症、广泛焦虑、各科躯体性疾病等引起的失眠。

6. 失眠的应对

（1）刺激控制：采取规律的作息时间表，建立稳固的身体节律。通过刺激控制，也即在反应和特定刺激之间建立联系，能达到最佳的效果。每天按时起床和睡觉，周末也要如此，建立一套规律的起床及就寝时间表，并且不论前一晚睡得再少，都必须按时起床。白天睡觉不要超过 1 小时，一直坚持到正常的睡觉时间在上床。另外，在床上杜绝除睡眠以外的任何事，如学习、吃东西、看电视等。在这种方式下，只有睡觉和放松会与在特定时间上床睡觉相关联。

（2）注意饮食习惯：避免使用兴奋剂，如咖啡、茶和烟等，请勿睡前饮酒，酒虽不是兴奋剂，但会降低睡眠质量。睡前可尝试喝牛奶，已有研究表明睡前喝杯热牛奶可使人易于入睡。睡觉前切勿吃太饱，因人体的消化系统需运作数小时而影响身体节律。食用淀粉类食物可以增加大脑中的色氨酸含量，色氨酸可以提高脑中的 5- 羟色胺水平，与放松、积极情绪及睡眠相关联。

（3）放松：营造舒适的睡眠环境。睡前避免触及带给个人压力的思考，并且从事有助于放松的缓和活动，用有效的身体或心理策略进行放松以降低觉醒程度，例如睡前洗热水澡或听几分钟轻音乐，或进行渐进性肌肉放松、冥想或正念坐禅等。同时，调节一个使自己舒适的室内环境，有助于提高睡眠质量。

笔记

（4）锻炼：白天的身体锻炼可改善睡眠，但切勿在睡前从事剧烈活动。

（5）逆转意图：当躺在床上无法睡眠时，接纳自己睡不着的状态，可以在黑暗中尽可能长时间地睁着眼睛并保持清醒。这样，睡意可能不期而至，并能够降低焦虑。

（赵静波）

思考题

1. 心理健康有哪几个水平？
2. 不同职业生涯阶段的员工的心理健康问题的特点如何？
3. 员工常见的心理问题有哪几类，每一类的具体问题是什么？

笔记

第六章　心理援助评估

第一节　心理援助评估概述

一、心理援助评估的目的和意义

（一）深入了解组织和员工

通过问卷调查、访谈和心理测验等方法，了解组织和员工状况，建立综合评估系统或心理档案，帮助组织和员工本人了解外在的行为特征及不易察觉的，较深层次的价值观、态度、社会角色、自我形象、个性品质的内驱力等，了解员工的工作愿望，动静态心理，发现问题，提供心理援助服务，以便解决问题，实现组织和员工的共同发展。如图 6-1 所示。

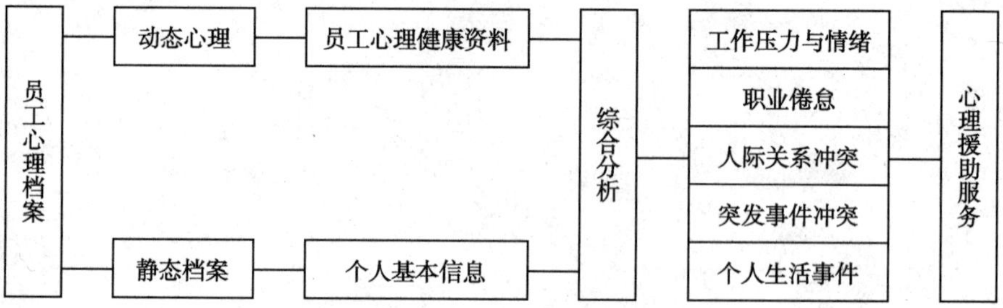

图 6-1　员工心理档案系统模型

（二）为心理援助实施提供支持数据

为确保员工心理援助是科学的，有回报的，有其存在的价值和必要性，能满足组织和员工的需要，就需要对员工心理援助进行评估，拿出有数据支撑的员工心理援助实施效果报告。从员工层面，评估可以了解其工作绩效、身心健康水平、工作满意度等；从组织层面，可以评价生产事故、缺勤率、违纪行为等是否减少等。

（三）为心理援助实施提供指导

进行心理援助评估是为了更好促进和提高它的效能。评估本身就可看成完整实施员工心理援助的一部分，例如通过心理健康测评系统定期对员工心理健康水平进行调查，了解动静态心理状况，包括性格倾向、能力特点、人际关系、心理健康水平等。确定员工心理培训和心理服务的需求，以为员工心理援助实施提供指导。

二、心理援助评估的基本方法

（一）资料收集法

利用企业的人事系统对员工的简历、社会管理、家庭状况、人际关系、爱好和专长、奖惩表现等进行收集和维护。由相关部门提供评估相关资料，如缺勤率、病假率、离职率、事故

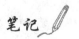

笔记

率和工作绩效考核等记录；由支持员工心理援助项目的部门提供员工心理援助各项服务的使用率及员工反馈记录，了解员工的问题所在及解决状况。

这种方法是用具体的数据，量化评估员工心理援助项目的效果，更能给组织和个人最直观的员工心理援助价值反馈。

（二）深入访谈法

依据专家编写的结构化或半结构化访谈提纲，按照随机抽样原则选择一定比例的一般员工和管理者进行深入访谈，面对面地交谈来了解受访人的心理和行为，获取其对员工心理援助的满意度反馈，以及员工心理援助对组织氛围、人际沟通和员工士气等的影响情况，对员工心理援助的实施效果进行评价。

访谈法运用较广，能够简单而叙述地收集多方面的资料，可以对员工的工作态度与工作动机等较深层次的内容有比较详细的了解；有助于与员工的沟通，深入了解员工对员工心理援助项目的需求和建议，有助于提供更多更好的服务。

访谈法有专门的技巧，需要受过专门训练的工作分析专业人员，比较费精力费时间，工作成本较高。

（三）问卷调查和心理测验法

运用专业的心理评估问卷，如人格问卷、心理症状评定量表、工作压力量表、职业倦怠量表和组织满意度量表等，从个人评估和组织等方面进行评估。

三、心理援助评估流程

（一）评估可行性分析

评估可行性分析是组织在对员工心理援助的效果评估之前确定评估是否有价值和有必要的一个研究过程。这主要是决定员工心理援助是否交由评估者进行评估及了解项目实施的基本情况。为以后的评估方案设计及开发奠定基础。

（二）明确评估目标

评估的基本目的是满足组织对心理援助有关方案及其实施过程和服务质量和实际效果的了解，并就继续还是终止该方案作出决策。

（三）确定评估操作者

评估者主要分为内部和外部评估者。内部评估者来自组织内部专门或是抽调过来进行评估的人员，他们对员工心理援助的启动意义、具体内容、实施过程和注意事项等方面比较了解，并且凭借其内部关系，容易取得心理援助实施者的信任及合作与支持。这有利于评估者获得全面信息及敏感信息，把握问题的关键。

外部评估者一般来自科研机构或专门评估咨询公司。他们熟悉各种评估方法和技术，评估操作熟练，对评估过程出现的技术难题有一定处理能力，并且对员工心理援助实施存在问题的反应比较客观，不容易受内部关系的影响。

从员工心理援助的自身特点、评估内容、目的及评估者所具有的优势和弱点来看，比较理想的评估操作可由内外评估者共同进行，内部评估者侧重于信息采集，而外部评估者侧重提供评估方法和进行数据的整理分析，这样能够比较全面客观地评估员工心理援助的效果。

（四）确定评估变量

评估者对心理援助效果进行评估时必须要依据组织评估目的和评估的具体内容，收集实施心理援助前后的有关组织和员工的多项变量的数据。数据的获取来源和内容包括员工诊断、评估者通过信件、量表、访谈等多种方法获取的员工对心理援助的整体及服务质量的满意度。

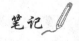

笔记

此外，还要获取员工在使用心理援助前后的工作绩效、工作满意度、生活质量的变化等员工记录；收集员工的部分个人记录；记录的内容包括每位员工的工作经历、性别、年龄、职别，以及最近几年及实施心理援助后的缺勤、迟到、病假数、事故率等变量数据，组织报告、汇总组织的多项运行指标。其中的硬性指标包括诸如生产率、销售额、产品质量、总产值、实施心理援助的费用等；而软性指标包括沟通关系、员工士气、人际冲突、组织气氛、客户满意度等。

（五）确定评估形式

在心理援助实施的过程中，评估者在宣传、培训和咨询三个不同阶段分别进行阶段性评估。侧重于对心理援助服务质量做一个主观性评估。另外在心理援助实施完毕后，评估者要对员工心理援助进行总体性评估。侧重于对培训目标的达到程度进行客观的测量评估。

（六）评估实施

1. **数据收集** 完成评估规划后，在实施评估过程中，评估者可通过向员工发放问卷进行咨询和调查，也可以通过与员工进行个别和团体访谈及亲自观察等方法来收集所需要的数据。

2. **数据分析** 定性分析评估者采用定性分析方法进行评估是对心理援助实施的效果做一个原则的、方向性大致的判断，他们通过讨论、观察、比较和问卷调查等方法了解被评估者对心理援助的主观看法及个人在心理健康知识、情绪应对、工作态度等方面和组织在人际沟通、工作氛围、员工士气水平的提高。并借此对心理援助的实施过程和效果进行评价。

实施心理援助的收益分析。实施心理援助的收益可大致归纳为以下几个方面：第一，员工工作效率提高，产出水平提高；第二，员工经过宣传、培训、咨询等干预措施舒解了工作压力，提高了工作满意度，减少了病假、离职等现象，使组织的工作氛围、形象进一步提升，有利于企业长期收益的增加；第三，提高了组织整体的工作绩效。

（七）撰写评估报告

评估报告一般包括心理援助的实施背景、概况、评估信息的陈述、分析、评估结果与评估目标的比较，最后是对心理援助的调整或是否继续实施提出意见建议。

四、实施心理援助评估需要注意的问题

（一）员工方面问题

组织心理援助评估工作可能遇到的困难首先是来自员工方面的。例如，员工可能由于思想顾虑而不愿配合评估，做自我报告或问卷调查。如何让员工明白、理解，支持组织实施心理援助评估工作，这需要组织的领导者在心理援助的评估方面做好宣传工作，需要有高素质的评估者。因此，培训好的执行评估的相关管理人员，使之掌握正确执行评估的流程及良好的工作技巧，与参加评估的员工形成良好的工作联盟，对评估工作成功与否起着至关重要的作用。

（二）客观性问题

心理援助涉及多方的利益。组织的心理援助项目专员希望自己的工作是卓有成效的，管理层则希望看到客观的评估效果，员工从自身利益出发，希望通过评估获得更多更好的服务，同时心理援助提供者也多从自身利益角度出发，努力使他们的项目评估结果看起来很好，不同对象在心理援助评估的过程中易受主观价值和外观尺度的影响，难以做到真正意义的客观。

（三）标准化问题

任何项目的评估都需要参照一定的标准，心理援助的评估也不例外。首先，心理援助没有统一固定的模式，包括的内容又很多，组织通常是结合自身特点和员工需要来选配自

笔记

己的员工心理援助服务，个性化突出。其次，心理援助实施过程不尽相同，服务的方式和过程千差万别，提供心理援助人员的专业水平可能高低不齐，接受服务的员工对咨询效果的评价也有很大的主观性，这些都会给心理援助的评估标准化带来困难。

（四）保密性问题

在进行心理援助评估过程中，许多评估的内容涉及个人隐私，这些隐私问题是当事人不愿暴露的，也许仅是为了寻求帮助而无意中显示出来的，因此应对个人信息加以保密，严格坚持保密性原则。除非对个人或社会可能造成危害时才能告知有关方面。

第二节 心理援助评估内容

现行心理援助评估没有一个固定的模式，不少人先后提出了不同的内容，比如员工心理状况评估，又如 Macdonald 提出的全面评估的五个方面，包括需求评估（needs assessment）、项目发展（program development）、导入评估（input evaluation）、过程评估（process evaluation）和效果评估（efficiency evaluation）。员工心理健康状况评估和需求评估与效果评估较为常用。

心理健康状况评估可参看相关心理评估教材，本节重点介绍需求评估和效果评估。

一、心理援助的需求评估

（一）需求评估的目的和意义

需求评估是心理援助设计规划的一个关键步骤，关系到计划设计的方向和执行效果。需求评估的目的意义在于了解组织和员工需求，制定出最为合适的心理援助服务方法、服务模式，以便心理援助计划的顺利开展。通过专业的需求评估，挖掘出组织和员工的一些更为全面和深层的问题，使组织管理层对组织出现的问题有更为全面和深刻的认识，从而增加对心理援助服务机构的信任，提高其与心理援助机构的合作意愿。需求评估的一些基本数据可以作为效果评估的对照数据。

确定心理援助服务最重要的目标就是员工和组织的需求。心理援助服务本身就是针对组织内员工和组织两个层面进行的，它的重点就在于通过专业的服务，解决员工的各种心理问题和困扰，改善组织的环境和气氛，从而提高员工的工作效率和企业的生产效益。要想达到这个目标，首要的就是分析员工和组织的需求。这就像是治病，要想治标又治本，首先要“对症”：只要找到患者的病根，诊断患者到底得了什么病，才能开始治疗。心理援助服务需求总体评估的目的就是要找到员工急需解决的问题，组织急需改进的方面，这样，我们才可能找到心理服务的方向，并设计接下来的步骤。同时，我们还要随时反思这些问题解决的过程与状态来确定和调整接下来的工作步骤，并在心理服务计划的结尾阶段检查最初提出问题是否真正的有效解决，以此为标准评估心理服务的效果。

（二）需求评估的内容

1. **员工层面的评估** 对于员工个人层面的评估，需要从员工自身的心理、年龄特点，所处工作、生活环境，以及工作性质本身的影响来考虑。如员工的个人发展需要、人际交往需要、工作家庭平衡需要、新员工适应的需要、个人职业发展的需要；中年员工家庭问题的需要；面临退休的员工退休后的生活保障等。

2. **组织层面的评估** 对组织进行的评估主要目的有两点，第一点是为了配合员工的需要，开展心理学服务计划，也就是如何充分利用企业现有的资源以最佳状态完成预定的计划；另一点是评估组织内部的需要，来设定专门解决组织自身问题的目标。需要考虑组织引入心理援助主要是想解决哪些问题，组织急需改善和改进的方面有哪些。对出勤、人员变动、工伤事故、医疗事件、工作满意度、组织承诺、组织公民行为等方面的客观评估。

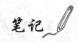

笔记

(三)需求评估的方法

对一个企业的心理学服务需求进行评估,需要根据实际情况采用不同的评估方法,例如:心理评定量表、现场观察、问卷调查、结构化访谈、焦点团队访谈和资料查阅等。

心理评定量表法主要是用于评估员工心理特征和心理健康状况,例如人格特征、心理症状、职业压力、社会支持和应对方式等。应用量表测量法时要注意根据不同的评估内容和不同的测试群体选取恰当的测量量表,测量的工作人员要受过正规测试培训,能够正确的使用量表和解释测量的结果。

问卷调查对一些主观需求及工作满意度、组织承诺、组织公民行为等的了解较为适用,操作相对简单,且获取的信息量大,是需求评估中较为常用的方法。

结构化访谈最好让有经验的专业人员进行,以便获取全面和综合的信息;访谈主题要在详细了解部分信息的基础上进行拟定,使收集的信息更有针对性;对访谈中涉及的敏感问题要做好保密工作,确保获取信息的真实性。

焦点团体访谈针对某个或某几个主题进行深入透彻的讨论,以期获得对一些问题的更为深层的了解和认识。团体成员一般保持在6~12人,不宜过多或过少。根据要讨论主题的需要,选择不同的成员组成,如员工或某一方面的管理者。

资料查阅主要包括查阅员工出勤记录、医疗记录、上一年的心理援助总结报告和其它的社区服务记录等,并从这些资料信息中总结出相应的信息。

另外,采用各种方法得出的信息是片面、零散的,需要进行归纳和汇总才能得到指导计划规划和执行的指导信息。

(四)需求评估需要注意的问题

需求评估要以一定的前期宣传为基础。首先让组织领导和员工知道什么是心理援助计划,能提供什么服务,对员工和组织有什么好处,然后才能征求他们的需求意见。

评估人员的选择与培训。最好选择一些有心理援助领域专业知识或经验的人员参与评估,形成一个评估团队,团队的组成还要平衡各方面的专业人才。评估之前要对评估的内容和评估中用到的方法进行相应的培训,并制定出清晰的评估时间表和任务、负责人清单。

信息的分析和汇总要考虑人口统计学变量方面的差异。如:男女职工在心理援助服务需求方面有什么不同,不同年龄或工作阶段的员工在需求方面有何差异,不同工作类型的职工有什么不同需求等等,这有利于在安排具体的活动项目时更有针对性。

需求评估是一个持续的过程,并不是计划设计完成后就自动停止,要一直贯穿计划开展的始终。只有这样,才能满足需求的动态变化,在计划的执行过程中根据这种动态变化不断的调整(追加或减少)服务项目,使计划随时保持最优化状态。

对一些个人敏感信息的保密。这个工作的好坏关系到员工对心理援助项目的信任与否,进而影响到心理援助的利用率及其执行效果。

需求评估是心理援助计划设计和执行的一个关键步骤,完成的好坏关系到计划目标和任务设置的正确性及计划执行的效果。这应该引起心理援助领域研究和实践人员的重视,使需求评估的内容更为全面和完善,方法更为科学,为进一步提升心理援助服务的质量打下良好的基础。

二、心理援助的效果评估

(一)心理援助效果评估概述

心理援助效果评估指的是通过科学的方法和技术对项目能为企业和员工带来的效果进行客观的评价。心理援助实施之后,员工需要解决的问题是否真正得到解决或改善,或者组织需要改进的方面是否得以改进,是否达到了组织预期的效果,这是实施员工心理帮助

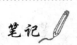

笔记

的组织最为关心的问题。所以，需要对心理援助的价值和效果进行分析，只有用案例及实证结果证明心理援助对企业、对员工都有实际的帮助，才能更好地提升企业对于心理援助的效果与价值的信心。心理援助效果评估不仅让组织看到投资回报，同时它为心理援助的实施提供了支持和指导，本身已经成为了心理援助整体的一部分。因此，心理援助的效果评估是员工心理援助中的重要环节。

（二）心理援助实施效果评估的标准

心理援助国际标准中效果评估的标准为：应当对员工帮助计划的针对性，实效性，其服务和运作的效率进行评价，衡量的目标应当同时包括方案的过程和结果。评估的基本组成应当包括六个方面。

1. 必须制定一个书面评价计划，其中包括至少以下内容：①关于该方案的目的和目标的声明；②对于将被用于确定是否该方案已达到其目的和目标的方法的说明，方法应被普遍接受，有效，可靠；③一项为完成评估的行动计划，包括时间表。

2. 必须根据计划进行评估，至少每年一次。

3. 必须审查和更新评估计划，至少每两年一次。

4. 必须收集所有的程序和服务的数据，作为正在进行的评估的一部分。

5. 评估过程必须包括获取有关程序利益相关者的反馈的机制，反馈内容包括它的服务、组织，以及员工对它的目的和目标的支持度。

6. 必须建立一个机制，用来纳入不断完善的过程中所有项目评估工作的成果。

（三）心理援助效果评估的内容及方法

目前心理援助效果评估主要包括过程层面的评估、心理与行为层面的评估和效益层面的评估 3 个方面。

1. 过程层面的评估 过程层面的评估主要包括对实施情况和服务满意度的评估。实施情况和服务满意度是指员工对项目实施情况，以及及时所接受的服务是否满意。使用率是指接受心理援助服务的人数，提供了在项目实施中，什么人使用了什么服务，以及使用程度的信息。满意度则是评估接受服务员工的满意度。

实施情况可以通过使用率进行评估。想要通过一段时间的心理学服务就显著提高组织或企业的生产率是不大可能的，同时影响生产率的因素有很多，也很难单独分离出心理援助服务的效果。因此，国外大多数企业就把使用率作为心理援助评估的主要标准。这个标准一般认定为 10%，也就是如果在项目执行的一年内有 10% 的员工接受了心理援助服务，那么我们就说这个项目是有效的、成功的，值得继续进行。

培训使用率也可以作为效果评估的指标。使用率的调查方法有很多，基本上需要依靠完备的心理学服务档案记录系统支持。这就要求项目执行组在项目进行过程中，建立整个项目的系统记录追踪构架对每个咨询个案、每场培训都有详细的电子档案记载，以方便评估人员在后期综合分析。

对满意度评估的内容很多，针对不同的服务项目也略有不同。对于咨询的服务，我们需要评定的方面主要包括：对于获得咨询服务的满意度（如咨询服务的便捷性，预约人员的工作，到达咨询场所是否方便，接待人员的工作，咨询室的安全性和舒适性等都在评定范围内）、咨询服务本身的满意度（对咨询师能力的评定，咨询师咨询态度的评定等）、咨询的效果（对来访者个人短期的效果和长期对工作及生活产生的积极影响等）。对培训的满意度评估主要包括课程设计（课程内容、课程的时间、课程的编排）、授课老师（敬业精神、专业能力、讲课风格等）、培训安排（培训时间的选定、培训地点、培训设备、培训宣传的服务人员）等。

满意度评估的方法有很多，但主要使用的是问卷调查的方法。如果想要准确的获得服务对象对服务改进的深层意见，也可以采用访谈的方法。

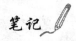

笔记

2. **心理与行为层面的评估** 心理与行为层面的效果评估主要评估对员工个人的影响和对组织运行的影响。

对员工的影响是指在实施了心理援助服务后，员工自身的情绪、态度、能力和行为发生了哪些改变。通常是利用调查问卷和访谈等形式对员工进行与项目初期心理调查内容基本一致的测量，考察他们在心理健康、压力状态等方面的指标，并与前期的数据进行比较，检验心理援助服务是否给员工个人带来了显著的改变。

对组织运行的影响是指心理学服务是否为组织带来了实际的改变。通常用专业的心理测量工具对组织内部的组织气氛、组织满意度、员工组织承诺等多个方面的指标进行考察，并与初期调查所得数据进行比较，考察心理学服务的实施是否带来组织氛围、人际沟通的明显改善。

3. **效益层面的评估** 效益层面的评估主要是对投资回报的评估。用实际的货币或者生产率等硬性指标来衡量心理援助服务的效果，是在所有评估方法中最难，但也通常是最被企业所看重的一种评估方法。这里要考察的指标分为两个方面。一个是硬性指标，另一个是软性指标。

硬性指标可以通过企业内各种数据显示出来，主要包括：生产率、销售额、产品质量、总产值、缺勤率、管理时间、员工赔偿、招聘及培训费用等；软性指标实际上是针对前面的硬性指标提出的。它具体是指一些不能或者很难用货币来衡量效果的项目，主要与企业的心理氛围有关，如人际冲突、沟通关系、员工士气、工作满意度、员工忠诚度、凝聚力和组织气氛等。它们也是评估心理学援助项目中很重要的指标，但是由于很难像硬性指标那样用货币的收益或者成本的减少来表示，因此在评定中经常被工作人员和企业所忽视。

对软性指标的评估方法多数是问卷调查或者访谈等。该方法主要是对接受心理学服务的员工整体进行有关心理压力状况、心理健康、组织承诺等心理指标的调查，了解其对心理学服务的需求及建议，根据对所得数据进行的科学统计分析，描绘员工心理健康、企业组织气氛的总体状况，并从中找出影响这些指标的心理因素。调查问卷可以分别以电子邮件和纸质问卷的形式发放给员工，由员工个人填写，并将结果反馈到专门邮箱或信箱，再由专业人员进行分析综合。

另外，员工心理援助效果评估还可以从以下方面体现：①员工的自我评估比如原来怕与领导相处，现在不怕了；②员工生活和工作适应状况改变的客观现实，比如焦虑解除，与人相处得到改善，工作效率得到提高；③员工周围人士，特别是家人和同事的评价，比如与家人和同事的沟通加强，不再独来独往；④员工在心理援助之前的心理测验与项目之后进行的心理测验结果比较；⑤员工心理援助咨询师的评定，比如根据咨询师的观察，发现员工独立性增强，自我评价更积极，敢于面对困难；⑥管理层对企业员工心理援助项目的总体评价，比如工作业绩，员工的人际关系得到改善，离职率降低。

专栏 6-1

员工心理援助效果满意度调查表

亲爱的员工朋友：

本次调查的目的是为了真实地了解您对员工心理援助的看法，为公司员工心理援助工作的改进及员工满意度提升提供依据。请您真实填写下列问题，您的宝贵意见对公司发展至关重要，我们真诚地希望得到您的支持与合作！

请您从以下说法中勾选出你认为最合适的选项。

1. 你知道员工心理援助吗？

□知道，很全面　　□基本知道　　□不知道

笔记

2. 你使用过员工心理援助的相关服务吗?(请选择使用过的项,可多选)

□电话咨询　□心理测评　□部门聚焦活动　□心理援助

□其他

服务说明:

3. 你觉得员工心理援助电话咨询效果怎么样?

□非常好,能帮我解决相关的疑惑　□没感觉,不能给予我有效帮助

□不好,不但帮不了我,反而使我更疑惑　□没使用过,不清楚

4. 如果你打过员工心理援助咨询电话,请对员工心理援助咨询师做出评价。

没有咨询过。无法评价

5. 你觉得员工心理援助心理测评效果怎么样?

□很好,能够使我更了解自己　□没感觉,问卷设计没有新意

□不好,答案都是千篇一律,无借鉴性可言,浪费时间　□没做过

6. 你觉得员工心理援助开展的这些活动有意义吗?

□有意义　□有些有,有些无　□无意义

7. 员工心理援助开展后,你觉得自己在哪些方面有了改变?(可多选)

□对自我的认识　□心理压力承受度及排解　□工作积极性

□团队沟通和协作　□工作绩效　□态度行为　□没有改变,维持原状

□其他方面:

8. 你觉得员工心理援助服务中,关于电话咨询及心理测评活动的保密工作做的怎么样?

□很好,能保护本人的隐私

□不好,会把本人的隐私透露给他人,很不安全

9. 你对员工心理援助服务开展的建议有哪些?

10. 请对你所了解的员工心理援助服务做出综合性评价。

11. 对于是否继续引进员工心理援助项目,你持什么态度?

□赞同　□中立　□不赞同

第三节　常用的心理援助评估量表

员工心理援助评估方法很多,本节侧重介绍几种针对性突出,有特色的员工心理援助评估常用量表。

一、工作倦怠评估方法

依据 Maslach 的定义,工作倦怠(Burnout)是指在以人为主要服务对象的职业领域中,从业人员所体验到的一种情感耗竭(emotional exhaustion)、人格解体(depersonalization)和个人成就感降低(reduced personal accomplishment)的症状。

情感耗竭是指个体的情感资源过度消耗,疲乏不堪,精力丧失;人格解体指个体对待服务对象的负性的、冷淡的、过度疏远的态度;个人成就感降低是指个体的胜任感和工作成就的下降。

本节介绍 Maslach 的工作倦怠问卷(Maslach Burnout Inventory,MBI)。

MBI 就是测量 Maslach 关于工作倦怠的定义中的三个方面症状的内容,是一个包含 22 个项目,3 个分量表(情感耗竭、人格解体和个人成就感)的问卷。

情感耗竭包括 9 个项目,主要描述由于工作的情感要求而导致的个体情感资源消耗的情况。例如"我感觉在工作中情感消耗殆尽""清晨起床,我感觉到非常疲劳""一天的工作

笔记

之后，我疲惫不堪”“我在工作中经常有挫败感”“我的工作太辛苦了”等。

人格解体主要指对待服务对象的一种负性的、冷淡的、疏远的态度，包括5个项目。例如“我像对待无生命的物体一样对待自己的服务对象”“参加工作以来，我变得越来越没有同情心”“我不关心服务对象的心理感受”“我的服务对象经常对我的工作加以抱怨”等。

在情感耗竭和人格解体这两个分量表上，个体的得分越高，表示体验到的工作倦怠程度越重。

个人成就感分量表包括8个项目，主要考察个体在与人交往的工作中所体验到的胜任感和成就感。例如“我能轻易理解服务对象的心理感受”“我非常有效的解决服务对象的问题”“我通过自己的工作积极的影响他人的生活”“我完成了许多有价值的工作”。与前两个分量表不同的是，个体在个人成就感分量表上的得分越高，表示体验到的工作倦怠程度越轻。

问卷的项目以陈述句的形式出现，要求被试者依据自己的感情和态度进行回答。对项目进行7级评分，0为“从来没有出现”，1为“一年中出现几次”，2为“一个月出现一次或更少”，3为“一个月出现几次”，4为“一周一次”，5为“一周几次”，6为“每天都出现”。

2002年，国内学者李超平获得该问卷开发者Michael Leiter教授授权，在国内修订工作倦怠问卷（MBI-GS）。研究结果表明：修订的工作倦怠问卷具有较好的信度和效度。

专栏6-2

MBI量表题例

指导语：下面总共有16项描述，请您根据自己的感受和体会，判断它们在您所在的公司或者您身上发生的频率。如果您从来没有这种想法或体会，请选择0；如果您曾经有这种想法或体会，请选择合适的数字。选择参考标准如下：0＝从不、1＝极少（一年几次或更少）、2＝偶尔（一个月一次或者更少）、3＝经常（一个月几次）、4＝频繁（每星期一次）、5＝非常频繁（一星期几次）、6＝每天。

序号	描述	0	1	2	3	4	5	6
1	工作让我感觉身心俱疲。							
2	下班的时候我感觉精疲力竭。							
3	早晨起床不得不面对一天工作时，我感觉非常累。							
4	整天工作对我来说确实压力很大。							
5	工作让我有快要崩溃的感觉。							
6	自从开始干这份工作，我对工作越来越不感兴趣。							
7	我对工作不像以前那样热心了。							
8	我对自己所做工作的意义持怀疑态度。							
9	我对自己所做的工作是否有贡献越来越不关心。							
10	我能有效地解决工作中出现的问题。							
11	我觉得我在为公司作贡献。							
12	我擅长于自己的工作。							
13	当完成工作上的一些事情时，我感到非常高兴。							
14	我完成了很多有价值的工作。							
15	我自信自己能有效地完成各项工作。							
16	我非常希望自己的工作能够对社会有所贡献。							

一般说来，高度倦怠的个体在情感耗竭和人格解体分量表上得分较高，而在个人成就分量表上得分较低。

笔记

二、整体工作满意度量表

整体工作满意度量表(Overall Job Satisfaction)是由泰勒和鲍尔斯(Taylor & Bowers，1974)编制，属于一项组织问卷调查中的一部分。它通过综合员工对工作、同事、管理者、晋升机会、收入、发展和组织的满意度而对整体工作满意度进行了评估。

量表采用李克特 5 点评分作答。5 = 完全满意、3 = 难说、1 = 完全不满意。

量表的项目如下：

1. 总的来说，你对工作组成员的满意度如何。
2. 总的来说，你对上级的满意度如何。
3. 总的来说，你对工作的满意度如何。
4. 总的来说，与大多数组织相比，你对你所在组织的满意度如何。
5. 考虑到你的技能和你在工作上付出的努力，你对收入的满意度如何。
6. 你对自己目前在组织里发展情况的满意度如何。
7. 你对将来在组织中晋升机会的满意度如何。

评分越高则表明工作满意度越高。

三、明尼苏达工作满意度问卷

明尼苏达满意度问卷(Minnesota Satisfaction Questionnaire，MSQ)由 100 道题组成，从 20 个分量表对满意度进行测量。这 20 个分量表包括：成就(achievement)、行动(action)、进取(advancement)、权威(authority)、公司政策和训练(company policies and practices)、补偿(compensation)、同事(co- workers)、安全感(security)、社会地位(social status)、人际关系管理(supervision human relations)、技术管理(supervision technician)、多样化(variety)和工作条件(working condition)等。

其中有 20 道题又可以组成一个独立地反映整体工作满意度的量表，即 MSQ 的压缩版。这 20 道题中包括 12 道能独立地衡量内在工作满意度(比如对工作提供的反应能力和获得赞扬机会的满意度)的题目，以及 8 道测量外在工作满意度(比如对收入、晋职机会和管理的满意度)的题目。

采用李克特 5 点量表作答，1 = 我对工作的某个方面非常不满意，2 = 我对工作的某个方面不满意，3 = 不置可否，4 = 我对工作的某个方面满意，5 = 我对工作的某个方面非常满意。

指导语：以下的题目是对你现在工作的一些评述。请认真阅读每一个题目，然后决定你是否对它涉及的你工作的某个方面感到满意。依据你的满意水平按标准作出选择。

问卷的项目如下：

1. 独自工作的机会。
2. 不时能做些不同事情的机会。
3. 成为团体中重要人物的机会。
4. 我老板控制自己下属的方式。
5. 我的上级作决策的能力。
6. 能够做不违背我良心的事。
7. 我的工作带来一种稳定的雇佣关系。
8. 为其他人做事的机会。
9. 告诉别人该做什么的机会。
10. 能够充分发挥我能力的机会。

评分越高则表明工作满意度越高。

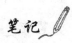

笔记

四、组织承诺量表

组织承诺量表（Organizational Commitment）题目选自于林肯和卡莱堡（Lincoln & Kalleberg，1990）对美国 - 日本工作承诺的研究。

采用李克特 4 点量表，1 = 非常反对，2 = 不同意，3 = 同意，4 = 非常同意。

1. 为了帮助组织获得成功我愿意努力工作。
2. 我对这个组织毫无忠诚可言（R）。
3. 我为了组织可以持续不断地干各种工作。
4. 我发现自己的价值观和组织的非常相似。
5. 我为能在这个组织中工作感到自豪。
6. 我可以为了继续留在这个组织而放弃其他的高薪工作。

注：标有 R 的题目为反向计分。

评分越高则表明组织承诺度越高。

五、工作 - 家庭冲突量表

工作 - 家庭冲突量表（Work-Family Conflict）是由科佩尔曼等人（Kopelman，Greenhaus & Connolly，1983）编制的，它通过 8 道题评估了发生在工作和家庭角色之间的角色内冲突（工作 - 家庭冲突）的程度如何。

采用李克特 5 点量表作答。1 = 非常不同意，5 = 非常同意。

1. 我的工作日程经常会影响我的家庭生活。
2. 下班后，我回到家往往累得没劲干一些自己喜欢的事。
3. 我有太多的工作要做以致我不得不放弃自己的个人爱好。
4. 我的家人不喜欢我在家中的时候还总是忙于工作。
5. 由于我的工作会随时提出新的要求，使得我在家中的时候经常变得易怒。
6. 我的工作要求使我在家很难一直处于放松状态。
7. 我的工作占据了原本应和家人在一起的时间。
8. 我的工作使我很难成为那种我希望的伴侣或父母。

评分越高则表明工作 - 家庭冲突的程度越高。

六、MBTI 人格测验

心理学家荣格（Carl Jung）提出了一套性格差异理论，他把这种差异分为内向性 / 外向性，直觉性 / 感受性和思考型 / 感觉型。并且，他认为这些差异是与生俱来的，在人的一生中相对固定。

20 世纪 40 年代，伊莎贝尔•迈尔斯（Isabel Myers）和凯瑟琳•布里格斯（Katharine Briggs）在荣格的心理学类型理论的基础上提出了一套人格测验模型，以她们的名字命名，叫 Myers-Briggs 类型指标（Myers-Briggs type indicator），简称 MBTI。

MBTI 作为一种对个性的判断和分析，从纷繁复杂的个性特征中，归纳提炼出 4 个关键要素：动力、信息收集、决策方式、生活方式，据此把不同的个性的人区别开来。心理学家大卫•凯尔西（David Keirsey）发现 MBTI 有四种典型的性格倾向组合：①直觉（N）+ 思维（T）= 概念主义者；②触觉（S）+ 知觉（P）= 经验主义者；③直觉（N）+ 情感（F）= 理想主义者；④触觉（S）+ 判断（J）= 传统主义者。

MBTI 可以帮助解释为什么不同的人对不同的事物感兴趣、擅长不同的工作、并且有时不能互相理解。这是近 20 年来世界上广为使用的一个职业人格测验，用于考察参测人

笔记

员人格特点、领导风格、偏好的工作环境、潜在的缺陷等个体特征与潜力。组织利用它改善人际关系、团队沟通、组织建设、组织诊断等多个方面。在世界五百强中，有 80% 的企业有 MBTI 的应用经验。

MBTI 的项目举例：

说明：以下每题会给出一组词语或短语。要求从四个选项中选择您更愿意接受或喜欢的一个。

序号	问题描述	倾向 a	较倾向 a	较倾向 b	倾向 b
1	当我某日想去一个地方时，我通常会： a. 去之前先想好该做的事；b. 去了再说				
2	我觉得自己更倾向于是一个： a. 随遇而安的人；b. 做事遵循计划的人				
3	如果我是一位老师的话，我更喜欢教： a. 偏重于事实的课程；b. 偏重于理论的课程				
4	你喜欢 a. 有部署、有节奏的工作 b. 有灵活性、较为松散的工作				

MBTI 的人格维度有 4 个，每个维度有两个方向，分别是：

1. 外向（E）和内向（I）反映我们与世界的相互作用是怎样的。
2. 感觉（S）和直觉（N）反映我们自然留意的信息类型。
3. 思考（T）和情感（F）反映我们如何做决定。
4. 判断（J）和知觉（P）反映我们的做事方式。

每个人的性格都落足于四种维度的每一种中点的这一边或那一边，我们把每种维度的两端称作“偏好”。例如：如果你落在外向的那一边，那么就可以说你具有外向的偏好；如果你落在内向的那一边，那么就可以说你具有内向的偏好。

MBTI 四个人格维度进一步两两组合构成十六种类型。以各个维度的字母表示类型，见表 6-1。

表 6-1 MBTI 四个人格维度构成的十六种人格类型组合

ESFP	ISFP	ENFJ	ENFP
ESTP	ISTP	INFJ	INFP
ESFJ	ISFJ	ENTP	INTP
ESTJ	ISTJ	ENTJ	INTJ

每种组合都有特定的人格特征，如 ISFJ 组合类型具有下列特征：

1. 安静、和善、负责任且有良心。
2. 行事尽责投入。
3. 安定性高，常居项目工作或团体之安定力量。
4. 愿投入、吃苦及力求精确。
5. 兴趣通常不在于科技方面。对细节事务有耐心。
6. 忠诚、考虑周到、知性且会关切他人感受。
7. 致力于创造有序及和谐的工作与家庭环境。

MBTI 提供了有关个体行为特征与职业适应等有用的信息，是员工心理援助评估中值得关注和应用的一个重要方法。

笔记

第四节　心理援助筛查的操作程序

一、心理筛查的目的和意义（针对于紧急状态下的筛查、分类与转介）

心理筛查是组织在遭遇突发性危机事件时对员工实施心理援助的重要组成部分。一般情况下，个体在面对突发性的危机事件时都会产生强烈的恐惧和无助感，并可能伴有一系列的认知、情绪和行为问题。多数个体可通过自我调整修复来重建对生活的平衡与掌控感，而少数个体则可能会由于自身问题或可利用资源的限制而无法采取有效的方法进行应对并最终发展成较为严重的心理问题或精神障碍，严重者甚至会伤人或自杀。因此，对组织来说，在危机事件发生后能否通过心理筛查快速鉴别出需要帮助的高风险的心理困难，个体就具有重要的价值和意义。

（一）心理筛查的目的

心理筛查作为危机状态下实施员工心理援助的重要环节，指的是通过观察、访谈、资料整理等方法收集员工个人相关信息，并借助心理学的相关知识和方法，运用分析和推论等手段对个体的心理状态进行描述、分类和鉴别的过程。其目的是通过综合分析员工的个人信息和行为表现来快速鉴别出需要心理帮助的个体，并依据不同个体的问题的严重程度的不同来制定出个性化的危机干预策略。

（二）心理筛查的意义

通过心理筛查对危机事件后员工的心理状态进行鉴别分类，一方面有利于组织对员工整体心理状态的把握，减少不必要的人力、物力、财力的投入，另一方面有助于心理援助专业人员快速及时发现需要心理援助的员工，进而制定出更有针对性也更加有效的干预策略，有利于最大程度的保护危机当事人的安全和利益。

二、心理筛查的基本方法

（一）观察法

观察法是指观察者有计划地利用自己的感官或者借助科学的仪器和装置，对个体进行系统的观察和考察，并通过对外在行为分析去推测个体内在心理状态的方法。观察的内容通常包括个体的外表、行为、语言、情绪、思维等方面。在采用观察法对员工进行心理筛查时，可采用等级量表给予评定。

观察法目的明确、方便易行，所得材料也比较系统，故应用较广。需要注意的是，观察法只能了解一般现象，不易重复，难以观察到预定的内容，对观察者的要求也较高。在采用观察法进行心理筛查时需要将观察与传闻、描述和解释区分开，观察在沿主线进行的同时可灵活改变。另外，观察法还可与其他方法配合进行，这样筛查结果的准确性可能会更高。

（二）访谈法

访谈法是心理援助工作者通过面对面的谈话，以口头沟通的形式直接了解员工的心理状态和行为特征，又称为谈话法。访谈法通常分为自由式访谈、结构化访谈和半结构化访谈三种。

自由式访谈属于一种开放式的谈话，访谈对象比较自由，能够有更多的机会表达自己。在与员工刚开始的接触中，一般采用开放式访谈，这有助于建立信任感，收集多种信息。这种访谈的不足之处在于谈话的主题不明确，容易导致偏见和主观印象。

结构化访谈是严格按照特定的访谈目的、预先设定的结构、程序和问题对访谈对象进行访谈，并对其回答进行评定和诊断的一种正式的访谈方法。这种方法节省时间，效率高，

笔记

但访谈对象比较不自由，容易产生拘谨感，难以表达真实情感。

半结构化访谈是按照一个粗线条的访谈提纲而进行的一种非正式访谈。访谈虽然主要需要围绕提纲中所涉及的问题进行，但对提问的方式和顺序、访谈对象回答的方式、访谈记录的方式、访谈时间和地点的选择等没有具体要求，访谈者可以根据访谈时的实际情况灵活作出必要调整。半结构化访谈较好的规避了自由式访谈和结构化访谈的缺点，是一种更受欢迎的访谈方法。

（三）信息收集

信息收集是一种对来访者的问题及生活其他相关方面的积极探索，是确保对员工心理状态进行准确鉴别分类的基础。心理援助工作者通常需要收集的信息包括员工的年龄、文化程度、智力水平、生活方式、宗教信仰、性格特征、人际关系能力、对不确定情境的忍耐力、个人病史、家庭背景、婚姻状况、经济状况、身体健康状况、药物和酒精的使用情况、职业成熟度及工作稳定性、人际关系能力、既往有无应对危机的经历、可获得的社会支持资源等等。

三、心理筛查的流程（筛查—分类—转介）

危机事件发生后，心理援助工作者对员工进行心理筛查的流程通常包括筛查、分类、转介三个环节。

（一）筛查

危机事件发生后，条件允许时应对所有危机当事人进行筛查。心理援助工作者可采用观察、访谈和信息收集等方法从认知、情绪、行为反应、可能会面临的困境、能动性水平、应对能力、有无自杀或杀人风险、社会支持资源等方面来综合了解评定危机当事人的功能状态和精神状况。

（二）分类

根据能动性水平高低，心理援助者可以将危机当事人进行有能动性、部分能动性和无能动性的划分。根据认知、情绪和行为反应有无异常、异常程度及是否可控，可以将危机当事人划分为精神状况严重异常、中度异常、轻微异常或无异常的个体。根据有无自杀风险，可以将危机当事人划分为高自杀风险、低自杀风险、无自杀风险的个体等。

（三）转介

根据对危机当事人的综合评定分类，对身体和精神状况总体处于平稳可控范围的个体，心理援助工作者在后续工作中只需跟踪观察，配合其解决实际困难即可。对存在部分能动性、精神状况不佳但尚属可控范围的、没有自杀或杀人风险的、社会支持资源缺乏的危机当事人，心理援助工作者可考虑在协助当事人解决问题的同时对其辅以专业的心理咨询或治疗服务。

对完全丧失能动性、怀疑有明显心理行为问题或精神疾病、有自杀风险的危机当事人，心理援助工作者可能需要考虑将其转入专业的精神卫生医疗机构进行进一步的诊断治疗干预。

四、心理筛查内容及常用工具

（一）心理筛查内容

在危机事件中，心理援助工作者在对员工进行心理筛查时通常可以从心理伤害严重程度、情绪状态、自杀或杀人可能性、社会支持程度等方面入手。

首先需要评估当事人心理伤害的严重程度，并且要在十分紧急和有限的资料条件下迅速完成。伤害严重程度的评估一般通过认知、情感和行为 3 个功能入手。比如，了解受害者对危机的认识、解释；把握其某些不合理或模糊的想法，了解受害者是否表现出过度的情

笔记

绪化和失控，或严重的退缩和孤立；情绪反应与危机环境是否协调一致；是否出现情感否认或情感回避的现象等；同时要更多地注意受害者的所作所为，了解其所采取的行动步骤、行为或其他任何精神活动，把握其某些被动依赖性及消极应对等特点。

其次需要评估个体当前的情绪状态。要了解当事人的情绪危机是一次性的，还是复发性的，以及其情绪承受或应付能力。对于一次性的急性或境遇性危机，通过直接的干预，当事人能较快恢复到危机前平衡状态，通常能够应用正常的应对机制和利用有效资源，并独立地处理问题。对于那些复发性慢性危机的当事人，则往往需要较长时间的干预，重新确立应对策略，并建立新的应对策略以摆脱目前的危机。评估情绪状态还要了解当事人的情绪承受和应付能力，如果具有严重无助感和绝望感，则说明当事人的心理承受能力处于较低水平，需要引起特别的重视，并采取相应策略和加大干预力度。

自杀或杀人可能性评估是危机事件心理援助工作中非常重要的一项评估内容。虽然面对危机事件，并不是所有的危机当事人都会有自杀或杀人的念头，但心理援助者需要认识到每一个危机当事人都存在自杀或杀人的可能性。需要注意的是，这种破坏性的行为通常会有不同的表现形式和各种形式的伪装。在有伪装的情况下，心理援助者表面看到的问题可能正掩盖着当事人试图结束自己或他人生命的意图。另外，大多数想自杀或杀人的危机当事人通常会表现出明确的自杀或杀人线索，但其身边的人却往往会忽视这些线索。因此，心理援助者在对危机当事人进行自杀或杀人可能性评估时不仅要小心谨慎，还要独具慧眼，善于识破潜在的自杀或杀人的当事人。

（二）心理筛查用三维评估表

（将个体的功能活动划分为情感、行为、认知三个维度，以每一个维度的典型反应模式为基础对之加以划分，并赋予每一个划分类别量表分值，可以用来快速评估危机对当事人的影响程度）

危机事件：

指出并简要描述危机情境：

1. **情感领域** 指出并简要描述你现在体验到的情感（如果你体验到不止一种情感，依其主次标出 #1、#2、#3）。

愤怒 / 敌意：

焦虑 / 恐惧：

悲伤 / 忧郁：

情感严重性量表

圈出与当事人对危机的反应最接近的量表值

1	2	3	4	5	6	7	8	9	10
无受损	轻微受损		低度受损		中度受损		高度受损		严重受损
情绪稳定，在正常范围内波动。情感体验与日常活动内容相配	情感与环境相匹配。有短暂的、相对于环境稍有夸张的消极情感体验。情绪基本在当事人控制范围内		情感与环境匹配。但相对于环境稍有夸张的消极情感体验，其延续时间不断加长。当事人觉得情绪基本上还在自己的控制范围内		情感与环境不相匹配。长时间体验到强烈的消极情绪。情绪体验明显夸大，可能出现情绪不稳定。情绪需努力才能加以控制		消极情感体验明显夸大。情感体验明显与环境不匹配。情绪波动不定且幅度大。消极情绪的爆发不是当事人的意志努力能控制的		情感解体或混乱

2. **行为领域** 指出并简要描述你现在采用的行为方式（如果采用不止一种行为方式，依其主次标出 #1、#2、#3）。

笔记

趋近：

逃避：

无能动性：

行为严重性量表

圈出与当事人对危机的反应最接近的量表值

1	2	3	4	5	6	7	8	9	10
无受损	轻微受损		低度受损		中度受损		高度受损		严重受损
应对行为与危机事件匹配。当事人能正常执行日常生活任务	偶尔表现出无效的应对行为。当事人能完成日常生活任务，但明显需要作出努力		偶尔表现出无效的应对行为。当事人忽视一些日常生活任务，对其他生活任务的完成效率下降		当事人应对行为无效，甚至是适应不良的。完成日常生活任务的能力明显下降		当事人应对行为反倒使危机情境趋于恶化。完成日常生活任务的能力几乎完全丧失		行为怪异，变幻莫测。当事人的行为对自己和(或)他人有害

3. **认知领域**　指出在下列领域内是否有侵犯、威胁或丧失出现，并简要描述(如果有不止一种认知反应出现，依其主次标出 #1、#2、#3)。

生理方面(食物、水、安全、住所等)：

侵犯威胁丧失：

心理方面(自我概念、情绪体验、自我认同等)：

侵犯威胁丧失：

社会关系方面(家庭、同时、朋友等)：

侵犯威胁丧失：

道德精神方面(人格的完整性、价值观、信仰等)：

侵犯威胁丧失：

认知严重性量表

圈出与当事人对危机的反应最直接的量表值

1	2	3	4	5	6	7	8	9	10
无受损	轻微受损		低度受损		中度受损		高度受损		严重受损
注意力完好。当事人表现出正常的问题解决能力和决策能力。当事人对危机事件的感知和解释与实际情况相符合	当事人思维内容集中于危机事件，但思维过程尚在意志控制范围内。问题解决能力及决策能力受到轻微影响。对危机事件的感知和解释基本上与实际情况相符合		注意力偶尔不能集中。关于危机事件的思维的自控力下降。在问题解决及决策方面经常感到困难。当事人对危机事件的感知和解释在某些方面可能与实际情况不相符合		注意力经常不能集中。关于危机事件的思维有强迫性难以自控。问题解决能力及决策能力因强迫性思维、自我怀疑、疑虑不定等而严重受损。对危机事件的感知和解释与实际情况明显不符		陷于对危机事件的强迫性思维而难以自拔。问题解决能力及决策能力因强迫性思维、自我怀疑、疑虑不定等而严重受损。对危机事件的感知和解释几乎与实际情况不相干		除危机事件外，基本上完全丧失注意力。因受强迫性思维、自我怀疑、疑虑不定等的影响，问题解决能力和决策能力几乎完全丧失。对危机事件的感知和解释达到曲解的程度，乃至于可能会对当事人产生悲剧性的影响

(引自 Richard K. James，Burl E. Gillilang，2009)

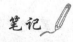

笔记

五、心理筛查需要注意的问题

（一）筛查结果非定性

心理筛查作为危机事件后心理援助工作的首要环节，主要是采用观察、访谈等较为简捷的方法来对危机当事人的状态进行快速的分析推测，进而鉴别评估分类。鉴于筛查方法较为主观和粗糙，心理援助工作者应谨慎对筛查结果作出确定性的推论。

（二）保密性问题

在员工心理筛查过程中，许多筛查内容涉及员工个人隐私，应切实做好保密工作。除非员工可能对自身或他人造成危害时才能告知有关方面。

（解亚宁　西英俊　童永胜）

思考题

1. 为什么要开展心理援助评估？
2. 心理援助评估的基本方法包括哪几方面？
3. 心理援助评估的主要内容包括哪些？

笔记

第七章　心理援助的干预方法

心理援助干预方法在心理援助中起着至关重要的作用。本章着重介绍几种在心理援助中常用的干预方法。认知行为疗法能帮助职工形成正确的认知和良好的行为方式。面对日益增大的职业压力，正念疗法正在发挥着日益重要的作用，正念疗法作为一种自我训练的方式在职工中正得到推广，对于缓解职工的压力、促进职工的自我成长有良好的效果。焦点解决短期治疗以其治疗时间短、见效快在心理援助中得到广泛的应用。沙盘游戏疗法以其宽松、自由的方式正日益受到职工的喜爱。家庭治疗帮助解除职工的后顾之忧，更好地把精力投入到工作中去。

第一节　认知行为疗法

一、概述

20 世纪 50 年代美国心理学家埃利斯提出了理性情绪疗法，60 年代，美国心理学家贝克使用认知疗法治疗抑郁症患者取得成功，认知疗法受到广泛关注。自 60 年代以来在心理治疗中出现了认知模式和行为模式的结合，到 70 年代发展成为认知行为疗法。

认知行为疗法具有代表性的有埃利斯的理性情绪行为疗法，贝克的认知疗法和梅肯鲍姆的认知行为矫正技术等。本节主要介绍贝克的认知行为疗法。

认知行为疗法强调信念和思维在决定行为和情绪中的重要性。治疗的焦点是了解歪曲的信念并应用技术改变不适当的思想，从而产生情感和行为改变。在治疗过程中，治疗者的注意力放在来访者没有意识到的思想上和信念体系的障碍性偏差上，通过矫正这些偏差使来访者得到改变。

（一）认知行为疗法的原理

1. 以发现并矫正来访者的认知模式（想法、行为、情境等）为基础。
2. 要求正确的治疗联盟。
3. 治疗的重点在于合作和积极参与。
4. 确定目标，关注问题。
5. 首要的重点是现在。
6. 重在教育，使来访者成为自己的治疗师，强调预防复发。
7. 有时间限制，绝大多数需 4～14 次。
8. 有结构性。
9. 教会来访者识别、评价自己的功能不良的想法和信念，并对此作出反应。
10. 用不同的技巧来改变思维、情绪和行为。

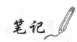

笔记

（二）认知行为疗法的基本理论

1. **认知行为发展模式** 认知行为发展模式假设人们的情感和行为受他们对事件的知觉的影响。这种影响不是取决于他个人的感觉而是取决于人们自身构筑的情境。情境本身不能直接决定人们的感觉，人们的情感反应受他们对事件的知觉所调节。

认知行为治疗认为个体的信念在儿童期开始形成，早期儿童经验引起了对自己和世界的基本的信念。一般情况下，儿童体验到父母的支持，产生我很可爱，我有价值的信念，这使他们在成年后对自己有积极的信念。有心理功能障碍的人，过去有消极的信念。这些信念会成为个体的基本的消极信念图式。从而产生负性自动思维，最终导致个体情绪和行为的问题。

2. **认知图式** 认知图式是在早期经验的基础上，在生活过程中不断习得形成的基本的信念和假设。

认知行为疗法是建立在“自动思维—中间信念—核心信念”基础上的认知图式。有两种基本的认知图式，包括积极的（适应的）和消极的（不适应的）。

3. **核心信念** 从童年开始，人们已对自我、他人及世界形成了一定的信念。这些信念中最深层的及根深蒂固地被接受的观点和看法被称为核心信念，即使人们通常不能清晰表达这些核心信念，自己却认为这些信念是绝对真实和正确的。

4. **中间信念** 核心信念影响着信念中间阶段的发展，中间信念是在核心信念基础上形成的态度、规则和假设。态度体现个体对事物的评价和理解，态度往往决定了规则和假设，规则指的是人们给自己规定的、赖以在这个世界上生存的一些法则。假设是由规则推论出来的结论。

5. **自动思维** 自动思维是自发出现的不易察觉的一种思维流。这种思维并不仅仅见于有精神障碍的人，它对我们大家都是很平常的，大部分时间我们意识不到它们。自动思维会以内部的自我言语的方式存在，有时会以意象的方式存在。自动思维有负性自动思维和正性自动思维之分。

6. **认知歪曲** 人们在认知过程中常见的认知歪曲为：

（1）主观推断：即在证据缺乏或不充分时凭自己的主观感受得出结论。

选择性概括：仅依据个别细节而不考虑其他情况便对整个事件作出结论，这是一种以偏概全的认知方式。

（2）过度概括化：在只有少量信息的情况下就对整体作出消极预测。

（3）夸大或缩小：在评价自身、他人或一件事时不合理地夸大消极因素或缩小积极因素。

（4）极端化思维：以全或无的方式看待事情。即看待问题采取非黑即白的方式。

（5）贴标签：给自己或他人整体的片面性评价。

（6）个人化：将消极事件更多地归因于自己的过失，主动为别人承担责任。

二、认知行为疗法的治疗技术

有一系列技术可以用来帮助来访者达到自己的目标。某些技术注重于质疑和消除自动思维，其他注重于质疑和消除不适当的假设和无效的认知图式。认知行为治疗的总的方法不是解释自动思维和不合理的信念，而是通过经验和逻辑分析检验这些信念。

1. **识别情绪及其强度** 情绪的确认可以帮助确认自动思维。治疗师要帮助来访者能够很好地确认自己的情绪。可以采用消极情绪清单，让来访者进行确认。

2. **识别并评价自动思维** 识别自动思维的方法是直接提问。另一种方法是通过回忆、想象、角色扮演或假设的方式引出来访者的自动思维。

3. **对自动思维的反应** 为了帮助来访者对自动思维作出理性的反应，降低心境不良的

笔记

状态。治疗师要使用功能障碍性思维记录表（表 7-1）。

表 7-1 功能障碍性思维记录表

日期	情境	自动思维	情绪	理性的反应	结果
	1. 导致不愉快情绪的现实事情； 2. 导致不愉快情绪的想法、白日梦、回忆； 3. 痛苦的躯体感觉	1. 写下脑海中的思维或者意象； 2. 评估对自动思维的相信程度（0%～100%）	1. 感觉到的情绪（悲伤、焦虑、愤怒等）； 2. 评估情绪强烈程度（0%～100%）	1. 对自动思维的理性反应； 2. 评估对理性反应的相信程度（0%～100%）	1. 重新评估对自动思维的相信程度； 2. 现在感觉到的情绪； 3. 评估情绪的程度； 4. 将要做的事情

4. **认知概念化** 将自动思维概念化到更深层次信念的过程。通过认知概念化图表完成。治疗师收集到有关来访者的自动思维、情绪、行为或信念后，就应该填写认知概念化图表（图 7-1）。

认知概念化图表：

患者姓名：____________________

日期：____________________

诊断：____________________

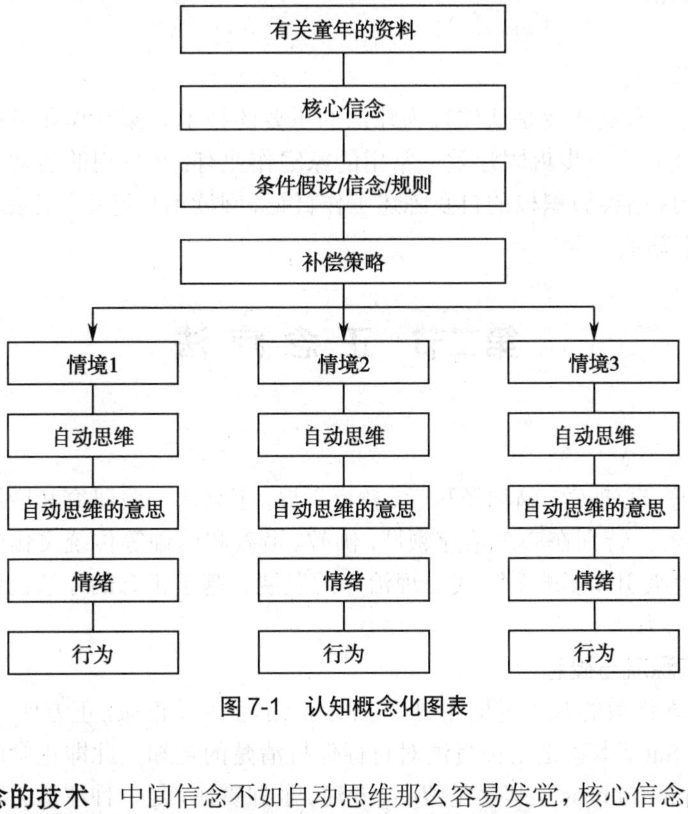

图 7-1 认知概念化图表

5. **识别信念的技术** 中间信念不如自动思维那么容易发觉，核心信念是最深层的被接受的观点和看法。治疗师要通过识别技术帮助来访者能够很好地识别自己的信念。

（1）发现那些带有“通常”“总是”“普遍”意味的思维。

（2）箭头向下技术（打破砂锅技术）。

（3）在来访者的自动思维中寻找共同的主题。

（4）直接询问来访者的信念是什么。

（5）评估来访者的信念。利用功能障碍性态度量表或绝望量表来识别来访者的信念。

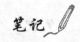

6. **矫正信念技术** 当识别了中间信念和核心信念之后，治疗师要帮助来访者对其不合理的信念进行矫正。

(1) 苏格拉底式对话。

(2) 行为实验。

(3) 认知连续体。

(4) 理性 - 情绪角色扮演。

(5) 利用他人作参照(合理的和不合理的)。

(6) 仿佛性表演(行为改变信念)。

(7) 核心信念作业表。

(8) 极端对照。

(9) 阅历测验。

(10) 重建早期记忆。

(11) 利用隐喻。

7. **行为技术** 在对来访者进行认知改变的同时，还要帮助来访者进行相应的行为改变。

(1) 问题解决。

(2) 做决定。

(3) 活动监察表。

(4) 分心和放松。

(5) 应付卡。

(6) 角色扮演。

8. **家庭作业** 家庭作业是认知行为疗法的重要的技术。家庭作业可以帮助治疗师收集信息、检查进度和进一步巩固疗效。常用的家庭作业有：在每周的活动时间表上为控制和愉快评分、练习技能、做积极的自我陈述工作日记、阅读治疗笔记、记录功能障碍想法和自动思维、阅读书籍或文章。

第二节　正 念 疗 法

一、概况

当今西方医学、心理学、脑神经科学、教育学界，正兴起一股研究和应用东方佛道文化与修行技能的潮流。特别在心理治疗领域，佛教、道教和瑜伽等传统文化中的修行理念与方法，正在深刻地吸引和影响着现代心理治疗的发展。基于正念的疗法已经成为现代心理治疗的一个重要势力。

(一) 正念的源流与概念

正念源自根本佛教的八正道即正见，正志，正语，正业，正命，正方便，正念，正定。正念的巴利文称为 Sati，本意是全神贯注对目标保持清楚的觉知。此即正念的本质。正念在英语中翻译为“mindfulness”，其意是留心、专注、全神贯注，是一种注意力和觉知力。在心理学上“念”应该具有注意、觉知、回忆和记忆等相关的心理要素。

佛教的修行理念与方法，曾以各种机缘影响到心理治疗的发展。自 20 世纪 50 年代，日本禅学家铃木大拙(Suzuki)开始在美国各地传播佛学，将禅宗与精神分析理论进行比较，禅宗所蕴含的人本主义精神受到美国的广泛注意。许多心理学家和心理治疗师认真阅读禅学著作，并积极参与禅修实践。美国的禅宗热潮是正念思想进入心理学的直接原因。一些西方的心理学家们对意识活动与心理状态的研究产生了新的兴趣，他们意识到禅(zen)具有

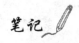

笔记

满足精神需求，缓解压力与心理治疗的功效。到20世纪70年代，禅宗在西方心理学中，尤其是在精神分析与心理动力学派、人本主义与超个人心理学派中已经变得不再陌生。现代社会人们更倾向于自己解决问题，而不是从治疗师那里被动地接受询问、审查及建议。更倾向于在家中，在生活与工作中解决问题，而不是每周花额外的时间一次次去咨询室排队。这是一个自我学习、自由发展、自我保健治疗热潮兴起的时代。

正念思想的自我指导、全面健康思想及神秘性、简单性，不仅满足了现代社会的需求，也满足了心理治疗系统进一步发展与变革的需求。美国麻省大学的卡巴金（J.Kabat-Zinn）博士，在20世纪70年代首先将正念从佛教禅修中引入心理学领域，以正念为理论基础发展出正念减压疗法（mindfulness-based stress reduction，MBSR），推动了现代心理治疗的新发展。卡巴金将正念定义为一种觉知力，是通过有目的地将注意力集中于当下，不加评判地觉知一个又一个瞬间所呈现的体验，而涌现出的一种觉知力。正念的核心在于两点：一是将注意力集中于当下；二是对当下所呈现的所有观念均不作评价，即培养一种对此时此地的觉知力，并保持一个开放和接纳的态度。非评判是指不埋怨自己、环境和他人，这是充分意识到当下心身感受或经验的必要条件。

（二）正念治疗的有效因素

正念的状态，要求心理总处于注意眼前发生的事情，同时也体验自身感觉的状态，这并不容易做到。因为人的习性反应所致，对快乐的追求和痛苦的回避，使人总是处于一种焦虑和痛苦当中。使心理处于正念状态，能够把人从痛苦的思维、情绪中抽离出来，减轻症状造成的伤害，称为去中心化过程。这些机制能够使意识从僵化的关于自己和世界的框架中解脱出来。当正念的意识状态能够建立起来时，一个人能对他的环境进行重新的定位，能够产生心理弹性。正念训练可使患者的意识功能变得更强大，如注意稳定、觉知清晰，能接纳和承受痛苦，化解冲突和超越障碍的柔软心态，使思维从冲突和障碍中解脱出来。“注意”是对这种意识的定向关注，“觉知”是对自身和外部环境的意识，通过定向的觉知个体可以全面了解内外部世界而不是局限于某种偏见。

正念概念从古典向现代发展的过程中，其宗教色彩逐渐淡化。现代意义上的正念已经是一个发展变化、内涵丰富的概念。正念可以被看作是一种集中注意力的方法，也可以被看作是一种包含自我意识的对此时此刻的觉知或一系列与自我调节、元认知和接纳相关的心理过程。

二、方法

现代心理治疗领域已经发展出了一系列基于正念的心理治疗方法，以下介绍正念减压疗法、正念认知疗法、辩证行为疗法及接纳与承诺疗法等。

（一）正念减压疗法

卡巴金于1979年创立并开始推广其基于正念的减压疗法（MBSR）。MBSR采取的是连续8～10周，每周1次的团体训练课程形式，每个团体不超过30人，每次2.5～3小时，不仅实际练习正念禅修，也讨论如何以不评判和接纳的平等心来面对与处理生活中的压力和自身疾病，并在第6周进行一整天约7～8小时的全程禁语的密集型正念禅修。具体练习有45分钟的身体感受扫描及坐禅（以端坐的方式观察呼吸的感受）、行禅（在日常的走路、站立和吃饭等活动过程中保持正念）等等。MBSR也是当前得到应用和研究最多的正念疗法。

正念减压疗法的基本技术：

1. **静坐冥想**　是正念训练最核心、最基本、最主要的技术，包括正念呼吸、正念身体、正念声音、正念想法四个方面，它们是循序渐进的过程。在练习中，有意地、不逃避、不加评判地、如其所是地观察伴随呼吸时腹部的起伏，观察身体的各种感觉，注意周围的声音，注

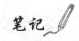

笔记

意想法的升起、发展、变化，以至消失。

2. **身体扫描** 练习者闭上眼睛，按照一定的顺序（从头到脚或从脚到头）逐个扫描并觉知不同身体部位的感受，旨在精细觉知身体的每一个部位。身体觉知能力的增强可以帮助我们处理情绪，同时把注意力从思维状态中转移到对身体的觉知上来。训练程序：

（1）请舒适地坐在椅子上，双腿稍稍分开，与肩差不多宽，双手自然地垂放在腿上。可以微微靠在椅背上，但不宜太用力倚靠。舒服最重要，可以睁着眼睛，可以轻轻地闭上眼睛。

（2）花一点时间去觉察呼吸的运动和身体的感觉。当你准备好了的时候，将觉察放到身体的感觉上，身体接触椅子和双脚踏地的触感。

（3）为了集中意志，你要提醒自己这是一个“进入清醒”的时间而不是“进入睡眠”的时间。此外，还要提醒自己，不论当前的情境如何，你要做的只是单纯地去觉察当前的时刻。这个练习并不是要你改变体验世界的方式，也不是让你变得轻松或者冷静。它的目的是让你系统性地对身体的每一部分轮流进行关注，然后能够觉察到所有的感官（包括之前觉察不到的感官）。

（4）现在把你的注意力放到腹部，随着呼气和吸气进行，注意腹壁的起伏变化。用几分钟的时间去注意腹部随着吸气而膨胀，随着呼气而收缩的情形。

（5）在保持着对腹部觉察的同时，把注意的焦点转移到左腿，顺着腿部一直到脚部，然后再延伸到每一个脚趾上面。依次关注每一个脚趾，用轻轻的，好奇的，温柔的注意去探索你的感觉，也许你会注意到脚趾之间瘙痒、温暖或者麻木的感觉，也可能什么感觉都没有，不论怎样，用心去感受就行了。事实上，不论你体验到的是什么，你已经活在当下了。

（6）在准备好的情况下，尝试在每一次呼吸的时候，体会或者想象气息进入肺部之后顺着流向全身，通过左腿一直到达左脚的趾头。而在呼吸的时候，则体会或者想象气息从脚趾和脚上面流回来，顺着左腿和躯干从鼻孔里面出去。用这种方式呼吸几次，每一次的吸气都直灌脚趾，每一次的呼气也都从脚趾开始回流。当然，要进入这种状态有一定的难度——你只要尽量去尝试这种“深度呼吸”的练习，慢慢地就能接近那种状态。

（7）现在，当准备好了之后，在某次呼气的时候，把注意力从脚趾转向左脚的底部——轻轻地去探索脚掌的感觉，然后是脚后跟（比如你可以注意脚后跟地面接触的感觉）。尝试着让“呼吸灌注”到所有的感觉——在探索脚底的感觉时，把呼吸作为一种觉察的背景。

（8）现在，允许觉知扩展到脚的其他部位，进行一次稍微更深度的呼吸，指引它往下进入到整个左腿——小腿、膝盖、大腿、皮肤，与地板接触的感觉。

（9）继续依次带领觉知和好奇心来探索躯体的其他部位——右脚趾、脚底、脚背、脚跟、右小腿、膝盖、大腿。然后是骨盆、后背、腹部、胸部、手指、手臂、肩膀、脖子、头部和脸。在每个区域，都能够带领具有同样细节水平的意识和好奇心探索当前的躯体感觉。当离开每一个主要区域时，在呼气时，想象着把气吸入这个部位，在呼气时放开。

（10）当你注意到某个部位紧张时，你要让自己对着它们“吸气”，慢慢地吸气，觉知这种感觉，尽你最大可能。在呼气时，感觉让它们放开或是放松。

（11）你的心理不可避免地会从呼吸和躯体不断地游移到其他地方去，这是完全正常的。这本就是心理的所为，当你注意到这种情况时，逐步地认识它，注意心理刚才的走向，然后，逐步地把你的注意转回到你打算注意的躯体部分。

（12）这样的方式扫描全身后，花几分钟把躯体作为整体知觉一下，觉知呼吸在体内自由进出的感觉。

（13）最后，进行几分钟专注的呼吸练习来结束扫描冥想。挺直背，把注意力集中到呼吸上，觉知呼吸在身体里的一进一出，注意在呼吸的伴随下的任何感觉。

笔记

3. **行禅** 是在行走之中进行的正念训练。练习时，将注意力集中在脚部，注意脚底与地面接触的感觉，注意行走中脚的抬起、移动、放下，注意脚部、小腿等部位的各种感觉。整个过程自然地呼吸，不加控制。

4. **三分钟呼吸空间**　三分钟呼吸空间是在练习中，练习者采用坐姿，闭上双眼，体验此时此刻的想法、情绪状态、身体的各种感觉。慢慢地把注意力集中到呼吸，注意腹部的起伏。围绕呼吸，将身体作为一个整体去觉知。快速地做一次身体扫描，注意身体的感觉，将注意力停留在异样的感觉上，并对这种感觉进行命名或标记。

5. **正念瑜伽**　正念瑜伽整合了正念训练和瑜伽，它不追求动作姿势的完美，而是强调在练习瑜伽的过程中体验运动和拉伸的躯体感觉。

（二）正念认知疗法

正念认知疗法（mindfulness-based cognitive therapy，MBCT）是在卡巴金的正念减压项目的基础上发展起来的，用于对有不止一次复发经历的抑郁症患者，在康复期减少复发的干预方法。

MBCT 要求作为课程的带领者，自己每天都进行正念练习的实践。这是成为 MBCT 指导者所必需的条件。作为治疗性的团体，MBCT 的班级人数一般不超过 12 人。课程的核心目标包括：曾经患有抑郁症的个体学会预防抑郁复发的技能；更好地觉察自己当下的身体感觉、情绪和想法；学会接纳自己觉得厌恶的不必要的感受和想法，不再让习惯化的、自动化反应模式继续持续下去；能够使用有效的技能处理各种不愉快的想法、情绪或生活情境。

正式课程包括连续八周，每周一次 2 小时的课程，在两次课程之间，每天要自己进行大约 45 分钟的正念练习，并且记录每天练习的情况。从第二次课程开始，每次课程都是以练习之前学习的正念训练内容开始，然后是对本次练习情况的讨论，对一周以来完成家庭作业的反馈，在此基础上学习新的内容，学员讨论学习和练习过程中存在的问题。指导教师在回应学员的问题时，重点引导学员对当下感受的觉察，并且与传统认知行为治疗中的内容相结合。

八次课程的主题依次是：觉察与自动巡航；活在头脑中；整理分散的意识；识别厌恶；允许 / 顺其自然；想法不等于事实；“如何最好地照顾自己”；保持和扩展新的学习。在第六和第七次课程之间，可以安排一个全天的正念练习日，之前参加过 MBCT 课程的学员都可以来参加。

正念练习的主要内容包括：身体扫描；对呼吸、身体感受、声音和想法的觉察；正念行走；正念伸展；三分钟呼吸空间等。指导者在教授 MBCT 的过程中，都应该是带着友善和慈悲的心态去进行，从而使得参与者能够真正从课程内容的学习中获益。

八次课程的前四次，主要是教会参与者对当下如何保持有意识的、不加评判的注意。后四次课程主要是在此基础上，如何对心境的变化保持警觉，并且进行有效应对。最后还会鼓励参与者在抑郁发作的时候，及时意识到自己独特的警报信号，并且制定出应对抑郁的具体日常活动计划。

与传统认知行为治疗及其他正念疗法相比，MBCT 具有以下特点：强调正式正念练习的重要性；强调对症状的接纳与改变之间的平衡；强调去中心化（decentering）能力的培育。强调两种心智模式“存在”（being）和“作为”（doing）的平衡。

随着人们对 MBCT 疗法有效性的验证，其应用范围也在不断扩展，超出了最初对恢复期抑郁症患者的干预，扩展到多种身心疾病的治疗及预防实践中。

（三）辩证行为疗法

辩证行为疗法（dialectical behavioral therapy，DBT），源于 20 世纪 90 年代美国华盛顿大学教授 Marsha Linehan（1993）最初对有自杀倾向的边缘性人格障碍患者的治疗，后来逐渐扩展到对进食障碍、有治疗阻抗的抑郁症患者，以及物质滥用等类型患者行为问题的治疗。

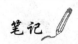

笔记

DBT 的理论特别强调情绪调节的困难与多种心理健康问题紧密有关，很多心理疾病均涉及情绪调节、冲动控制、人际关系和自我形象方面的功能不良。DBT 的技能训练会帮助个体改变生活中存在问题的行为、情绪、思维和人际模式。

完整的 DBT 实践具有多方面目标，其中包括：提高患者参与治疗和作出改变的动机；通过行为技能训练提升患者的能力、促进积极改变在各种日常情境中的泛化；帮助患者改善或重建其生活环境；保持治疗师的专业技能和工作动力。

DBT 特别强调对患者症状的接纳与改变的辩证关系。因为边缘性人格障碍患者经常因为威胁自伤或自杀的行为，被认为是在操纵治疗师，并为此受到责备。这是他们无法坚持治疗、脱落率非常高的重要原因。Marsha Linehan 认为患者并不是有意操纵，而是他们缺少适应性的压力承受能力、情绪调节能力及人际技能，在遭遇危机事件的时候不得已而为之。因此，治疗师需要在理解并接纳患者情绪和行为问题的基础上，适当地推动患者作出改变，并在两者之间保持动态的平衡。

DBT 治疗包括四个技能模块，分别为：正念技能、有效人际技能、情绪调节技能和压力承受技能。在治疗中，正念技能和压力承受技能属于接纳维度，有效人际技能和情绪调节技能属于改变维度。正念技能在四个模块中处于核心地位。其基本理念在于，个体有效觉察其当下的环境、身心感受和情绪想法等，是能够及时、有效使用其他各种技能，应对自己的问题的前提。DBT 中正念技能的练习相对于 MBSR/MBCT 来说，更加生活化和随意，一般不需要进行正规的正念训练。完整的 DBT 治疗一般都会超过半年的时间。

DBT 包括四个治疗模块，分别为个体心理治疗、团体技能训练、电话指导和治疗师咨询团队。在个体心理治疗中，治疗师会与患者谈论其问题，督促其完成日常行为表格的填写，说服其坚持参加团体技能训练；在团体技能训练中，两位治疗师会带领多名患者进行四个技能模块的练习；在电话指导中，患者在治疗室外，可以通过医院的呼叫系统随时向个体治疗师求助，治疗师需要在接到呼叫之后的 24 小时之内与患者电话联系，并针对患者的情况给予适当的简短指导，帮助其处理突然遇到的问题；在咨询师咨询团队中，治疗师每周在固定的时间聚会两个小时，大家轮流带领正念练习，提交并讨论自己认为需要讨论的个案，互相督导个案，分享 DBT 专业资料和技术，报告自己的枯竭水平，并对枯竭水平较高的治疗师给予建议及支持。

辩证行为疗法的各个治疗模块功能界定清晰，每个治疗模块中的内容都非常结构化，可操作性非常强，便于学习和在治疗中向患者传授。实际上四个模块的内容不仅适于其所针对的患者群体，也是一般人普遍需要的基本心理技能。因此，可以在一般的心理咨询与治疗中，根据不同来访者的问题，选择其中的某些技能教授给来访者，也能够起到改善来访者问题的作用。

（四）接纳承诺疗法

接纳承诺疗法（acceptance and commitment therapy，ACT）是本世纪初由美国的斯蒂文•海斯（Steven Hayes）创立的新一代认知行为疗法。在 ACT 的理论和实践技术中融合了很多东方文化，特别是佛学、禅宗的概念。ACT 将人类心理问题的核心根源归纳为四个方面，缩写为 FEAR。分别是思维融合（fusion with thoughts）、经验评价（evaluation of experience）、经验回避（avoidance of experience）和行为解释（reason-giving for behavior）。ACT 的心理治疗技术是一个六边心理治疗的模型，通过接纳放下、认知解离、接触当下、观察自我、澄清价值、承诺行动六个方面，提高心理灵活性，帮助来访者选择符合自己价值观的行为改变，对自己的行动负责，支持有效的基于价值观的生活。

ACT 的六大心理行为改变过程可成两个部分：

第一部分是正念与接纳过程（mindfulness and acceptance processes）：ACT 试图通过无条

笔记

件接纳，认知解离，关注当下，观察性自我减少主观控制，减少主观评判，减弱语言统治，减少经验性逃避，更多地生活在当下。与此时此刻相联系，与我们的价值相联系，使行为更具有灵活性。

第二部分是承诺与行为改变过程（commitment and behavior change processes）：ACT 通过关注当下，观察性自我，明确价值观，承诺行动来帮助来访者调动和汇聚能量，朝向目标迈进，过一种有价值和有意义的人生。

三、适应证与评价

正念疗法在临床治疗、医疗和发展性应用中成效显著。正念减压疗法（MBSR）的疗效已得到非常多的研究，该法不仅用于高压力人群的减压，也用于心理疾患的疗愈。其中 Carlson 对接受和未接受 MBSR 训练的癌症患者进行的系列研究，Garland 等对已婚女性乳腺癌患者的研究，Miller 对焦虑症患者在 MBSR 训练前后的研究，都提示 MBSR 有很好的临床效果。

正念训练可能有很多好处，包括治疗效果。但有些实验设计还不够理想，研究设计较简单，仅少量研究采用了控制组设计或对比研究，而且目前的研究亦很难确定，其在临床上的效果是否优于其他自我调节的策略。另一方面，正念训练者常常报告正念禅修比起其他方法更有意义，令人愉快，也更容易坚持，并且能培养一种自我探索的兴趣。但是严格讲，正念训练会导致哪些效果也不是很清楚。尽管对于正念禅修的实验研究已经得出一些有益的结果，但对于正念禅修的研究仍然处于初期阶段。正念禅修的适应证和适用人群仍然是一个值得进一步探索的领域。

案例

正念减压疗法缓解职业压力

王某是房地产公司的高级主管，由于长期的职业压力，造成经常失眠、情绪低落。虽然采取体育锻炼、旅游等方式进行调节，但效果并不明显。其性格内向，对自我的内在提升感兴趣。经过探讨之后，决定使用正念减压疗法进行自我训练。

咨询共 6 次，每次 1 小时，每周一次。

第 1 次咨询：收集相关资料，制定咨询目标。了解来访者的具体情况，介绍正念减压疗法，拟定咨询方案。进行身体扫描的练习，来访者通过身体扫描练习注意躯体感觉，进行正念呼吸。布置家庭作业：每天身体扫描 30 分钟，正念呼吸 15 分钟。

第 2 次咨询：反馈上周练习情况，讨论作业，指导来访者做身体扫描 30 分钟和正念呼吸 15 分钟。治疗师向来访者介绍练习的特点，以及在练习中可能出现的种种问题，如身体的精细感受、思维的游移等，并告知这些都是很自然、正常的反应，只需要将思绪轻轻拉回即可，不要产生自责的想法。布置作业：身体扫描 30 分钟和正念呼吸 15 分钟。

第 3～4 次咨询：反馈练习情况，讨论作业。介绍日常生活中的正念练习。指导其进行了吃葡萄干练习，行禅练习。布置家庭作业：坐禅 30 分钟，每天进行生活禅的练习。

第 5～6 次咨询：指导其将正念带入生活，带领来访者坐禅。复习正念减压疗法的基本方法，巩固练习成果，鼓励其将正念训练继续进行下去，成为一种生活哲学，进行长期的练习。

经过正念减压练习，来访者睡眠状况得到很大的好转。情绪也变得乐观、平和起来。对人生的看法也发生了一定的改变。

笔记

第三节　焦点解决短期治疗

一、概述

焦点解决短期治疗是由Steve de Shazer，Insoo kim Berg夫妇在美国密耳瓦基的短期家庭治疗中心发展出来的，以解决问题为导向的短期心理治疗模式。焦点解决短期治疗的核心假设是治疗目标是来访者自己选择的，来访者自己拥有内外在资源。治疗师与来访者一起达成预期的目标，并利用来访者的内外在资源来创造性地寻找解决问题的方法。

（一）焦点解决短期治疗产生的背景

1. **后现代建构主义的影响**　传统的心理治疗认为客观事实能够被观察和研究。当人们偏离了客观的标准时，就应该去寻求心理帮助，以重新回到客观的标准。后现代建构主义强调主观现实的存在，关注来访者的事实，而不去争论这个事实的正确与否，是否符合客观标准。后现代建构主义认为每个人都基于自己的重要信念来建构主观世界。强调个人对主观世界信念的影响力，个体通过语言的过程建构了个人的真实，个人的知识会促使其对自己的经历进行建构、创造、支配及赋予意义。

焦点解决短期治疗受到后现代建构主义的影响，尊重来访者的主观世界，认为不能用"客观标准"来评判来访者，而是以一个参与者的角色与来访者共同建构主观的现实。

2. **系统动态观的影响**　焦点解决短期治疗受到美国加利福尼亚心理研究所家庭治疗系统的影响，提出了系统动态观的理念。出生在亚洲文化背景下的焦点解决短期治疗的创始人之一的Insoo kim Berg采用东方思想中的太极图体现系统观的思想。"阴"与"阳"相互依存、相互转化，整个系统是动态平衡的。治疗的目的是扩大"阳"的部分来减少"阴"的部分，从而引起整个系统结构的变化。

（二）焦点解决短期治疗的基本假设

沃尔特和佩勒（Walter & Peller，1992）总结了焦点解决短期治疗的12项基本假设：

1. 越把焦点放在正向、已有的成功解决方法并迁移运用到未来类似情境上，则越能使得改变朝所预期的方向发生。

2. 任何人都不可能每时每刻处在问题的情境中，总有问题不发生的时候，这就是所谓的"例外"，这些存在于当事人身上原有的例外情形，常常可以被作为问题解决的指引。

3. 改变随时都在发生，没有一件事是一成不变的。

4. 小的改变会带来大的改变，最后可以导致整个系统的改变。

5. 合作是必然的，没有当事人会抗拒，不同的当事人会以不同的方式与助人者合作，若助人者仔细了解他们的思维及行为的意义，便会发现当事人努力地向自己启示了他们要改变所必需的独特方式。

6. 人们拥有解决自己的问题所需的能力与资源，助人者的责任是协助当事人发现自己所拥有的资源。

7. 意义并非由外在世界所引起，而是与经验的交互建构，是个体透过本身的经验对外在世界的解释，因此，焦点解决治疗并不重视探究事件本身，而更重视当事人对事件的解释，以及在事件中采取的行动与反应。

8. 每个人对某一问题或目标的描述与其行动是相互循环的，因此可以借由改变个体看问题的观点，达到改变行为，也可以借由改变行为，达到改变看问题的观点。

9. 沟通的意义可从收到的反应中来判断，对助人者而言，晤谈过程中沟通的意义要视自己所收到的反应而定。

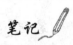

笔记

10. 当事人是他们自己问题的专家，设定什么样的改变目标，应由当事人自己决定。

11. 当事人的任何改变，都会影响其与所在系统中每个人的互动，也就会带来其他成员的改变。

12. 凡是有共同目标的人，都是解决方案中的成员，助人者主要是协助团体成员协商出问题的解决目标，并找出个人可以做到的行动。

（三）焦点解决短期治疗的基本观点

焦点解决短期治疗的基本观点是用正向的、朝向未来的、注重问题解决的积极观点来促进来访者的改变。其基本观点为：事出并非一定有因；"问题症状"有时也具有正向功能；合作与沟通是解决问题的关键；不当的解决方法是造成问题的原因；来访者是自身问题的专家；从正向的意义出发；滚雪球效应；凡是都有例外；重新建构个案的故事，创造改变；时间及空间的改变有助于问题解决。

二、治疗技术

（一）焦点解决短期治疗中的常用技术

1. **正常化**　大多数来访者遇到的问题可能是普遍存在的问题，因此可以不称之为问题。比如遇到的职业压力问题是每个职工都需要去应对的问题，因此是很正常的事情，无需过度关注。治疗者要把来访者的问题正常化。在谈话中可以这样表述："作为一名新职工，你遇到的问题，其实很多刚参加工作的职工都遇到过。"

2. **咨询前改变询问**　是指在治疗前对来访者正在发生的变化所进行的询问。焦点解决短期治疗者认为来访者在治疗前，已经进行了努力，采取了一些有效的办法，取得了有效的改变。这些改变是来访者内在的资源和力量。在谈话中可以这样问："面对这样的问题，你都采取了哪些有效的尝试""在来访前你为解决这个问题做过哪些努力"。这样会促使来访者对这些问题的思考，发觉自己的资源和力量，寻求自我解决问题的途径，增强自我效能感。

3. **预设性提问**　是治疗师引导来访者往正向的目标思考，积极地寻找解决问题的方法。比如可以问"你来的目的是想收获到些什么""你认为我们今天会有哪些进展"。

4. **评量问句**　是让来访者对自己的状况进行刻度化评量。帮助来访者将抽象的概念具体化，让来访者感受到自己的状态。如"从 0 到 10，0 代表当你决定寻求帮助的时候，10 代表奇迹之后的那天，你觉得现在你处在哪个等级"。0 代表来访者寻求帮助的时候，而不是他们情况最糟糕的时候。如果来访者回答 0，就可以问："那么你是怎么做的，从而使情况没有变得更糟"。

5. **振奋性鼓舞**　是指给予来访者肯定、支持，激励和鼓舞来访者，使其增强自信心。振奋性鼓舞可以在来访者经过自己的努力取得了成绩时使用。如："你是怎样做到的呢""你竟然解决了公司的技术难题，你真是好样的"。

6. **赞许**　发现来访者的积极因素加以赞许。焦点解决短期治疗提出三种赞许方法：①直接赞许。例如："我真的很佩服你的毅力"。②引用别人的赞许。例如："你的上司跟我说他很欣赏你"。③让来访者赞许自己。例如："你最欣赏自己哪一点"。

7. **改变最先出现的迹象**　让来访者从最先出现的迹象加以改变。以小的改变引发大的变化。例如："如果你的老板发现你改变了，你觉得他会最先注意到你的哪些变化呢？""当事情有所好转时，你最先看到的变化是什么"。

8. **奇迹询问**　治疗师通过向来访者假设如果奇迹发生了，问题已经解决了，会出现的情境的询问。奇迹询问可以分为如下问句：①奇迹式问句："现在，我想问你一个奇迹的问题。假如晚上你正在睡觉，整间屋子静悄悄的，奇迹发生了。这个奇迹就是：迫使你来这儿

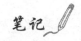

笔记

的问题已经解决了。然而，因为你在睡梦中，所以你并没有意识到发生过奇迹。所以，当你第二天早上醒来时，是什么变化让你感觉到有奇迹发生，问题已经解决了呢”。②水晶球问句：“如果在你面前有一个水晶球，可以看到你的未来，你想会看到什么”。③录像带问句：“当你的问题已经解决时，我和你一起看录像带，这个录像带是记录你从现在到问题解决的一切过程，你想我们会看到你做了什么，让事情逐步地改变”。

9. **关系询问** 询问来访者关于重要他人对他、对事件或对于改变的可能看法。例如：“当你的工作业绩有了新的起色，你想你的老板会看到你和平时有什么不同”“当你的改变发生以后，谁会最先发现你的变化”“当你学会了宽容的时候，你的同事会发现你有什么不同”。

10. **例外询问** 是对来访者例外状况的询问。即引导来访者看到问题不发生，不严重的部分，意识到自身的能力和资源。例如：“问题不发生是什么时候，那时候你在做什么？你是如何做到的”“你曾经做了什么不一样的事情，改善了与客户的关系”。

11. **任务/家庭作业** 是让来访者完成一定的任务和家庭作业。例如：“你下次会谈前，尝试一下做一些与客户进行有效沟通的事情，下次告诉我”(行动任务)。“请你观察一下你的工作中发生了什么是你希望继续发生的”(观察任务)。“请你想一想，你做了些什么使你的状况渐渐地好起来”(思考任务)。“每天做一个记录，记录一下你的情绪变化”(家庭作业)。

12. **EARS询问** E(eliciting)引出例外，引导来访者说出发生了什么更好的改变。A(amplifying)，扩大详述例外，R(reinforcing)，增强，赞许来访者在发生改变时所呈现的成功和力量。S(start again)，再次询问，还有什么是比较好的。

13. **应对询问** 是指治疗师向来访者询问如何成功地应对问题的。常用的提问有：“面对困境你是如何应对的”“你都做了什么使事情发生改变”。

(二)焦点解决短期治疗操作技术

焦点解决短期疗法将每次60分钟的治疗过程分为三个阶段。

1. **建构解决的对话阶段(40分钟)** 这一阶段包括目标架构、例外架构、假设解决架构三个部分。

目标架构即治疗师引领来访者确立治疗目标。可以这样提问：“你到这里来的目标是什么”。例外架构就是引导来访者寻找例外事件，使来访者感受到自身的资源和力量。可以这样提问：“这个问题什么时候不发生”“你想要的这个目标有没有什么时候发生过”。假设解决架构是引导来访者假设问题解决的方法。可以这样提问：“当这个问题已经解决了或是这个目标达到了，你的表现会有什么不一样”。

2. **休息阶段(10分钟)** 治疗者离开，回顾与整理第一阶段中来访者对其问题的解决所提到的有效解决途径，并提取出有意义的信息。

3. **正向反馈阶段(10分钟)** 包括：赞许、信息提供和布置家庭作业。治疗师给来访者以赞许和鼓励。提供正向的反馈意见并布置家庭作业。

治疗师还要运用刻度化问句等评估手段对来访者进行进步评估，以引导来访者做进一步的努力。

三、焦点解决短期治疗在心理援助中的应用

焦点解决短期治疗提倡把焦点放在探索问题的解决而不纠缠于问题本身，聚焦于寻找来访者自身可改变的资源和解决方法，而不探究问题发生原因。焦点解决短期治疗从最初的解决婚姻家庭冲突，逐渐广泛应用于各种生活和工作领域。焦点解决短期治疗对于企事业中高管、工会及党群人员直接帮助职工应对各种工作生活困扰，提高生产效率，提高职工士气，增加职工归属感，树立人文关怀的形象等方面有着不可估量的价值和意义。焦点解决短期治疗在心理援助中的应用具体表现为：

笔记

1. **焦点解决短期心理治疗强调当事人是有能力的** 在心理援助的过程中让当事人发现自身具有的正性资源，自己找到解决问题的方法和途径并采取行动。

2. **焦点解决短期心理治疗帮助当事人寻找问题解决的策略** 通过寻找例外、奇迹提问、滚雪球等技术帮助当事人找到问题解决的策略，增强自己解决问题的信心。

3. **焦点解决短期心理治疗帮助当事人重构生命故事，赋予新的意义** 鼓励当事人以不同的眼光来看待自己及所处的大的环境。当看待问题的角度不同时，就会看到不同的可利用资源。

4. **焦点解决短期心理治疗引导当事人正向目标的建立，发展当事人对生活的自我控制感。**

第四节 沙盘游戏疗法

一、沙盘游戏疗法概述

一粒沙是一个世界，这是智者的见地。沙盘中展现着一个奇妙的心理世界，这是沙盘游戏治疗的真实体验。把无形的心理内容以某种适当的象征性的方式呈现出来，从而获得治疗与治愈，创造与发展，以及自性化的体验，便是沙盘世界的无穷魅力和动人力量所在。

沙盘游戏疗法是由多拉•卡尔夫创立，在荣格分析心理学、洛温菲尔德的“游戏王国技术”和东方的哲学思想基础上发展起来的一种心理治疗方法。

沙盘游戏治疗的历史，最早可以追溯到英国作家威尔斯的“地板游戏”。1911 年威尔斯出版了《地板游戏》一书。书中描述了他和他的两个小儿子在地板上的游戏过程。时隔两年，威尔斯出版了《小小战争：男孩的游戏》，具备了“沙盘游戏”的雏形。1928 年，洛温菲尔德创建了自己儿童心理诊所，发展了一种新的治疗技术称之为“游戏王国”，即后来的“世界技术”。1935 年，洛温菲尔德出版了自己的第一部专著：《童年游戏》。

洛温菲尔德认为，就儿童与成年人之间的交流而言，总是存在某种障碍的，包括语言能力方面的障碍。因而，她提出了“图画思维”的概念，认为儿童的“手”上存有丰富的心智、情感和体验，但并不能用语言来表达。同时，在面对儿童的时候，或在与儿童交流的时候，用图画和动作，往往要比语言更有效。于是，这游戏王国技术中，也包含了让儿童的手来说话的意义。儿童在“游戏王国”中表达了自己，透过这种表达也发现了“自己”，透过那丰富的象征体验着自己的情感，自己的忧伤和自己的喜爱。

卡尔夫于 1904 年 12 月 21 日生于瑞士。1949 年，作为两个孩子的单身母亲，经历了自己的生活困苦与心理危机之后，卡尔夫开始了她在瑞士苏黎世荣格研究院 6 年的学习，并由荣格的夫人爱玛•荣格为其进行心理分析。1962 年，在瑞士苏黎世第二届分析心理学国际会议上，卡尔夫提交了关于“原型作为治愈的因素”的论文。她将洛温菲尔德的“世界技术”与荣格的心理分析结合起来同时与东方的哲学思想相融合，形成了一种新的心理治疗方法——沙盘游戏疗法。

在 2005 年 7 月份罗马国际沙盘游戏治疗大会上，沙盘游戏治疗被定义为一种以荣格心理学原理为基础，由多拉•卡尔夫发展创立的心理治疗方法。沙盘游戏是采用意象的创造性治疗形式，“集中提炼身心的生命能量”（荣格）在所营造的“自由和保护的空间”（治疗关系）气氛中，把沙子、水和沙具运用在富有创意的意象中，便是沙盘游戏心理治疗的创造和象征模式。一系列的各种沙盘意象，反映了沙盘游戏者内心深处意识和无意识之间的沟通与对话，以及由此而激发的治愈过程和人格发展。

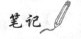

笔记

二、沙盘游戏疗法的理论基础

沙盘游戏疗法以荣格分析心理学为基础，融合了其无意识理论和积极想象技术，形成一套成熟的心理治疗理论。

（一）分析心理学

分析心理学关注的是人类灵魂的真正救治。荣格认为，每个人的灵魂深处都隐藏着一颗未来发展的种子，心理分析的任务就是帮助这颗种子发展、成熟、发挥它最充分的潜能。当一个人允许自己的无意识在寂静的心灵深处与意识交谈，并给予无意识心灵以最大最真诚的关注，则在意识与无意识之间搭起了沟通的桥梁。无意识丰富了意识的内容，意识又照亮了无意识的世界，它们从对立面走向融合，从而使一个人的心理增强、人格发展壮大。

心理分析的目的在于将意识与无意识的世界统合起来达到自性化，也即人格的整合。荣格还认为，只有当这一过程不受外界控制、不受分析师干预、自然而然地发生时，才能最完满地完成。沙盘游戏疗法就符合这样一个原理，在一个安全、不受干扰的环境下让来访者的无意识投射出来，与意识进行无声的交流，并与治疗师的无意识在沙盘中碰撞、交流，从而达到令人意想不到的治疗效果。

（二）荣格的无意识理论

荣格的无意识理论在弗洛伊德的基础上有了更深的发展，他把集体无意识纳入自己的理论体系。集体无意识的概念是荣格从神话和原始社会的风俗习惯的研究中得出的，并在临床实践中得到了验证。神话、图腾、梦中一些反复出现的原始意象，就是集体无意识的表现，也即心理原型。这些原型在沙盘中也都经常会有所表现，并对治疗起着重要的作用。

（三）积极想象技术

积极想象是荣格心理分析最重要的方法，也是其分析心理学思想的最重要的特色。

积极想象技术是荣格在工作中创造出来的一种直接与无意识相接触的方法，它可以大致分四个阶段：首先是诱导出宁静的心灵状态，摆脱一切思绪，以自然观察的方法，注视无意识内容的自发出现和展开；然后，用书面形式或其他形式，如绘画、雕塑、舞蹈、音乐等象征表现手法，把这种体验记录下来；接着，心灵的意识开始积极地参与和无意识的对峙、交流，直到无意识产物的意义及涵义被意识理解，并保持和谐一致；最后，一旦意识和无意识相互达成一致，个体能够有意识地生活，就必须遵守某种新的伦理观点和义务，即个人不再像以前未意识到无意识的潜在作用时那样看待他的生活。

沙盘游戏疗法在某种意义上就是一种积极想象技术的应用。在一个安全、安静的环境中，通过塑造和布置沙盘边框内的沙子和沙具，来访者就可以建立一个与自己内在状态相对应的世界。通过自由、创造性地游戏、无意识过程就以三维的形式在一个图示的世界里显现出来。这样，在来访者的第一个沙盘布景中，意识与无意识的对峙、交流就开始了，之后通过一系列的游戏过程，无意识的能量逐渐释放，意识与无意识的对立逐渐转化，最终达到人格整合，也就是荣格所说的治疗的最终目标——自性化阶段。

三、沙盘游戏疗法的基本设置

沙盘游戏模型不是普通的货物或材料，而是充满了象征意义的承载体，而这种象征意义也是一种重要的心理意义，其中也包含着沙盘游戏分析师所倾注的感情，以及使用沙盘游戏模型的来访者所倾注的感情。作为沙盘游戏分析师，要熟悉自己所使用的沙盘游戏模型，尽可能地去理解其中所包含的象征意义。但是，当面对实际的沙盘游戏来访者的时候，又不能套用任何的象征理论，而是要以心理分析师的基本原则：无意识的水平、象征性的意义和感应性的机制为基础，把握某种沙盘游戏模型对于来访者个人所具有的心理意义。

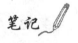

笔记

长方形空间的不平衡性可以产生紧张、骚动的感觉，使人有要移动和进入的愿望。正方形或圆形产生平衡静止的感觉，人们的注意力很容易就汇聚于中心，缺乏挑战性。而对于长方形的沙盘，人们需要上下左右调整自己的位置才能最终找到其中心。因此，长方形比正方形和圆形能提供更多的探索空间和更大的挑战性。

沙盘中的方位具有不同的内在含义。沙盘治疗师要对沙盘的内涵有所了解。如玩具的方向朝向左侧意味着退行、回归。也可能意味着重新修订人生目标，以使其更符合自身能力。朝向右侧意味着进行。但过于强大的前行动力，可能使目标要求超过自己所能把握的范围。沙箱之外摆放玩具意味着心理不成熟，自我界定不明确，超越自我把握范围去表现自己的危险性。沙箱周围摆上玩具意味着自我的恐惧和不安等。

沙象征土地、具体和物质的东西。土地，大地母亲，是提供滋养、生殖力和爱的生命拥有者，沙塑造力强，可以不断的流动和改变；抚摸细沙的感觉像回到了母亲的子宫里，温暖而安全；水，可以流动、洗涤、溶解，也可以再生，通常代表着无意识和情绪，被比喻为女性、生殖的力量和生命的基础，水是生命的起源；沙和水可以使人们退行到儿童早期的体验，促进自性化的发生。

沙盘内部的蓝色在沙游戏中是关键的内容之一，浅蓝色本身可以对人的思维过程和行为产生心理及生理方面的冲击。蓝色可以用以代表碧水和蓝天，除了这些象征意义外，蓝色本身还可以被视为一种“客体”，在沙盘中它提供了一种清晰的视觉呈现。

按照瑞士荣格心理分析家古根比欧的思路，阐述了作为心理分析家的基本素质，其中涉及三个原型意义的内容：治愈、沟通与转化，同亲也可以作为沙盘游戏分析师素质的参考。西方的治愈者原型是与西方神话中的医学渊源联系在一起的。治愈的方法与技术虽然可以学习，但是，所学习的治愈的方法与技术，必须要有内在治愈者素质的配合。于是唤醒自己内在的治愈者的原型作用，甚至是唤醒患者内在的治愈者的存在，永远是心理分析过程最为关键的问题。在巫者的原型中，巫者不仅仅能医治，而且具有更为特殊的能力，就是占卜与通灵，尤其是在人类远古的童年。因此，其所谓的“巫者”就是保留了远古那种能够沟通神灵和沟通天地能力的人。心理分析过程中最重要的特点就是沟通意识与无意识，这也是对心理分析家素质的要求。若说巫者原型象征着心理分析家所必须具备的沟通无意识的能力，那么“炼金术者原型”则寓意着“转化”或“转换”的能力。从本质的意义来说，荣格对于“炼金术”的理解，尤其是其心理分析意义的发挥，与中国道家内丹思想有着深切的渊源。他曾与卫礼贤合著《金花的秘密》，其中包含对《太乙金华宗旨》和《慧命经》的翻译，以及荣格从其心理分析的角度所做的评论。

沙盘游戏强调来访者的自愈性。沙盘游戏要达到的目标是来访者的自愈。充分发挥来访着自身的治愈能力。通过沙盘游戏，使来访者的心理问题和创伤得到充分的呈现，从而获得表现和转化，最终达到整合的状态。

四、沙盘游戏治疗的过程与主题分析

(一) 沙盘游戏治疗的过程

芭芭拉•博伊科和安娜•古德温将沙盘游戏的治疗过程发展为六个阶段。

阶段一：创造沙盘世界向来访者介绍沙游。创造一个安全的、受保护的和自由的空间，并形成一种积极的期待；向来访者介绍沙盘、物件和沙游过程，治疗师要处在一个令来访者觉得舒适的位置，让来访者知道做沙游的方式无所谓对错，最后请他在完成后要通知你。建构沙世界：来访者在沙中创造一个场景，治疗师主要是来见证和尊重来访者的体验而不作干涉或解释；来访者可以用也可以不用物件及水来建造沙世界；治疗师要保持沉默，全神贯注。

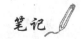

笔记

阶段二：体验和重建沙盘世界。体验：鼓励来访者充分地体验沙世界。当来访者反思场景时，治疗师只需静静地坐着，这是加深体验的时刻。重建：告知来访者可以将沙世界保留原状或是做些改变；留出时间给来访者去体验改变后的沙世界。

阶段三：治疗。浏览沙盘世界：向来访者请求浏览他的沙世界；注意来访者的语言和非语言线索；不要碰触到沙盘；鼓励来访者停留在被激发的情绪中。治疗性干预：询问来访者关于沙世界的一些问题，只反映来访者涉及的事情；把焦点放在沙盘中的物件上；选择使用治疗性干预方法，例如完形技术、心理剧、心象法、回归法、认知重塑、艺术治疗和身体觉察，沙世界中更多的改变常常就会出现。

阶段四：记录沙盘世界。来访者的照片：为来访者提供一个从他选择的角度来为他的沙世界拍照的机会，最好是用拍立得相机，来访者可以把这张照片带回家。在来访者的同意之下为他的沙世界拍照，以备将来参考。

阶段五：连结沙游体验和现实世界。意义形成：帮助来访者理解和应用那些通过沙游而变为意识层面的领悟。将沙游体验同来访者的现实世界连接起来：询问来访者沙盘中的事件如何反映了他的生活；帮助来访者了解沙世界的意义；鼓励来访者留意沙盘中的问题是如何在他的日常生活中呈现的。

阶段六：拆除沙世界。认真仔细地拆除沙世界的过程也是治疗师重新体验个案的过程。

（二）沙盘游戏治疗的主题分析

沙盘游戏的主题，是对沙盘游戏模型所表现的象征性意义的总结。“主题”会告诉我们来访者在沙盘游戏中表现或传达的基本意义。瑞•米切尔曾归纳了两类大的主题：受伤的主题和治愈的主题。

1. 受伤的主题及其表现　在米切尔所列举的10类受伤主题的表现中，诸如“混乱”“空洞”“分裂”“隐藏”等，都经常出现在初始沙盘中的象征。

（1）混乱的表现（图7-2）：沙盘呈现了混乱的主题，表现为分散与分裂，没有形状和规则，任意和随意性较大。比如，来访者把各种不同的沙盘模型胡乱地放入沙盘中，没有任何界限也忽视了外在的现实，尽管来访者细心挑选了各种物件，但是放置却没有任何联系。

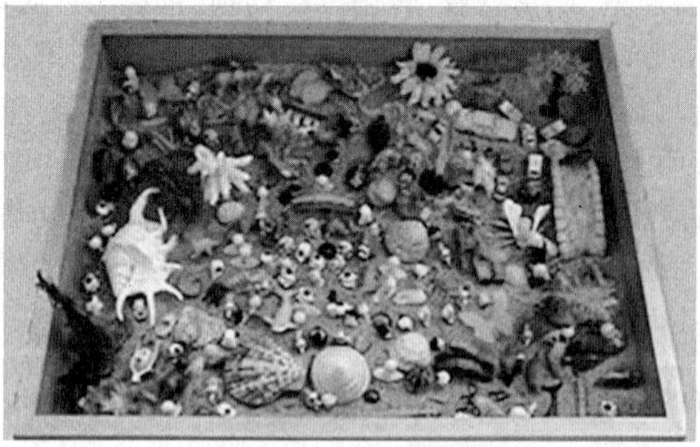

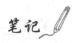

图7-2　混乱的表现

（2）空洞的表现（图7-3）：来访者使用极少的沙具，或者是只使用那些没有生命感觉的沙盘游戏物件，给人一种沉默抑郁，对任何事物都失去了兴趣的感觉。比如，几乎是全部空洞的沙盘，只是在一个角落放置了一棵枯树。

（3）分裂的表现（图7-4）：整个沙盘显得分散，各部分之间没有任何连接，呈现出分裂的迹象。比如，来访者从沙盘的底部往上摆放了一辆汽车、一个棺材、一只鸟笼、一头大象，似乎是各自分隔了沙盘的一部分空间，在所使用的沙盘游戏物件之间几乎不存在任何联系。

笔记

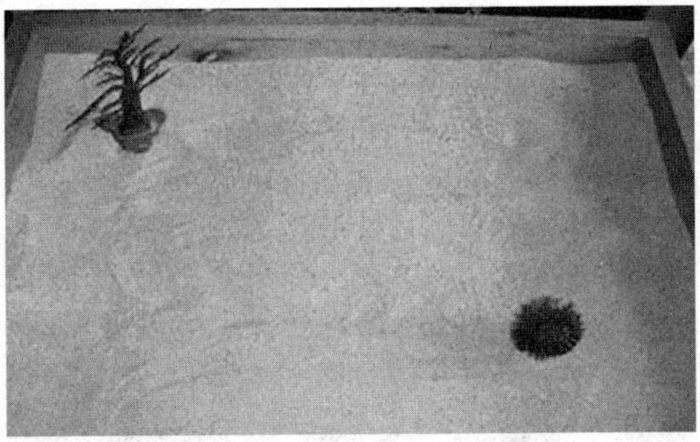

图 7-3　空洞的表现

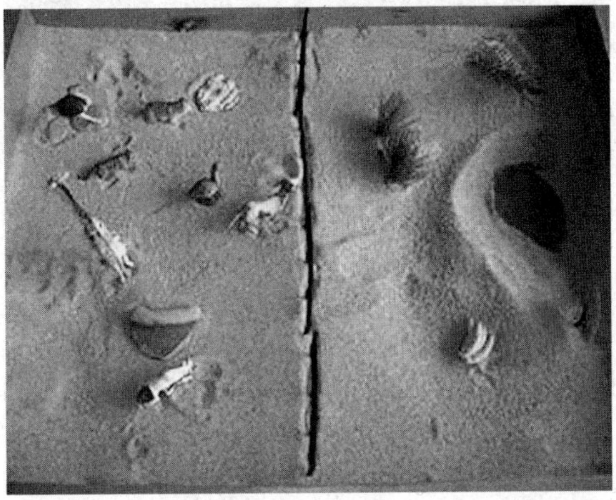

图 7-4　分裂的表现

（4）忽视的表现（图 7-5）：沙盘中所呈现的被忽视的感觉，可能有许多不同的表现形式。一般来说，沙盘中的角色显得孤独和孤立，失去了本来可以获得的帮助和支援。比如，一个婴儿被放在高高的椅子上，而母亲却在隔壁的房间里睡觉。

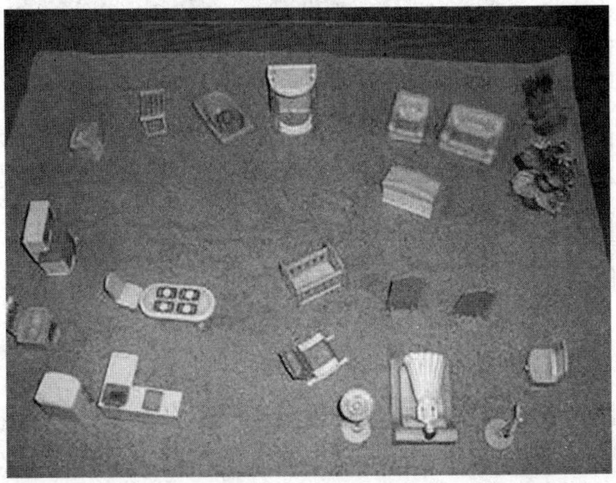

图 7-5　忽视的表现

2. **治愈的主题及其表现**　沙盘游戏中的治愈主题及其表现，往往反映着来访者内在的积极变化。比如，聚集的能量、开始的旅程、生长的树木、沟通的桥梁等，都是典型的沙盘游戏治愈主题的表现。作为沙盘游戏分析师，不仅仅是要能够觉察、认识与理解治愈主题的

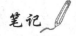

笔记

表现及其象征性的意义，而且，在实际的沙盘游戏实践过程中，也要能够与来访者一起，去感受治愈主题及其象征所传达的消息，吸收治愈主题及其象征所具有的积极意义。

（1）旅程的表现（图 7-6）：沙盘中出现的明显的运动迹象或线索，比如顺着某一道路的或者是围绕某一个中心的运动，都是沙盘游戏治愈主题的“旅程的表现”。比如，在沙盘中，一个土著的印第安人，划着一只独木舟顺流而下。

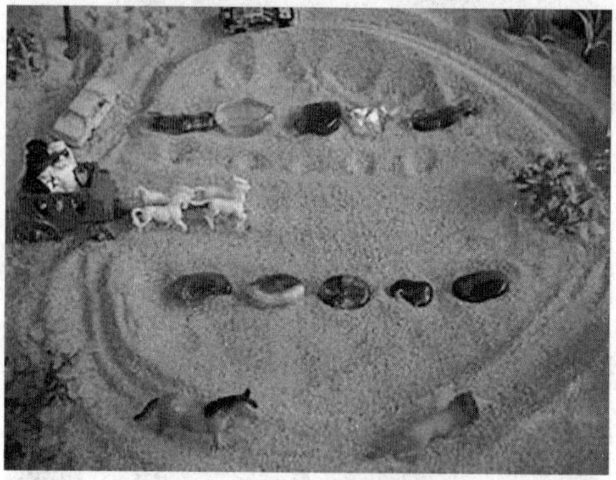

图 7-6　旅程的表现

（2）能量的表现（图 7-7）：沙盘中呈现出的活力、生气和运动等，都属于能量的表现。比如，树木、作物或有机体开始生长，建筑工地开工，机器开始运作，汽车呈现出启动或运动，轮船开始航行或飞机从跑道上起飞等。

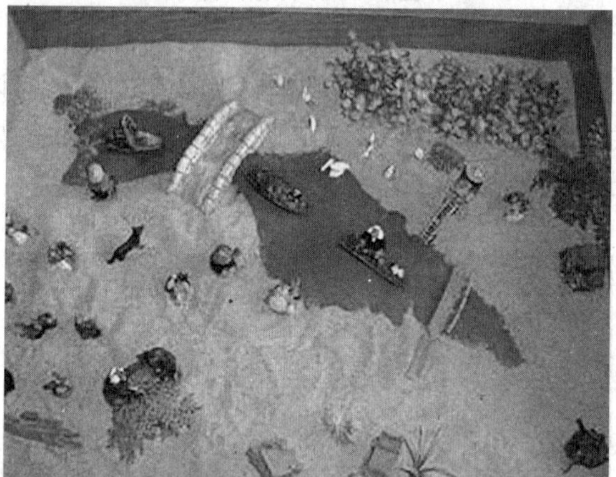

图 7-7　能量的表现

（3）连接的表现（图 7-8）：沙盘中治愈主题的“连接的表现”，反映在各物件之间的连接，或者是对立物件的结合上。比如，在地面和一棵大树的旁边所出现的梯子，便属于这种连接的表现；或者是在象征天使和魔鬼的物件之间出现的桥梁，便属于对立双方沟通与结合的可能。

（4）深入的表现（图 7-9）：沙盘游戏中呈现出的“深入”属于治愈的主题表现。所谓的“深入”，意味着一种深层的探索或发现。比如，发现了掩埋的宝藏，清理与挖掘河道，与水井有关的物件和工作，甚至更为直接的往深处探索等。

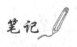

笔记

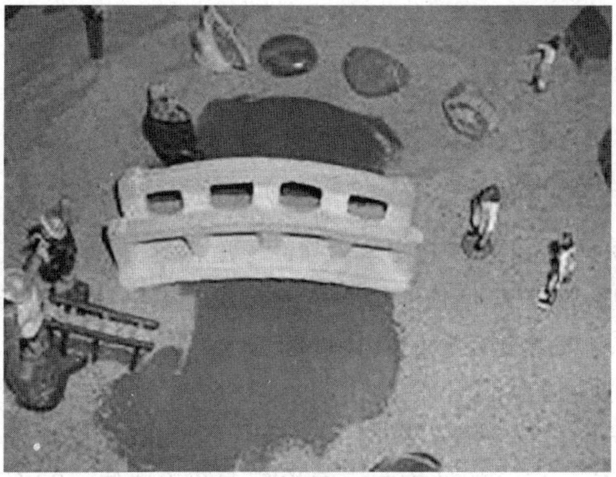

图 7-8　连接的表现

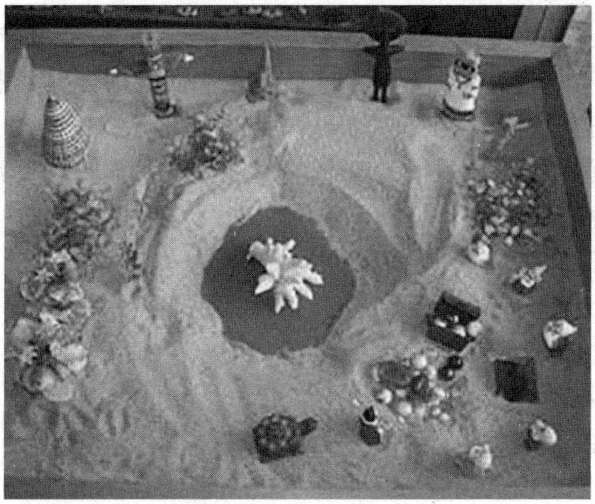

图 7-9　深入的表现

(5) 诞生的表现：在沙盘游戏过程中，“诞生”是明显的治愈和转化的主题。这种主题可以有许多不同的表现形式：婴儿的出生、鸟类的孵化，或者是花儿的开放等等。就来访者的心理成长而言，诞生的主题及其表现，也与其内在儿童的发展与成长有关。

(6) 培育的表现：“培育”包含着孕育，以及为新的生命与生长提供滋养或帮助。在沙盘游戏中，若是出现像母亲哺育孩子、护士照顾患者、相互支持的家庭成员、和谐的团体的聚会、提供食物的车辆或者是食物的出现等，都是“培育”的主题表现。

五、沙盘游戏疗法在心理援助中的应用

(一) 企业日常咨询中的应用

在企业日常的心理咨询中应用沙盘游戏疗法，能够在健全人格、调节自身的情绪等方面取得较好的效果。

(二) 在危机干预中的应用

可以将沙盘游戏疗法应用于危机干预中，对危机干预中筛选出来的心理问题员工实施个体沙盘，能够有效预防和干预心理危机事件的发生。

(三) 在团体咨询中的应用

可以利用沙盘开展团体咨询。针对某一特定的职工开展团体沙盘，对缓解职工压力、增进人际关系技能、调节人际关系，以及提升团体的亲密度及凝聚力等都有显著效果。

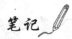

笔记

第五节 家庭治疗

一、家庭治疗概述

家庭治疗是以家庭为对象进行的心理治疗。家庭治疗是以系统的观点来理解和干预家庭问题的。在家庭治疗过程中，促使家庭系统的改变是家庭治疗的关键。打破既有的家庭系统，重构新的家庭系统是家庭治疗的具体目标之一。

家庭治疗从20世纪50年代开始蓬勃发展。1962年"家庭治疗"名称在学术界正式确认，并创立了第一份学术刊物《家庭过程》。60年代以Palo Alto小组开发的沟通模式为代表。70年代米纽庆（Minuchin）的结构式家庭治疗占统治地位。80年代策略式家庭治疗占主导地位。90年代后，在新的社会思潮和新的挑战面前，家庭治疗开始出现整合的趋势。

（一）家庭治疗的基本理论

1. 系统论 系统论是由奥地利生物学家贝塔朗菲在20世纪40年代提出来的。系统论的主要观念是"从原子到宇宙，任何实体和系统都依靠其各部分互动来维持其生存，在大系统中包含小系统，所研究系统的大小取决于观察者的兴趣，但整体大于部分之和"。贝塔朗菲创建的系统论为家庭治疗带来了很多观点，曾经并持续影响着家庭治疗。这些观点为：

（1）系统大于部分的总和。

（2）强调系统内部的互动而不是简化。

（3）人类系统是个生态有机体而不是机械物。

（4）殊途同归概念。

（5）动态平衡反应与自发行为。

（6）信念和价值观的生态重要性而不是无价值。

2. 控制论 控制论是由美国麻省理工大学数学家维纳（Nobert Wiener）在1948年提出的。控制论是指在自我调节的系统内反馈机制。家庭与控制论系统的共同特征是通过信息交换来维持家庭的稳定性。

控制论的核心是反馈圈，这是系统获得必要信息以维持稳定的过程。反馈包括系统与外部环境及系统内部信息传递。反馈圈可以是正向或者是负向的，区别在于对稳定状态作用的方向不同，无所谓好坏。负向反馈表明威胁系统的整体性，显示系统需要维持现有状态。正向反馈表示需要改变这个系统。

控制论运用于家庭关注在以下几个现象：

（1）家规，这掌控着家庭系统可以容忍的行为范围（家庭的平衡范围）。

（2）负向反馈机制，家庭用来加强这些规则（愧疚感、惩罚和症状）。

（3）围绕问题的家庭互动顺序，说明系统的反应。

（4）当系统习惯的负向反馈是无效的时候，引发正向反馈圈。

3. 社会建构主义理论 建构主义认为我们不可能真正地知道外部世界，能知道的只是自己的主观体验。建构主义首先被应用于心理治疗是George KeLLy的个人建构理论。他认为，我们通过自己对环境独特建构来赋予世界意义。我们阐释和组织事件，作出预测，并在这些建构的基础上作出行动。我们可能需要改变和抛弃一些建构，治疗就变成了建构的破旧立新的过程。

社会建构主义从建构主义中衍生出来。建构主义认为，我们是在自己的诠释基础上认知并与世界联结的。社会建构主义认为这些诠释是被我们所处的社会情境塑造的。建构主义强调个人的主体思维，社会建构主义更关注社会诠释及语言和文化的主体间影响。按照

笔记

建构主义的观点，人们遇到问题不只是因为生活的客观现状，而且因为对这些现状的诠释。社会建构主义增加了认识到在与其他人对话的过程中意义是怎样出现和变化的。因此治疗就变成了解构和重建的过程，即将来访者从积习难改的信念的堡垒中解放出来并帮助他们建立新的和更有希望的视角。

（二）家庭治疗流派

1. **系统式家庭治疗** 系统家庭治疗的代表人物是莫瑞·鲍恩（Murray Bowen）。家庭系统理论认为每个人都有本能的生命力量，人们的关系受两种相抗衡的生命力量的驱使，即共同力量和分化力量。共同力量促使成员走向联合，而分化力量促使人们寻求个性或独特性。系统家庭治疗理论的两个主要假设：一是家庭成员间过度的情感联系和家庭功能失调有着直接的联系，自我分化是家庭成员必要的成长目标。二是上一代没有解决的问题趋向于传给下一代，即多代传承理论。

鲍恩的系统家庭理论由8个相互联系的概念联结而成。即自我分化、三角化、核心家庭的情感过程、家庭投射过程、代价传递过程、手足位置、情感阻断、社会情感过程。

（1）自我分化：是系统家庭治疗的核心概念。包括“理智与情感的分化”和“自我和他人的分化”。自我分化良好的个体能够保持思想和情绪间的平衡，也能独立于他的家庭情绪之外而保持客观性和灵活性。未分化的个体则容易情绪化、失去控制。

（2）三角关系：鲍恩认为家庭情绪或关系系统的基石是三角关系。三角关系中的第三方，不仅指人，也可指其他物件、事件、认知，比如工作或者不合理的认知、家庭的规则等。这个关系系统具有扩展性，当基本的三角关系不能减轻其强度时，那么可能激发出越来越多的三角关系，即越来越多的人会被卷入，形成连锁的三角关系。

（3）核心家庭的情感过程：鲍恩认为，核心家庭是由父母和孩子组成的家庭，而个体在原生家庭中与父母的交往模式会影响到其成人后的婚姻选择和其他重要人际关系，并传递给孩子。因此，解决当前家庭问题的有效方法是改变个体与原生家庭的交互作用，当个体改变后，与其有情绪联系的其他人也会作出补偿性的改变。鲍恩认为，人们往往倾向于选择和自己分化水平相当的人作为自己的配偶。

（4）家庭投射过程：指分化不佳的父母将其不成熟与缺乏分化的状态传递给子女的过程。家庭投射的过程与父母不成熟或未分化的程度及家庭当时体验到应激或焦虑水平有关。

（5）代价传递过程：是指家庭的情感过程是通过多代传承的，严重的功能失调是一定程度的分化在代际间传递的结果。在原生家庭中没有解决的问题，会在新的核心家庭中出现，并继续传递下去。

（6）手足位置：孩子会依据其在家中的同胞兄弟姐妹排行位置，而发展出某些固定的人格特征。

（7）情感阻断：是代际之间处理不分化的方式。与家庭融合高、未分化的孩子情感阻断的可能性大。往往会采取逃离家庭去寻找距离感，与原生家庭隔离。

（8）社会情感过程：鲍恩把他的理论扩展到社会情感过程中，认为家庭功能的发挥受到整个社会的影响。

2. **结构式家庭治疗** 结构式家庭治疗代表人物是米纽庆（Salvador Miniuchin）。结构式家庭治疗强调家庭的结构对家庭关系的影响。认为家庭成员的改变是在家庭交互作用的背景下发生的，治疗师的主要目的是设计具体的技术改变家庭的结构。结构式家庭治疗的重要概念包括：

（1）家庭结构：家庭结构指的是一组无形的功能性需求，家庭成员通过它们建立起彼此的互动方式。

（2）子系统：家庭内形成的小系统。一个家庭有多个分化的小系统。其中最主要的包

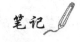

笔记

括夫妻子系统、亲子子系统、手足子系统。

（3）家庭界限：家庭子系统之间、家庭与外界之间的分隔与距离。界限包括内部界限和外部界限。内部界限指家庭子系统之间的界限。外部界限指家庭与外界环境之间的界限。界限的清晰度是衡量家庭功能的重要指标。

（4）结盟、联盟和权力：结盟是家庭成员之间产生的情感或心理上的联结。联盟是指特定家庭成员联合起来反对第三方的结盟。权力是家庭成员在家庭活动中的影响力。

3. **沟通式家庭治疗** 维吉尼亚•萨提亚（Wirginia Satir）是美国最具影响力的家庭治疗师之一。萨提亚相信人性是善良的，相信人的自愈能力。萨提亚家庭治疗治疗信念包括：对人的信念、对应对的信念、对改变的信念。对人的信念主要有：我们都是同一生命力的明证；人们在彼此相似的基础上建立联结，而在各具差异的基础上得以发展和成长。对应对的信念主要有：我们拥有一切所需的内在资源，以便成功地应对及成长；问题本身不是问题，如何应对才是问题。应对是在自我价值水平上的展现，自我价值越高，应对方式也就越健康。对改变的信念主要有：改变是有可能的，就算外在的改变有限，内在的改变还是可能的；我们无法改变所发生的事，但可以改变那些它们对我们的影响。过程是改变的途径，内容形成了改变得以发生的情境；欣赏并接纳过去可以增加我们支配现在的能力。

萨提亚治疗模式的主要理论假设包括沟通姿态和冰山理论。萨提亚发展的沟通姿态包括讨好、指责、超理智、打岔和一致型。冰山理论是由萨提亚家庭治疗师约翰•贝曼创立的。他认为人的外在行为在冰山之上，而内在的心理体验是在冰山之下。通过对冰山的分析，帮助人们不再纠缠于冰山上行为的是非对错，而是通过透视冰山下的不同层面，发现每个人行为背后的内心渴望与期待。

萨提亚发展了家庭重建技术。该技术融合了格式塔疗法、冥想技术、家庭雕塑、心理剧等方法。其目的让来访者重新看待家庭和自己，并用一种新的观念看待现在和未来。

4. **策略式家庭治疗** 策略式家庭治疗就是治疗师依据沟通理论设计出一套策略来引导来访家庭改变。首先，他们会界定所呈现的问题，再根据问题的性质拟定消除特殊问题的目标，然后谨慎地按阶段有计划地进行治疗，一步一步地达到治疗目标。

由于通常问题发生于人际互动关系之中，所以工作者必须全面了解家庭的结构与层次、联盟关系及其他复杂互动行为。改变家庭系统的结构，将家庭组织改换位置，使呈现的问题不再具有原来的功能是这种家庭治疗模式最有效的方法。他们认为，改变并不是洞察与领悟，而是家庭去执行治疗师的指令的过程。

策略式家庭治疗技术主要包括：

（1）循环提问：由米兰协会发展起来的一种访谈方法，就一个问题依次提问所有来访成员，其所提的问题使家庭成员之间对问题看法的差异变得明显。

（2）积极再定义：对家庭有关某个问题的描述进行积极地再解释，以有益于治疗和改变。

（3）悖论策略：鼓励家庭成员维持或者增加现有症状或交往模式的方法达到最终改变症状的目的。

（4）严格意志考验：是使症状表现比其实际情况更麻烦。如果我们创设要求，使得一个人要表现出症状比要放弃症状更加困难，那么他将会放弃症状。

（三）家庭治疗的技术

1. **建立良好的治疗关系** 治疗师采取共情、倾听、接纳等技术与来访者建立良好的治疗关系。建立良好的治疗关系是家庭治疗的第一步，对来访者的积极关注能够建立良好的治疗关系。

2. **提问技术** 提问技术包括循环性提问、假设性提问、反思性提问、差异性提问等。家庭治疗强调家庭间的互用。在提问过程中遵循循环因果思维，体现了系统式的特点。提问

笔记

技术可以有助于提高家庭作出改变的能力。

3. **正常化** 治疗师要具备正常的有关知识。理解来访者的表现是否属于正常化的范围。对来访者进行正常化的引导，可以推荐来访者阅读相关的书籍或者参加自助小组。

4. **认知重构** 通过认知改变使来访者发生变化。认知重构使来访者用不同的角度看问题，从而作出新的反应。

5. **对质** 指出来访者存在的思想、行为中的矛盾，动员来访者的能量向更深刻的自我认识和更积极的行为迈进。

6. **治疗的节奏** 治疗师要与来访者的节奏保持一致。治疗师要根据来访者暴露材料的快慢适当的调整节奏。要加快节奏可提出开放式的问题，要放慢节奏可采取追问和澄清技术。

7. **处理危机** 在治疗中治疗师要对危机进行及时的处理。如意外事件或者发展或成熟问题都易出现危机。治疗师需要以积极主动的指导者的角色帮助处于危机中的来访者。

二、家庭治疗在心理援助中的应用

家庭治疗主要是针对职工的婚姻家庭问题、亲子关系问题进行相应的治疗。用来解决家庭压力，婚恋与情感问题，子女的教育与成长、物质依赖等问题。下面介绍家庭治疗在处理亲子关系中的具体个案运用。

案例举例：萨提亚家庭治疗在职工亲子关系中的运用。

萨提亚家庭治疗模式是维吉尼亚•萨提亚创建的。该模式将家庭看作是一个系统，认为心理治疗的主要目标在于通过各种技术扰动整个家庭中各个成员之间的互动模式，提升来访者的自我价值，挖掘自身潜力，帮助来访者应对个人问题。高自尊和表里如一的生存姿态的建立是治疗的最主要的目标。

个案情况：五月的一天上午，笔者接到一个某重机厂的女职工的电话。说她的女儿已经购买了到上海的火车票，家里人怎么劝都不听。大约半小时，一家人和她的亲戚来到了笔者的面前。

1. **家庭环境分** 心莲，高二学生。从小性格内向、有主意，不善交际。上了高中以后学习压力大，学习成绩一直不太好，很少和家人交流。母亲脾气暴躁，做事专断。父亲性格柔弱，对父亲有求必应，但对其却非常溺爱。由于学习成绩不好经常遭到母亲的指责，在与母亲发生激烈的冲突后，心莲在网上结交了在上海打工做服务员的网友，在她们的劝说下便萌生了去上海打工的念头。

2. **诊断** 通过咨询师的观察、家人反映的情况等综合分析，诊断心莲为青春期亲子矛盾冲突。

3. **评估** 从本案中可以看出，心莲的母亲的生存姿态属于责备者，她似乎制定着整个家庭规则，其他成员没有一点自由表达感受的权利。心莲的父亲属于讨好者，讨好着母亲的同时，又讨好心莲。心莲在这样服从的家庭系统中，感受不到自我的价值存在。同时性格内向与倔强、不善交际、缺少朋友、学习压力等等因素，心莲内在的压力无法排解最后导致矛盾冲突的结果。

4. **治疗目标** 近期目标：通过改善不合理的家庭结构，为心莲创造一个良好的家庭环境。改善心莲对学习、对自我的不良认知，减轻学习压力，增强其自我内在的信心。长期目标：学会与人沟通交流，从而使其性格变得开朗乐观。

5. **治疗过程** 对于本案的具体介入，大致有以下几步：

（1）分别和心莲及心莲的父母进行摄入性谈话，了解心莲的家庭情况：首先了解心莲的表现、成长经历、想法。然后与该家庭建立关系，通过直接观察家庭成员之间的交往过程，

笔记

初步了解到心莲家庭结构的不合理现状。和其一起商定咨询目标。

(2) 进行评估：评估的内容包括了解：这个家庭系统是开放系统还是封闭系统；家庭的沟通模式；家庭规则；来访者的自尊和自我价值感。

(3) 介入家庭：首先针对心莲家庭的不良沟通问题，组织其全家进行4次会谈。期间，咨询师可运用萨提亚的家庭重塑等技术让每个家庭成员认识到他们的三角关系是否稳固、他们的家庭系统是否开放，以及每个家庭成员低自尊的生存姿态。另一方面，动员全家人一起进行合理的沟通。

(4) 针对她的打工想法和学习压力问题对其进行个别辅导：对其进行了霍兰德职业倾向测试，使其认识到自己的兴趣、爱好和自身的特长。初步确立了服装设计作为未来的职业目标。明确了学习目标，学习压力得到了缓解。

(5) 咨询一个阶段后，心莲的心态稳定下来，家庭关系也和谐了许多。

（牛振海　傅文青　黄为俊）

思考题

1. 认知过程中常见的认知歪曲有哪些？
2. 正念减压疗法的基本技术有哪些？
3. 沙盘游戏治疗中治愈的主题及其表现有哪些？

笔记

第八章　团体咨询方法在心理援助中的应用

第一节　团体咨询在心理援助中的作用与地位

一、团体咨询特征与功能

团体咨询是针对具有类似心理问题的一群人，通过人际间互动、团体活动及团体领导者的引导、激发、唤醒，使团体成员回忆、观察、体验、思考、分享和领悟，实现自我认知、自我调整、自我完善，达到消除心理障碍和不良行为、发展健康人格、提高工作和生活适应性等目的的过程。

（一）团体咨询的特征

与个体心理咨询相比，团体心理咨询具有以下几个特征：

1. **参与人数多，咨询效率高**　参与团体咨询的人数多少受团体目的、咨询师能力、参与者问题性质甚至场地大小等诸多因素的影响，没有一个确定数值。西方团体咨询理论认为：人数较少的小团体一般为 8～10 人，人数较多的大团体为 40～60 人，特大型团体的人数可超过 100 人。人数较少的小团体有利于保证成员之间相互交流和互动，但人数过少则可能出现团体氛围不强。人数较多的大团体，团体氛围容易营造，但团体的时间会被成员间的交流所侵占，用于处理成员个人问题的时间会减少。参加团体咨询的人数越多，团体活动的时间就越长，团体的时间必须相应延长。因此，对于人数超过 10 人的团体咨询，可以分成若干个亚团体或小组，每个小组为 8～10 人，若干个小组再形成大团体。大团体和小组交替开展交流，这样既保证了小组成员之间能够充分讨论与交流，又发挥了大团体“场效应”影响力大的优势，提高了团体对个体的影响力和咨询效果。

2. **作用途径广，影响层面宽**　团体咨询的作用通过三个途径实现，即人际间互动、团体活动及团体领导者的引导、激发和唤醒。团体咨询中，“人际间互动”主要是通过团体活动实现的。除了作为“人际间互动”的载体以外，团体活动本身也是一种刺激，还有营造团体氛围和对成员心理和行为直接产生作用。团体咨询中，团体领导者也是一个重要的作用途径。领导者的语言、态度和行为不仅能对成员产生暗示、引导与激发的作用，还能直接影响成员的认知、情感和行为。

3. **咨询方法多，适用人群广**　团体咨询采用的干预方法不是单一的，而是“折中”或“整合”的，精神分析、放松训练、认知调整、系统脱敏、人本主义疗法、暗示催眠、观察学习、音乐疗法、舞蹈疗法、心理剧疗法、游戏疗法、电影疗法等，都可以被整合到团体治疗的过程中。多种方法整合成为“咨询模块”，从多种角度、多种渠道、多种层面对人的心理产生作用，既增加了参与者的积极性，同时提高了咨询的有效性。

4. **计划结构性，问题针对性**　团体咨询计划的制订是指通过对参与团体成员问题的调查、研究和分析，确定主要影响因素，并以这些主要因素（焦点）为导向，选择咨询方法，编

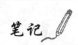

笔记

制咨询模块，最终形成咨询计划。制定科学有效的咨询计划，是团体咨询取得效果的前提。以问题为导向、以调查为基础、以分析为依据制定咨询计划，提高了团体的针对性和有效性。

（二）团体咨询分类

根据不同的标准，可将团体咨询可分为多种不同的类型。

1. **根据参与团体的成员人数，可分为小团体和大团体** 小团体一般是指团体成员 8～10 人。大团体一般是指团体成员在 20～60 人。团体咨询中，成员人数与团体类型有关：教育团体通常有 5～15 个成员，讨论团体通常有 5～8 个成员，戒酒者匿名会、康复协会及治疗社区，成员人数从 20 人到 80 人不等。

2. **根据团体持续周期长短，可分为长程团体和短程团体** 目前对于长程和短程团体的划分并没有一个明确的界限。一般来说，长程团体是指团体咨询的周期超过 25 次，短程团体是指咨询周期低于 25 次。

3. **根据团体成员背景的相似程度，可分为同质团体和异质团体** 同质团体是指团体成员具有某些共同特征，如年龄、问题和受教育水平等。异质团体是指团体成员在问题、年龄、文化水平等方面不具有共性。实际上，成员之间的个体差异是永远存在的，同质只是相对而言。无论对于何种团体，领导者必须注意个体差异性的存在和对于团体的影响。

4. **根据团体成员的固定程度，可分为开放团体和封闭团体** 开放团体是指参加团体的成员是不固定的，在团体过程中可能随时有成员退出，也可能随时有新的成员加入。封闭团体是指参加团体的成员是固定的，在团体过程中成员可以退出，但不允许新的成员加入。

5. **根据团体的计划程度，可分为结构团体和非结构团体** 结构团体是指团体的内容和活动是事先计划和设计好的，团体咨询的实施完全是按照事先制定的方案进行的。非结构团体是指团体咨询中内容和活动不是事先计划的，而是在团体领导者的指导下，现场随机出现并自然发展。

6. **根据侧重运用的团体动力，可分为内容团体与过程团体** 内容团体是指团体咨询的重点放在讲授具体的知识和技巧上。过程团体是指团体咨询重点放在促进团体成员之间的相互作用上。

7. **根据团体咨询的目标，可分为发展性团体、预防性团体、教育性团体和治疗性团体等** 发展性团体是以促进成员心理成长与发展、开发成员的潜能为主要目标。发展性团体咨询的形式有多种：自我探索团体、生涯发展及规划团体、人际关系团体、两性沟通成长团体、自我成长团体等。预防性团体是以预防未来可能会出现的心理问题为主要目标。教育性团体是以帮助成员学习社会规范、掌握人际处理技巧、习得新行为为主要目标。治疗性团体是以减轻或消除某种异常的心理或行为为主要目标。

8. **根据团体有无领导者，可分为有领导者团体和无领导者团体** 有领导者团体是指团体咨询中，由一到两名咨询师领导、组织团体活动的开展；无领导者团体是指团体咨询中，没有咨询师参与，而是由团体成员自己领导、组织团体咨询活动的开展。

9. **根据咨询师在咨询过程中指导作用的大小，可分为指导性团体咨询和非指导性团体咨询** 指导性团体是指领导者运用专业的知识和技能，给予团体成员以指导和建议。非指导团体是指领导者不对成员的问题提出直接的建议和指示，而注重建立一种和谐、宽容、适宜的氛围，澄清成员的思想；成员则在咨询师的引导下表述自己的感受，明确自己的问题，解释自己的行为。

10. **根据团体理论取向不同，团体咨询也可分为很多种** 其中最具代表性的有精神分析团体咨询、阿德勒团体咨询、以人为中心团体咨询、格式塔团体咨询、家庭治疗、游戏治疗、合理情绪行为团体咨询、心理剧疗法、团体行为疗法等。

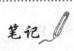

笔记

（三）团体咨询主要功能

团体咨询的功能包括唤醒、宣泄、发展、预防、矫正、教育六方面。人的心理各种要素之间不是孤立的，而是相互联系、相互影响、相互制约的统一体。团体咨询的六大功能也不应截然分开，而是应相互联系、相互渗透、相互影响，共同发挥作用。在团体咨询中，根据咨询目标可能会强调某一种功能，但其他功能也需要兼顾。如在发展咨询中，团体需要有教育的环节，也可能需要包含矫正的环节，个体可能因为心理有障碍而出现心理发展受阻，矫正可以促进发展。不过，由于实现不同功能需要的条件不同，希望在一个团体中履行所有的功能，是不现实的。领导者需要在团体领导过程中牢记团体的主要目标和功能。

1. **唤醒功能** 唤醒是指激发和引导个体在心理和生理上进入警觉状态的过程。每个人都有潜能，然而，只有少数人可能在所处的环境中受到某种因素的刺激，潜能得到激发，更多人的潜能始终蕴藏在体内而没有被唤醒和开发。团体咨询通过领导者暗示、引导、激发及团体成员的互动，唤醒成员沉睡的心灵，使个人的潜能得到激发，从而创造更大的人生价值，对社会作出更大的贡献。

2. **宣泄功能** 宣泄是指把情绪通过疏导而释放出去。任何人都不可能一帆风顺，困难、痛苦和负性情绪总是难以避免。如果负性情绪得不到及时的调节、疏导与释放，天长日久就会积累，最终影响人的正常工作、学习，严重的还会导致身心疾病，危及身体健康。宣泄是排解这些负性情绪的一个最基本途径。在团体的安全氛围中，成员通过情绪的释放，或心理痛苦的回忆和诉述，减轻或消除积压已久的内心压力，使精神得以解脱，内心感到由衷舒畅。

3. **预防功能** 预防是在心理问题没有发生之前，给予适当干预以阻止心理问题的发展。对个别咨询来说，来访者还没有出现心理问题就去找心理咨询师寻求帮助，是很少见的。然而，团体咨询可以实现预防的功能。从实践经验来看，团体咨询是预防心理问题发生的最佳途径。压力事件发生之后，将事件相关人员组织起来，采用团体咨询的方式，为受到事件影响的人提供心理支持和帮助，可以有效预防他们因压力事件的影响而出现心理问题。在生活转折的关键期，团体可以让成员们有机会探讨后续的发展中可能或将要遇到的各种问题，对成员们以后面对生活挫折起到预防功能。

4. **教育功能** 教育是指借助团体咨询中各种心理活动和成员之间的互动，协助成员们增进自我了解、自我抉择、自我发展，从而达到自我教育、自我完善的过程。团体咨询中，教育功能不是某个独立活动实现的，而是渗透在团体的整个过程中，如领导者微型演讲、信息提供、成员间交流反馈、行为模仿、领导者点评等活动都具有直接或间接的教育功能。团体咨询的教育功能有助于培养团体成员的社会性，使其有效地学习社会规范，形成适应社会生活的态度与习惯，以及互相尊重、互相了解的人际交往规范，促进成员人格的全面发展。

5. **发展功能** 发展主要是指个体心理的发展，包括认知、情感和意志方面的发展。发展功能和教育功能不能截然分开，团体中的教育活动，就是为了促进发展。心理的发展不仅对有心理问题或心理障碍的人是重要的，对正常人同样是重要的。团体咨询可以帮助成员扫除其正常成长过程中的障碍，使其心理得到充分发展，也可以对很多心理问题起到治疗的作用。

6. **矫正功能** 矫正是指把心理问题或障碍通过治疗或咨询进行改善。团体咨询提供了一个群体的场合，遇到类似困扰的成员们在一起，形成一种相对安全的氛围，成员们不会担心被别人认为是“异类”或“有病”，彼此也更容易相互理解。通过有针对性的咨询模块，团体咨询实现对成员的不良情绪、认知及行为的矫正。成员可以在团体中反复训练新的行为方式，建立条件反射，并经过多次强化而巩固，这对于不良行为的矫正有很大的帮助。团体咨询众多的成员、特殊的环境气氛及强有力的团体规范，对个体的行为和心理将产生更大的影响，具有更强的感染力。

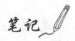

笔记

二、团体咨询与心理援助的关系

在国外，员工帮助计划（EAP）服务已在企业普及，世界500强企业中，已有90%的企业为员工提供帮助。尽管国外EAP是以组织给予员工的一项福利计划的身份出现的，但随着EAP的不断发展，EAP涵盖内容、服务理念和目标也随之扩展。从服务内容上看，EAP不仅包括心理辅导，也涉及身体健康服务；从服务目标看，EAP与人力资源管理目标的一致性，EAP的组织干预、组织发展及管理思想已经被广泛运用到企业人力资源管理中。

由于中国和西方的文化背景、风俗习惯、心理咨询观念、员工基础等的不同，决定了中国的EAP模式不能照搬国外，必须构建适合中国国情的本土化EAP模式。与国外EAP不同，目前中国本土化EAP最重要的功能是解决员工的问题，而不是为员工提供精神福利。这种以解决问题为导向的EAP模式，必然会选择心理咨询为主要方法。

遇到心理困扰寻求心理帮助，在我国还没有得到大众的认同。一方面，我国的普通大众对心理问题和心理咨询的理解只是近些年来的事情。很长时间以来，中国人把心理问题和思想道德问题相混淆。出现心理问题遇到心理困扰的人，经常会认为这是自己意志薄弱、自我修养不足的表现，因此并不向外求助。另一方面，一些人即使意识到自己有心理问题，也不愿意找心理咨询师帮助。在中国的传统文化中，"家丑不可外扬"。个人的问题尤其心理问题只能与家人讲，不能让外人知道。

虽然中国人对个体心理咨询存在顾虑，但对团体咨询却能接受。20世纪90年代中后期，个体心理咨询在中国还不被很多人了解，团体咨询已经在企业频频开展，仔细分析可能于以下几个因素有关。

第一，团体咨询具有教育、预防、发展和矫治的综合功能。团体咨询是在群体情境中帮助人自我觉察、自我体验、自我完善、自我提高的过程。团体咨询不仅帮助人们解决自身的心理困惑，而且重在挖掘认得潜能、提高适应能力和幸福指数。团体咨询还可以根据某一类人群问题的特点，确定具体的目标，制定特定的主题，解决专项问题，如恋爱婚姻团体、子女教育团体、压力管理团体、人际关系团体、生涯规划团体等。这种以解决问题为导向的特点与我国目前EAP服务的特点是吻合的。

第二，团体咨询能解决参与者"面子"的顾虑。团体咨询的参与者发现，其实其他人也有与自己同样的心理困惑。此外，在企业中，"团体咨询""团体培训"和"团体训练"概念之间界限模糊，形式上都是一群人共同参加一个活动。而参加"团体培训"可以被企业员工视为体现了领导对自己的重视和关注，因此员工们对参加团体的接受程度较高。

第三，团体咨询中采用的"折中"方法，能为更多的人所接受。团体咨询中折中了多种咨询方法，如音乐、舞蹈、电影、心理剧、小组讨论等，这些咨询方法生动有趣、动静结合。多种咨询方法中，总有一些方法让参与者比较喜欢、从中受益。参与者喜欢团体咨询的方法和形式，团体咨询得以持续开展，为企业员工和组织提供持续服务。

第四，团体咨询的效率高。团体咨询是一种"一对多"的心理咨询，参与团体咨询的人数从8～60人不等，有的甚至超过100人。这种高效咨询方法特别适合人数较多的组织，如企业、中小学、大学、部队等。

基于上述中国人心理特征和团体咨询的特点，团体咨询成为目前中国EAP服务中最常用、最重要的方法之一。

三、心理援助中常用团体咨询形式

EAP服务中所采用的团体咨询形式不是咨询师事先设定的，而是要根据企业需求、人员特征及企业文化等因素综合考虑后确定。根据我国的特点，本土化的EAP服务中团体咨

笔记

询形式通常有以下几个特点。

1. **大型、集中式团体咨询** "大型"指的是团体咨询的人数通常多，一般40～60人，这种团体咨询效率高，很受企业管理者和员工的欢迎。"集中"指的是开展团体咨询时间相对集中，一般每次4～8小时。

2. **短程、内容式团体咨询** "短程"指的是团体周期较短，一般为2～4次，每次团体会面时间在4小时左右，最多8小时。"内容"指的是团体的重点放在讲授具体的知识和技巧上，教授成员做什么、如何做。

3. **同质、结构式团体咨询** "同质"是指参加团体的成员具有某些共同特征和相似的心理困扰。"结构"是指团体咨询中的内容和活动是事先计划和设计好的，团体咨询的实施完全是按照事先制定的方案进行的。

4. **指导、折中式团体咨询** "指导"是指在团体咨询过程中咨询师运用专业的知识和技能，对团体成员提出的问题进行分析，并给予指导和建议。"折中"是指团体咨询中所采用的咨询理论和技术不局限于某一个单独的理论，而是根据所需解决问题的性质、成员特点综合考虑，整合多种团体咨询理论和技术，开展团体工作。

第二节　团体咨询作用原理

团体咨询是在团体情境中开展心理咨询的一种形式。虽然在理论上团体咨询与个体心理咨询是相同的，或者至少说是相似的，但团体咨询的作用原理却与个体心理咨询有着很大的区别。团体咨询作用原理包括一般疗效因子和特殊作用两部分。所谓一般疗效因子是指在许多团体咨询中都发挥作用的因素。所谓特殊作用是指本土化的EAP团体咨询中所具有的独特作用因素，其他团体咨询并不具备。

一、一般疗效因子

"疗效因子"(therapeutic factors)是亚隆(Irvin D. Yalom)在《团体心理治疗-理论与实践》(The Theory and Practice of Group Psychotherapy)一书中提出的一个重要概念，他阐述了团体咨询产生疗效的共同因素。"疗效因子"的提出，对提高团体咨询的效果产生了很大的推动作用。然而，我们在多年的团体咨询实践中发现，亚隆所提出的疗效因子并非完全适合中国的团体咨询。探索与发现适用于中国团体咨询的疗效因子，是发展本土化团体咨询的必然选择。

(一) 自我呈现与自我觉察

自我呈现是指个体心理特征在团体现场自然的显现或暴露。自我觉察是指个人能够辨别和了解自己的感觉、信念、态度、价值观、目标、动机和行为。自我呈现是自我觉察的前提，自我觉察是自我改变必备的先决条件，是自我成长的第一步。然而，自我觉察对一个人来说是一件十分困难的事，人们一般不愿接受与承认自己的缺点，这对全面清晰的认识了解自我是一种阻碍。团体咨询通过行为练习、游戏、讨论等活动，创造一种类似于现实生活的环境和条件，帮助成员呈现其在日常生活中未曾关注的一些心理特征，并通过团体中的支持性反馈，帮助成员实现自我觉察。

(二) 积极情绪

积极情绪是心理健康的重要组成部分，同时对身体健康具有促进作用。传统心理学关注的是人类的消极情绪如悲伤、恐惧、愤怒、害怕、担心等，并通过各种心理学方法消除或减轻这些消极情绪。在团体中，多种因素可能引发个体积极的情绪，例如有趣的热身练习、成员间真诚的反馈、团体的归属感、压力的宣泄等等。积极情绪能够激活一般的行动倾向，对

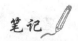

笔记

于认知具有启动和扩展效应，促进对意义的发现和建构，同时撤销消极情绪产生的激活水平。积极情绪也是建立积极的团体氛围的重要因素之一。

（三）压力宣泄

压力宣泄是指压力的释放与排解紧张情绪的过程。宣泄是心理咨询与治疗的一个最基本原理之一，情绪释放或者宣泄是大多数心理治疗的一个重要成分。在当今中国社会，日益加剧的竞争压力不断冲击着人们的心灵，经济与科技的飞速发展在打破地域的界限的同时又加大了人与人之间的心理距离，愈来愈快的生活节奏使人们再不能彼此寒暄、畅所欲言。人们越来越像一座孤岛，将所有痛苦和压力郁结心中，独自承受。长期的心理压力如果得不到释放与排解，就会造成心理疾病或者心身疾病。团体咨询可以创造一个安全的倾诉环境。当团体运作良好，成员彼此间的信任感逐渐增强，他们会愿意袒露自己内心隐藏的伤痛。当一个人将内心压抑通过诉述或发泄释放出来时，压抑的能量就产生了转化，心情变得舒畅和放松，消极情绪自然减轻。

（四）团体凝聚力

团体凝聚力（group cohesiveness）即指团体对每个成员的吸引力和向心力，以及团体成员之间相互依存、相互协调、相互团结的程度和力量。团体凝聚力是通过成员对团体的向心力、忠诚、责任感、团体荣誉感等来体现的，也可以通过团体成员之间的关系融洽、团结合作、友谊等态度体现。团体凝聚力有助于激发成员强烈的归属感，对于维持团体稳定至关重要。团结凝聚力对于团体成员的心理成长也有着重要作用。团体凝聚力有助于建立良好的团体气氛，促进成员间相互包容，彼此真诚相待，信息沟通流畅及时。团体凝聚力有助于培养成员的责任意识，使其愿意主动承担团体任务、维护团体利益和荣誉。

（五）行为模仿

行为模仿是指在团体环境中成员向领导者或其他成员学习正确的行为方式，领导者或成员根据他们的表现不断提供反馈，使成员在这种反馈的指导下不断重复行为直至熟练掌握。在团体咨询中，成员之间不仅可以交换认知和经验，还可以直接观察和模仿别人的行为举止。领导者也可以通过自我袒露来为成员在共情、尊重、温暖和真诚等方面做示范，让成员学习与模仿。行为模仿是帮助成员改变不良习惯和学习良好行为的有效途径。

（六）希望

希望是指团体成员对自己未来发展的信心。如果人们对未来看不到希望，就会失去战胜困难的信心和勇气，最终放弃努力。当人们看到希望，眼前一切艰难困苦就变得可以承受。当领导者在团体咨询过程中引导成员畅想美好未来的画面时，能减轻其消极情绪，并使其有勇气面对当前生活和工作中的困难，积极调整心理、改善行为。因此，希望在整个团体咨询过程中具有很好的治疗功能。希望的重塑和维持对任何心理治疗来说都是至关重要的。领导者在团体咨询中应给予成员积极的鼓励，诱发成员对美好未来的想象，不断增强其自信心，这样，他们才能在困境中看到希望。此外，当成员亲眼目睹和自己陷入同样困境的同伴取得改善之后，自己也会产生积极的期待和信心。这是最有说服力的事实，能够使成员产生强大的动力去面对问题、改变自己。

（七）认知重构

认知重构是指在团体咨询中，团体领导者向团体成员传递知识和信息，改变和调整成员不良认知的过程。由于文化、知识水平及周围环境背景的差异，人们对问题往往有不同的理解和认知。正如认知疗法的主要代表人物贝克所说："适应不良的行为与情绪，都源于适应不良的认知。自动思维、认知图式和认知歪曲是这些因素的具体表现形式。因此，认知疗法的策略，在于重新构建认知结构，认知疗法常采用认知重建、心理应付、问题解决等技术进行心理辅导和治疗，其中认知重建最为关键"。在团体咨询中，领导者引导成员进行

笔记

认知重构，修正他们的不合理的信念，从而使其认知和行为发生相应改变。

（八）从反馈中学习

团体是现实社会的一个缩影，同时为成员提供了一个安全温暖和相互接纳的环境，所以当团体发展成熟时，成员会放下防御，很自然地真诚相处，成员的许多问题会浮现出来，团体成为对其行为方式和思维方式进行现实验证的场所。另一方面，成员之间彼此畅所欲言，可以有效吸收借鉴他人经验，使得成员可以拓展视野、扩大经验范围。此外，成员之间真诚的交流和真挚的回馈，给予彼此有效的参照，让成员在看清自己不足的同时扬长避短，完善自我。当个别成员给予某一个成员反馈意见时，这位成员不一定接受，但是，当多个成员都给予同样的反馈时，这位成员就很难否定反馈的真实性。团体就像一面镜子，每一个成员都可以从中看清自己。

（九）接纳与认同

接纳是指团体成员和领导者对某一成员表示认可与支持。任何人都有获得社会接纳和认同的需要，如果一个人生活在社会中不被家人、朋友或他人所接受和容纳，会感到孤苦伶仃、心无所依。认同是指个体自觉属于团体中一分子，持有的态度与价值观与其所在的团体在心理上趋于一致，而且在心理上分享团体荣誉、分担团体责任并在个体行为上实践团体的规范与标准。团体咨询的基本作用与功能就是让参与的成员能感到自己被团体其他成员接受和认同而产生归属感。当一个人有某种心理困惑时，往往以为只有自己一人有此遭遇，因而加重心理负担。在团体环境中，经过互相交流与分享，成员们经常发现他人也经历过类似的事情，也有相似的自卑感和负疚感，经由这种普遍性的发现而获得解脱。

（十）人际间相互作用

团体咨询与个体心理咨询最大的区别在于来访者对自己的问题的认识、解决是在团体中通过成员间的相互交流、相互作用、相互影响实现的。人际间相互作用既是团体咨询的基本作用途径，同时也是团体咨询的疗效因子。团体咨询通过各种团体活动如游戏、舞蹈、讨论、分享、观察等，促成团体成员交流信息、分享彼此感受和经验，在互动中达到重新认识自我、完善自我的目的。此外，团体中相互支持和帮助能够增加成员对自我潜能的发现，以及提高成员的自尊，促使从自我中心转向更多地关心他人。人际间相互作用的概念较大，接纳与认同、反馈、行为模仿部分包含在人际间相互作用中。

对于个体心理咨询，目前心理学界已经公认的有效成分是：尊重、积极关注、真诚和共情。然而，对于不同的团体咨询来说，各种疗效因子的价值和重要性不是等同的。同一疗效因子的重要性在不同目标的团体咨询中是不同的；在同一团体咨询的不同阶段，同一疗效因子的作用也会有差异。有些因子并不是单独作为改变动因，而是作为促成改变的条件，如接纳与认同。总之，各种疗效因子是相互联系、相互依赖，共同发挥作用，而不是单独发挥作用。

二、特殊作用原理

（一）团体氛围原理

团体氛围，也即团体中的心理氛围，是由勒温提出的“场”概念发展而来，是指在面对面团体的情境中，团体成员所表现出来的占优势的感情与态度，主要包括成员的心境、精神体验、情绪波动、彼此间的关系、对待工作的态度，以及对周围事物的态度等。它是团体意识、社会态度、团体情绪和人际关系状态的综合，是团体的整体心理状态。“场”具有错综复杂的变化，这种变化所产生的动力结构使场成为动力场，随着动力场的千变万化，人的心理和行为也随之变化。由此，勒温提出了一个著名公式：$B = f(PE)$，即行为是人格和环境的函数。

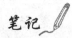

笔记

团体氛围通过规范、从众、凝聚力等因素对人心理和行为产生影响。团体规范一经形成，就成为一种公认的社会力量，具有明显的团体压力特点。这种压力约束着团体成员的行为，使他们的行为趋向一致。

团体氛围主要是通过团体领导者及环境因素给团体成员的心理染上一层特有的色彩。这种特有的色彩包括两种，一种是基本色彩，另一种是特殊色彩。基本色彩，即团体的基调。一般来说这种基调主要是自由、轻松、和谐、欢快，同时又带有一些严肃与认真。特殊色彩是指团体咨询中为了对成员产生某种特殊的影响而营造的团体气氛，如紧张、兴奋、悲哀等。心理咨询经验证明：对于许多心理问题的解决，单靠认知上的领悟是不够的，还必须加以情感上的矫正。通过营造某种特殊的心理氛围，使成员在领导者和团体的保护下重历过去的心理创伤或解决需处理的问题，以便抛弃和纠正遗留的不良情感，这种做法具有很好地解决心理问题的作用，有时甚至会直接影响到成员的行为。本土化团体咨询充分利用多种技术和手段，努力营造不同的团体气氛，让成员产生多种"情感矫正经验"的体验，最大限度地提高团体咨询的效果。

（二）"车轮战"原理

任何一种心理咨询理论和咨询方法都是从某一个角度去认识和干预心理问题，不同的咨询方法与技术发挥的作用的侧重点是不同的，所以任何一种心理咨询方法都不是万能的。不同的咨询方法各有千秋，没有哪一种理论和方法适用于所有来访者、所有问题和所有情况。不同的心理问题需要采用不同咨询方法，即使对于同一种心理问题，不同的来访者也需要选用不同的心理咨询方法。

在本土化团体咨询中，由于参与人数较多，各个成员所需解决的问题也不尽相同，选择1～2种咨询方法很难适应更多的团体成员。因为产生某种心理问题原因可能是多方面的，有认知因素，也有潜意识因素。如果只使用一个手段，或使用一种方法往往难以奏效。咨询师需要对成员面临的各种问题进行分析整理，对其多种影响因素进行干预，将来自不同流派的不同方法加以有效整合。

不同的文化、不同教育背景、不同年龄、不同性别的人对不同心理咨询方法有不同的敏感性和适应性。例如，年轻人喜欢活跃的气氛，使用疗法效果颇佳，但游戏应用于老年人身上可能会引起厌恶；对儿童来说，模式化的行为疗法也许更优于逻辑化的认知疗法；有音乐素养的人接受音乐治疗会冲击心灵，然而对完全听不懂的人来说也许只是引人入眠的催眠曲。即使是具有相同年龄、相同文化、相同教育背景的人，对同一心理咨询方法也有不同的敏感性。例如，活泼好动的人可能喜欢游戏疗法，安静的人可能喜欢认知疗法，易受暗示的人则可能更倾向于暗示疗法。针对以上种种情况，团体咨询师必须在具体的咨询中使用多种方法和技术。

在多年实践经验的基础上，本土化团体咨询尝试把多种心理咨询方法整合在一起，共同针对一个"影响因素"，指向同一个目标，从而形成了咨询模块的概念（图8-1）。例如，当团体成员的问题在某种程度上是由于缺乏责任感而造成的，我们就可以将咨询目标定为"提高成员的责任意识"，运用认知疗法、观察学习、游戏、行为训练、小组讨论与分享、咨询师点评等多种咨询方法，设计一个专门的"责任模块"。它不仅可以在时间上连续作用，而且可以从多种角度、多种渠道和多种原理对心理和行为产生影响，发挥各种咨询方法之间的协同和相加作用。

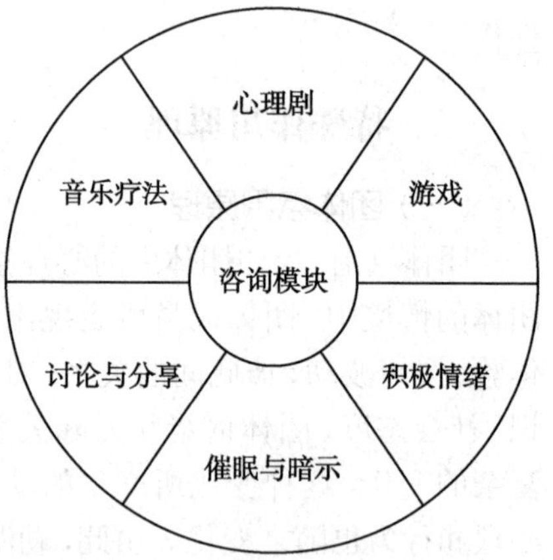

图8-1　团体咨询"车轮战"模式图

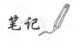

笔记

（三）事件刺激原理

人的心理过程之间是相互影响、相互制约的，认识过程影响情感过程和意志过程，与此同时，情绪过程、意志过程反过来也会影响认识过程。因此，从理论上讲，既然人的某种心理变化可以由于某种特殊事件的刺激产生，那么，我们同样可以通过另一个事件刺激来产生另一种变化从而或消除或减弱或增强原有的情绪。中医理论中的五行相生相克的理论认为：人有七情，喜、怒、忧、思、悲、恐、惊，而这七情又遵循五行相生相克的规律，即恐胜喜，喜胜悲，悲胜怒，怒胜思，思胜恐。在中国古代关于运用七情相生相克规律治疗心理疾病的例子很多。本土化团体咨询将这种理论运用到团体咨询中去，利用音乐、灯光、道具及人物，来制造"事件"，克制"相对应的情绪"，以消除或减轻不良心理和行为。但是，制造出的"事件"也是一个刺激，如果控制不好将会对人的心理产生新的伤害。这里"事件"的性质和程度是两个关键因素。所谓性质，就是"事件"要与不良心理或的情志相克；其次，"事件"刺激强度要超过、压倒不良心理或情志刺激，但又不能太过。

（四）唤醒和激发原理

唤醒是指一种警觉状态，表示个体在心理和生理上是否做好了反应的准备。这里所讲的唤醒主要是指心理上的唤醒，具体是指对自我的认知。激发是指在通过一些刺激方法，使得事物所固有的某种能力或机能得以重现。现实生活中，许多人的一些优秀品质都因为某些原因而被压抑，一直处于"休眠状态"。我们认为，每个人都有被"唤醒和激发"的需要。通过音乐、暗示、催眠等多种咨询技术和方法，寻找正确的"唤醒"之匙，打开心灵之门，让成员从沉睡状态逐渐觉醒，重新认知自己、了解自己，从而发展自己、完善自己。

（五）心流原理

生活中人们有这样的体验：同样一句话，由不同的人说，其影响是不同的；同样一句话，在不同的氛围中说，其效果也是不同的。换言之，来访者的心理状态对信息产生的效果往往起到决定作用。咨询的效果往往不是取决于咨询师讲了什么，而是取决于来访者听到了什么。咨询师讲得再好，如果来访者听不进去，咨询就没有效果。因此，无论是个体心理咨询，还是团体心理咨询，心流状态都是其是否有效的基础和保证。心流是指人们对某一活动或事物表现出浓厚的兴趣并能推动个体完全投入某项活动或事物的一种情绪体验。当一个人达到心流状态时，他的精神力量完全投注在这项活动上，完全被自己所做的事深深吸引，自身的兴趣完全融入其中，不掺杂念，浑然忘我，觉得时间过得特别快。如果咨询师能把来访者带入"心流状态"，咨询的效果就会大大提高。本土化团体咨询特别重视咨询过程中"心流状态"的营造，采用"以音乐为背景的语言诱导"技术，帮助参与者排除干扰，进入"心流状态"，产生"心流体验"，提升参与者的幸福感和满意度，提高咨询的效果。

（六）系统原理

系统论主要创立者是奥地利理论生物学家L.V. 贝塔朗菲。贝塔朗菲把系统定义为："处于一定相互联系中的与环境发生关系的各组成部分的总体"。系统论认为，一切事物都以系统的方式存在，整体性、关联性、动态性、等级结构性、环境适应性等是所有系统的基本特征，也是系统所具有的基本思想观点和基本原则。贝塔朗菲强调，任何系统都是一个有机的整体，它不是各个部分的机械组合或简单相加，系统的整体功能是各要素在孤立状态下所没有的新质，即整体大于部分的总和。要理解一个事物，不仅要知道它的要素，而且还要知道要素之间的相互关系。

人的心理是对客观世界反应的知情意综合体，心理现象的本质决定了我们有必要从整体上把握心理各要素，将其作为一个有机整体和一个系统；同时，不应将人看作独立的个体，而应将其看作整个社会系统中的一个子系统。本土化团体咨询利用了系统论的原理，把团体咨询当作一种系统干预，而不是对某一心理要素的干预；把团体咨询中某种咨询技

笔记

术只是作为干预系统中的一个子系统，而不是全部。这种系统干预是通过以下途径实现的。

首先，是咨询理论和咨询方法的系统性。如前所述，本土化团体咨询中应用许多咨询方法和技术，而不是单一的方法和技术。多种咨询方法有机结合，组成一个系统，即团体咨询模块；不同的咨询模块再组成一个系统的团体咨询计划。

其次，是作用途径的系统性。本土化团体咨询从“人际间互动”“团体活动和团体氛围”“领导者引导、激发与唤醒”及“对个体成员的直接作用”等多个途径对成员的心理和行为产生作用。这种多渠道作用构成一个“干预系统”。

第三，是作用感官的系统性。人体对周围世界的感知觉和信息摄取是通过视、听、嗅、味、触、运动觉获得的。本土化团体咨询中，可尝试通过演讲、视频、音乐、游戏、躯体运动等多种形式，从多感官对人的心理产生作用。

总之，本土化团体咨询尝试通过多种途径，从多感官、多层面、多渠道对人的心理产生作用。以缓解压力团体咨询干预计划为例。心理压力是多因素作用形成的结果，本土化团体咨询对心理压力缓解的干预“咨询模块”包含了四个模块，即压力源分析模块、认知重构模块、压力宣泄模块及压力防卫与释放模块。首先，在团体内进行压力源调查与分析；其次，针对成员不同的压力源进行认知调整与重构，以缓解现有的压力并避免不良刺激再次形成压力。再次，进行应对指导，学习应急无害化训练。最后，学习心理防卫技术等，进一步放松身体压力和紧张情绪。“压力模块”系统中诸多的咨询方法，并不是固定不变的，可以根据客户的需求进行适当的增减，这样也大大提高了“咨询模块”系统的适应性（图 8-2）。

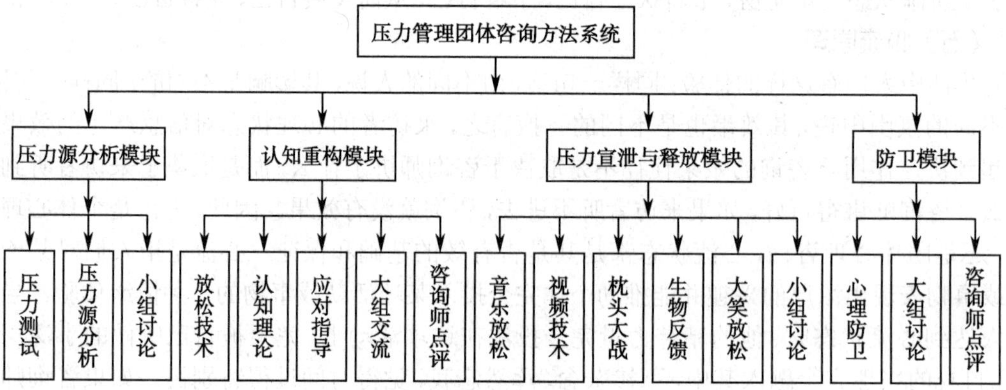

图 8-2　团体咨询缓解压力方法系统

第三节　团体咨询的计划制定与实施流程

一、团体咨询的计划制定

（一）参加团体咨询成员的确定

参与团体咨询的成员绝大多数来自企事业的员工和学校的学生。来自企事业单位的团体，其成员无论是新进员工、管理人员、还是一线销售人员，一般是由企事业单位的相关负责人选派或指定。在校学生的团体，通常是由学校负责组织或招募成员，例如新生适应性团体咨询、中小学生学习潜能开发团体咨询、大学生婚姻恋爱团体咨询、人际关系团体咨询、学生干部心理成长团体咨询等。从社会招募成员的团体中，常见问题如网络依赖、厌学、婚姻家庭、亲子冲突等。

参与团体咨询的成员无论是来自于企业、学校还是社会，通常要求具有同质性。因为团体咨询是以团体成员共同存在的问题制定咨询计划的。Yalom 指出，与异质团体相比，同

笔记

质团体能够更快地建立起一致性，凝聚力更强，能提供更多的支持，冲突更少，成员的参与性更高。团体咨询通常要求成员在焦点问题、年龄、教育程度等因素上具有类似性。不过，性别因素恰恰相反。一般而言，比较平衡的性别构成，反而更有利于团体达到咨询目标。Taylor 等的一项经验性研究探讨了性别构成对团体凝聚力和人际学习的影响，结果发现：性别异质团体凝聚力强、参与程度高、工作任务有明确方向性。

除了要同质以外，参加团体的成员主要需要满足以下三个条件：

1. **要有强烈的动机或愿望** Yalom 提出：临床上最为重要的纳入标准是治疗动机。成员必须具备强烈的求治动机，特别是要有强烈的参与团体的动机，这样才有可能参与到团体的过程中，为团体的进展作出努力，并从团体中获益。对于以教育、发展和预防为主要目标的团体咨询，纳入标准可适当放松，即使成员动机不强也可以参与。无论是何种类型的团体咨询，成员参与的动机强弱无疑会使咨询效果有所差异，无动机成员将使团体咨询开展的难度大大增加。

2. **要有一定的自我观察和自我探索的能力** 对自我的观察、分析和领悟是团体咨询的重要组成部分，个体的心理问题常常是由于缺乏全面的或深入的自我觉察造成的。成员具有一定的自我观察和反思的能力，才能有效利用团体，从团体经历和其他成员的反馈中，获得帮助，达到提升的目的。

3. **要有言语交流能力** 在团体中，成员们要运用语言来完成活动，提供反馈，总结经验。言语沟通能力较差的个体，可能在这些方面都受到限制，进而难以从团体中获益。

除了以上一般性标准，对于特定的团体，领导者还需要排除那些无法从团体中获益的成员，避免让他们进入团体。例如研究人员发现：对于重度网络依赖大学生，采用团体咨询的方法进行干预就比较困难，而应该配合一些药物治疗。这些学生往往生活懒散、交流不畅、行为已难以自控。这些学生参与团体咨询不仅难以坚持，而且会对其他参与者产生消极的影响，甚至对团体有破坏作用。

（二）问题的调查

团体咨询的对象是由多人组成的群体，不同的人存在不同的心理困惑和心理问题。这些问题中，有些是主要的，有些是次要的；有些是明显的，有些是隐含的。明确主要问题，是确定团体目标的关键。通过调查可以对团体成员的主要困扰形成初步的了解。调查从两方面开展：

1. **对主办者的调查** 对企事业单位来说，主要是对企业领导者或分管相关工作的领导进行调查，听取他们希望开展团体咨询的理由，以及通过团体咨询要达到的主要目标。对学校来说，主要是对学生所在学院的主管领导或分管学生工作的领导进行调查，了解他们对学生存在问题的看法，以及开展团体咨询的目的。

2. **对参加团体咨询成员的调查** 这种调查主要通过访谈和问卷测试两种方法进行。召集将要参加团体咨询的成员开一个座谈会，听取他们对团体咨询的看法、心理困惑和通过团体咨询希望达到的目标。访谈不仅可以了解成员的情况，而且有利于建立良好的工作关系或工作联盟。美国团体治疗专业工作协会（ASGK）提出，领导者必须与未来的团体成员进行一次团体前的甄别会谈，其目的是确定成员的需要和目标是否与团体的目标相符合，并确保将要加入团体的成员健康状况良好，不会因为参加团体活动而受到危害。

在团体咨询实践中，往往会出现主办者的目标与团体成员的问题不一致，这时就需要根据对主办者的调查，以及对团体成员的访谈进行综合分析，有必要的话，再进一步调查组织和员工的状况，分析存在的主要问题，并与主办者进行沟通。一般来说，应以咨询对象反映出的问题为主要依据，主办者的意见作为参考。问题的调查既是确定咨询目标的手段，也是随后团体咨询效果评价的基础。

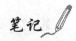

笔记

（三）确定咨询目标

团体成员及其主要问题确定后，接下来的任务就是确定咨询目标。团体咨询目标分为总目标和分目标。总目标是针对解决主要问题而设立的，如大学生网络依赖团体咨询总目标是消除网络依赖症状，回归正常的大学生活。分目标是在对主要问题分析的基础上，确定主要影响因素——焦点，为解决这些主要影响因素而确立的目标就是分目标。

问题的影响因素不外乎主观和客观两种，客观原因不属于心理学的范畴，也不是团体咨询所能解决的。主观因素是多方面的，咨询师要对影响成员主要问题的诸多主观因素进行分析，确定主要因素，也就是焦点。焦点的选择除了重要性外，还必须是可干预的。最后，根据这些焦点制定团体咨询计划和咨询模块。如大学生网络依赖的原因有多种，但主要与以下几个因素有关：人际交往能力差、学习目标不明确、缺乏自信心、自控力差等。这些不同的影响因素就形成不同的分目标。如果团体咨询每一个分目标能够实现，团体咨询总目标也就能实现。在团体咨询中，每一个主要因素，都有一个相对应的具体目标，根据这些不同的具体目标，选择咨询方法，组成不同的团体咨询模块，最终形成团体咨询计划。

（四）制定咨询计划

1. **团体咨询模块**　团体咨询模块是指在团体咨询中为了实现某一个具体目标的一系列咨询方法的集合。咨询模块是介于咨询技术和咨询计划之间的一个中间过渡结构。不同的咨询技术组合成咨询模块，不同的咨询模块形成团体咨询计划（图 8-3）。

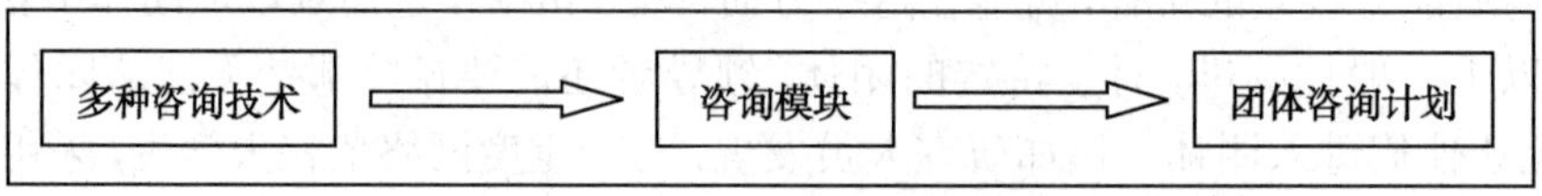

图 8-3　咨询模块与团体咨询技术和咨询计划的关系

传统的团体咨询在解决一个问题或实现一个具体目标时往往采用一种咨询技术，如压力释放，一般采用打沙袋或砸东西等。在团体咨询实践操作过程中，不是所有的成员都能认同和接受这种宣泄方法，有的人即使勉强接受但实际宣泄时并未全身心投入，这样会影响团体咨询的效果。采用团体咨询模块方式能很好地解决这个问题。团体领导者对多种宣泄方法进行筛选，将成员愿意接受并能够全身心投入的方法进行整合，组成压力释放模块（图 8-4）。

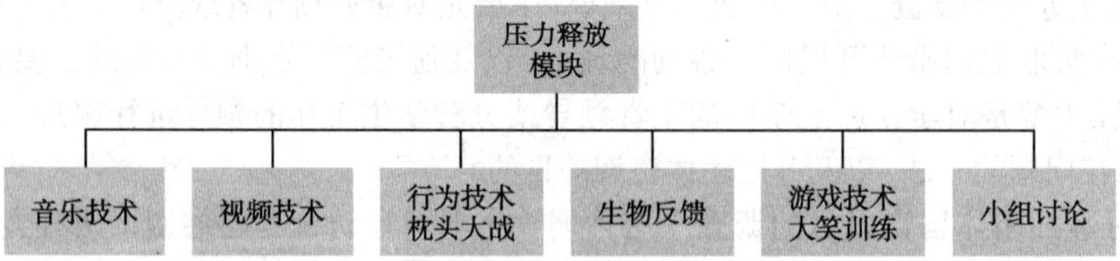

图 8-4　压力释放模块

咨询模块不仅能提高咨询技术适应性，在团体咨询中还能发挥其他的功能。团体咨询模块的主要作用是将各种咨询技术和方法整合在一起，使各种咨询技术之间产生协同或相加效应，提高咨询的效果。咨询模块也方便了咨询师的实践操作。团体咨询中使用的咨询技术较多，如心理剧疗法、家庭疗法、团体分析疗法、行为疗法等，咨询师不可能对每一种技术掌握得都很熟练。咨询模块是由多种咨询技术组合而成的，咨询师可以根据自己对某种技术的熟练程度或掌握程度来选择咨询方法。咨询模块中咨询技术的选择灵活性和多样性，方便了咨询师在实践中的操作。

团体咨询模块是由多个咨询方法整合而成，团体咨询计划是由多个不同的咨询模块组

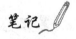

笔记

成。咨询模块将多个咨询方法有机组合在一起，相互连接、连续实施，发挥各种咨询方法之间的协同和相加效应，提高咨询效果。

2. **团体咨询计划** 团体咨询计划是由多个不同的咨询模块组成。团体计划中包含的咨询模块的多少，主要是在对所要解决的问题调查、分析基础上，根据问题的相关影响因素确定的。以企业员工压力管理团体咨询模块设计为例。在文献调查和半结构式访谈的基础上，咨询师认为造成员工心理压力的主要原因可分为两方面：第一，客观原因，①工作：激烈的竞争；改革的不确定及其带来的职业安全感、归属感等问题；工作量大、责任重、绩效考核频繁；管理层缺乏领导力；上下级之间、同事之间的沟通不畅等等；②生活：住房；子女教育；夫妻沟通或工作与家庭的平衡等等。第二，主观原因，即个人认知、控制点观点等等。许多客观原因，都是客观存在的现实，目前或短时间内无法改变，或者说是不能通过心理学方法予以解决的。因此，缓解压力的团体心理咨询应主要从以下几个方面入手：①通过认知重构和防御技术，减少不良刺激的输入；②对已经形成的压力释放和宣泄，可以通过放松、宣泄、大笑、高声喊唱等方法实现。此外，还有学习积极的应对技巧，提高员工应对压力的能力等。

根据以上分析，团体咨询计划为：①破冰模块，用于团体心理咨询的开始，形成团队，建立彼此信任；②压力源分析模块，寻找压力源；③认知重构模块，改变成员的不良认知；④压力释放模块，释放与排解内心压抑；⑤心理防卫模块，学习与掌握各种心理防御技术，尤其是转移、幽默、升华等；⑥积极应对模块，学习一些积极处理和应对压力方法，如人际沟通能力等；⑦结束模块，用于团体心理咨询的结束，帮助团体成员回顾、总结、交流，并进行效果评价（图 8-5）。

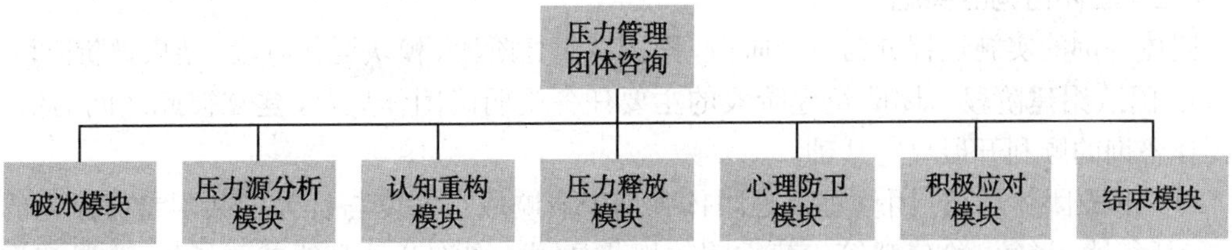

图 8-5 压力管理团体咨询计划

二、团体咨询实施流程

（一）团体咨询的准备

团体咨询准备包括场地的准备、道具和物品的准备、人员的准备和团体咨询协议的签订等。

场地的准备主要包括场地的大小、舞台、灯光、音响、温度和环境布置等。

场地的大小取决于两个因素：房间的具体用处和能容纳的人数。团体咨询场地在空间上一般要求 3～4m^2/ 人，内部最好不要有桌子等可能限制成员活动的障碍物，这种场地设置不仅便于开展各种活动，同时也有助于咨询师更清晰地观察成员的肢体语言和情绪表现。场地布置应当保护成员的隐私，如场地内的窗户要有窗帘，与外界形成一定的隔离，给成员带来安全感。

场地最好要有舞台，以便于咨询师肢体语言被团体成员清楚地观察到。如果团体的人数较少，没有舞台也是可以的。咨询场地内应张贴标语、宣传画或者悬挂一些与咨询主题有关的横幅，这样有助营造特定的环境氛围。

场地内灯光的亮度要足够，以保证成员能够看清屏幕和彼此。场地内的光线的明暗要能够控制，以便于某些心理游戏或心理活动的开展。团体咨询对音响设备的要求较高，主

笔记

要原因是团体咨询中常采用音乐疗法、影视疗法、舞蹈疗法等艺术疗法，例如，一些特殊团体氛围的营造需要音乐的配合，如雷雨声、海浪声等。这些都需要一定品质的音响设备的配合。场地内不要设置电话。

场地内环境温度要适宜。团体咨询中较多地采用了催眠、冥想和引导技术，这些技术都需要成员处于一种高度宁静的状态，此时，环境舒适度尤其是温度就显得特别重要。如果场地内环境温度过高或过低，团体成员感到不舒适，心情烦躁，无法将精神集中，冥想和引导技术就难以取得理想的效果。最理想的温度是20～25℃。在保持适宜的环境温度的同时，尽量要让现场的空气流通。

团体咨询中的很多活动，如游戏、心理剧都需要使用道具。团体咨询开始前，咨询师或其助手要准备和检查开展活动所必需的道具。此外，准备一些备用道具，或者相关主题的其他常用道具也是有必要的，以防现场道具损坏或者需要添加其他活动。一些资料、物品的准备也是必备的，如资料袋、笔记本和笔、有关资料、咨询签约协议、相关心理测验或问卷等。

人员的准备是指团体咨询师和团体成员的准备。首先，团体成员的准备，主要是着装的要求。提前通知团体成员穿着舒适宽松运动或休闲装，男士不要穿西装，女士不要穿裙装；最好穿运动鞋或休闲鞋，以免影响参与活动和游戏。其次，咨询师团队的准备。根据团体的大小，团体咨询需要一到两名咨询师、一名以上的助手组成团队。助手主要协助团体咨询师开展团体活动，起到带领团体活动、引导团体成员交流与讨论的作用。

在团体咨询开始之前，实施团体咨询的主要咨询师或负责人要与参与团体咨询的每一位成员签订一份协议，明确双方的责任、义务和权利。

（二）团体咨询的实施

团体咨询的实施过程分为三个阶段，即团队组建阶段、模块运作阶段、结束评价阶段。

1. **团队组建阶段**　团队组建阶段的主要任务是明确团体规范，建立彼此之间的信任，为团体咨询的顺利开展奠定基础。

（1）形成团体规范：团体规范是团体咨询中影响成员态度与行为的共同参考原则的总和，包括纪律、道德、价值观等。建立团体规范是团体咨询开始时的首要任务，也是咨询顺利开展的保障。团体规范具有以下四个功能：树立评价标准，维持和巩固团体，规范团体舆论，提供行为导向。团体成员会依照团体中的规范去判断问题，决定自己如何行动。团体规范一般包括遵守纪律、服从安排、保守秘密、坦率真诚、积极参与、主动分享等，一般通过领导者公开宣读、团体成员接受并宣誓的方式来建立。团体规范不仅要以条文的形式呈现出来，更要在整个团体咨询的运行过程中加以维护与巩固，促进其发挥应有的作用。除了共同宣誓遵守团体规范外，还可以通过承诺书签名仪式，对成员进行承诺训练，不仅可以强化成员的规范意识和参与意识，活动本身还具有一定的咨询效果。

（2）建立彼此信任：与个体心理咨询的程序一样，实施团体咨询的第一步是建立彼此之间的信任。这是团体咨询顺利进行最重要的基础。团体的信任包括三个方面，一是团体成员之间的信任，二是团体所有成员与团体领导者之间的信任，三是团体内不同子团体（小组）之间的信任。缺乏信任，团体成员隐瞒各自的真实感受，将阻碍团体咨询的顺利进行。团体的互动将是表面、肤浅的，自我探索将难以进行，成员之间也不可能提出有建设性的意见。

（3）团队组建的程序：包括：介绍咨询师和咨询过程、分组、相互认识、团体破冰活动、团体讨论等。

介绍咨询师和咨询过程。在分组前，团体领导者首先要把咨询师团队介绍给团体成员，若团队中有多名领导者，则需要对其做更详细的介绍，这样做有利于提升领导者的形象，并迅速建立良好的咨询关系和信任关系。其次，领导者要把团体咨询的功能、特点、形式等相

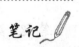

笔记

关知识通过文字、图片等方式直观形象地向成员做一个简单介绍，帮助成员在咨询开始前对团体咨询有一个初步认识。宣读团体纪律、全体成员的团体咨询承诺书签字仪式等活动也可以在这个阶段进行。这个阶段是团体领导者的首次展示，是建立信任的起点。因此，领导者要注重自己的服装、言语、肢体动作等信息，努力在团体中建立良好的第一印象。

分组及相互认识。在企事业单位进行的团体咨询，往往成员较多。这些成员不是在一个大团体中开展咨询活动，而是被分到不同的小组中。每个小组8～10人，便于成员之间的了解和交流，以及深入讨论问题。分组可以按照生日、扑克牌、报数等方式分组，尽量做到每一个小组的成员人数相等。分组时还要考虑到性别、年龄、熟悉程度、文化等因素，最好不要把性别相同且彼此熟悉的人分在一个小组，这样容易形成亚团体。亚团体成员可能形成共同的行为模式，并在团体活动中相互支持。亚团体对治疗团体的进展，往往具有极大的破坏作用。

小组分好以后，小组指导者开始进入小组中。小组成员之间的相互认识可以通过多种途径和形式实现，可采用常规的自我介绍方式，也可通过游戏的形式实现。成员相互熟悉之后，小组成员可以共同推选组长，并给自己的小组起一个组名。选组长、起组名是初步形成小组团体氛围的有效手段，在团体咨询中被广泛应用。

小组破冰活动。团体成员在交往初期，由于心理防御的作用，相互之间可能会有所怀疑、猜忌、疏远。破冰活动就是为了打破疏远，消除怀疑、猜忌，建立安全、放松、融洽、快乐的气氛。这种气氛是成员间深入交往和改变自我的前提条件。

破冰的游戏和活动有很多，选择适合的破冰游戏或活动是影响破冰效果的关键，要根据团体成员的年龄和习惯，精心选择合适的、可为大多数人接受的破冰游戏，此外，破冰游戏持续的时间也要根据现场情况加以调整。如果团体成员彼此较为开放、防御较少，则破冰需要的时间较短，反之，需要的时间较长。

破冰是否达到要求可以通过两种方法来判断，一是在破冰游戏开展过程中观察成员是否积极参与，其情绪是否开心、快乐。另一种方法是根据随后开展的小组讨论作判断。在第一个破冰活动后，可以组织小组开展讨论，以检验破冰是否达到要求。如果小组成员发言踊跃，积极交流体验与感受，表明破冰已基本达到要求，否则可能需要继续破冰。对于人数较多的团体，破冰需要2～4小时，甚至超过4小时。

2. **模块运作阶段**　运作阶段是团体咨询的核心，对团体咨询效果起决定作用。在运作阶段，领导者要科学安排各咨询模块的顺序，精心实施模块中每一个咨询方法，注意模块之间的衔接，确保每一个咨询模块的效果。在实际操作中，运作阶段又可以分为前期和后期两个部分。

在运作阶段的前期，虽然小组经过破冰活动，成员之间猜疑消除、隔阂减少、防御减轻，但是成员之间、成员与领导者之间仍然会有疏远感，存在防御。因此，成员在讨论与分享过程中会出现回避、转移话题，甚至发生冲突。团体领导者在前期阶段的安排上要考虑这些因素，可以先选择一些破冰模块，制造轻松、愉悦的氛围；或是安排一些放松模块，避免成员的深度讨论和过多的自我暴露，以适度消减成员的心理防御；之后再进入相关的咨询模块，在彼此接纳的氛围下，催化与促成成员间的开放态度与自我暴露。

后期的咨询模块安排，主要目标是引导成员对问题的深入分析，提高自我觉察能力，重新审视自我，促成成员自我改变与自我完善。包含有行为疗法或行为训练、情绪表达的模块，最好放在运作阶段的后期进行。这些模块往往需要成员投入较多的精力和体力。

3. **结束评价阶段**　结束评价阶段是保证咨询质量、评估咨询效果的重要阶段。此阶段的作用主要包括：①进一步理清思路，认识自我，明确目标；②继续增强团队的凝聚力和小组成员间的友谊；③渲染团体咨询团结、真诚、友好、积极的气氛，对成员产生进一步的影

笔记

响和吸引力；④通过赠言、勉励、祝愿强化良性理念，增强友好、温暖的气氛，淡化离别忧伤情绪，扩大和提高咨询效果。

（1）结束模块的内容：小组成员回忆、总结与交流是结束模块中的重要内容。在这个阶段，大多数成员能够主动表达，分享自己在咨询过程中的感悟和收获，小组指导者应当积极引导，保证成员都尽可能进行客观、全面的总结，并针对一些关键点进行补充，强化咨询效果。小组成员间相互勉励、祝愿是强化小组凝聚力、增进友谊、相互支持的一个很好的方式。这一环节可以通过多种方式实现。

团体成员离别情绪处理是结束模块中不可缺少的环节，尤其对于20～30小时的团体咨询，更是如此。经过几十个小时的相处，小组成员之间及小组与小组之间已经建立了友谊，面临分别，成员会有些伤感。要对离别情绪做一些处理，以消除这种情绪状态对咨询效果产生的抑制作用。常用的方法是小组成员相互留言或拥抱；团体领导者也应该走进小组，与每一位成员握手或拥抱，还可以进行一些语言引导，使成员感情升华，这对强化咨询效果有积极意义。此时，团体咨询现场播放一些背景音乐也是不错的选择。

团体咨询效果反馈也是结束模块的重要内容之一，常用的方式是将事先印制好的评价表发给成员，让成员填写，然后当场收回。

颁奖、合影或晚宴是结束模块的最后一个环节，也是团体咨询的另一个高潮。这个环节不仅能继续营造与烘托融洽的气氛，增进成员间的友谊，同时，也有减轻离别伤感情绪的作用。颁奖是对在团体咨询中表现优秀的成员及小组进行适当的奖励，以肯定和表扬优秀成员和小组，为团体咨询后续的顺利开展奠定基础。在颁奖环节中，需要播放一些背景音乐营造轻松、快乐的气氛。颁奖结束后，参加团体咨询的全体成员合影留念，或举办一个结束晚宴。

（2）结束模块需要的时间：结束团体所需要的时间长短取决于团体的类型、目的、会谈的次数和成员的要求。作为一般的规则，会谈的次数越多，沟通的信息越私人化，“谢幕”的时间越长。一般来说，完成结束模块需要1～2小时不等。如果团体咨询持续的时间仅为6小时，结束的时间只需要30分钟。如果团体咨询持续时间较长（20～30小时），可适当延长到2小时。

三、团体咨询的效果评估

（一）团体咨询效果评估

与个体心理咨询相比，团体咨询效果评估相对较为复杂。从EAP团体咨询的角度来看，参加团体咨询的成员是企业员工，但付费者却是企业老板。如果仅仅是员工满意，而企业老板不满意，后续的咨询也难以持续开展。团体咨询效果的评估应从以下几个方面进行。

从评估的主体来看，团体咨询效果评估包括三个部分：一是团体咨询师评估；二是团体成员评估；三是第三方评估，包括企业EAP主管部门、团体成员的家属或亲人。从EAP团体咨询实践来看，后两者的评估更为重要。

从评估级别上来看，团体咨询效果评估包括三个层次：反应层次、心理量表层次和行为层次。反应层次评估是针对团体成员对于咨询的主观态度的评估，是第一层次评估，也是最基础的评估，这个层次的评估一般选用自制评估调查表。心理量表评估是以专业的心理评估量表和问卷为评估工具，按照科学的方法，针对咨询所涉及的问题及咨询是否有效实施的评估，是第二层次评估。行为层次评估是咨询过程中和咨询结束后团体成员真实的生活状态中针对行为所进行的评估，是第三层次评估，也是咨询效果的最终评估。

反应层次评估是其他层次评估的基础和前提。反应层次的评估好，并不表示心理量表层次评估就有效，但若反应层次评估差，则心理量表层次的评估肯定不会有效。从EAP团

笔记

体咨询实践来看，主要实施的是第一和第二层次的评估。行为改变的影响因素较多，行为的改变也需要一定的时间，短时间是难以看到明显效果，因此，第三层次的评估相对不易。

从评估的时间上来看，团体咨询效果评估可分为：咨询前评估、咨询中评估和咨询后评估。咨询前评估主要针对团体计划是否符合咨询需求、团体成员人群特征等方面。咨询中评估主要针对咨询过程中成员的反应，以便了解成员在团体内的表现及团体特征。咨询后评估主要针对咨询目标是否完成，通常会选用领导者事先设计好的满意度量表、心理量表等对成员进行测评分析，以便团体领导者能够客观评估咨询效果。从 EAP 团体咨询实践来看，咨询后评估最重要。

（二）团体咨询效果常用的评估量表

1. 反应层次评估调查表 成员反应层次评估是在团体咨询结束前开展的评估。这种评估常采用事先设计好的评估调查表，在团体咨询将要结束时，将量表发给每一位团体成员并要求成员完成，以了解团体成员对咨询的反馈信息。评估表主要包含以下内容：对团体咨询总体效果的评估；对自己在团体咨询中收获的评估；对团体咨询师的评估以及团体成员对咨询的建议和意见，见表 8-1。

表 8-1 团体咨询效果反馈表

团体咨询成员评估表

各位亲爱的成员：

本次团体咨询即将结束，不知你对这次团体有什么样的感受，望你根据以下项目，填写自己此时真实的感受。答案从非常不满意到非常满意有 10 个等级，从中选择一个最适合你自己的答案。谢谢你的评估和建议。

调查内容	非常不满意←→非常满意									
	1	2	3	4	5	6	7	8	9	10
1. 团体咨询效果总体评估										
2. 团体咨询对自己的帮助										
3. 团体咨询中气氛营造										
4. 团体咨询中感觉放松、舒适、温馨、安全感										
5. 自己在团体咨询中的参与和投入程度										
6. 团体咨询对自己内心深处的触及和影响										
7. 团体咨询后对自己了解深度的变化										
8. 团体咨询对自己的帮助和启发										
9. 团体领导者总的评估										
10. 团体领导者的控场能力										
11. 团体领导者的咨询技术										
12. 团体领导者的亲和力										
13. 团体咨询中对你影响和触动最大的是										
14. 团体咨询中你最不喜欢的是										
15. 团体咨询最突出的优点										
16. 团体咨询存在主要问题										
17. 对团体咨询的意见和建议										
年　月　日										

笔记

2. **心理量表层次评估量表** 心理量表层次评估量表的选择需要根据团体咨询的目标来确定。不同的团体咨询需要解决的主要问题各不相同，因此，采用的专业评估量表也不一样。

3. **行为层次评估量表** 团体咨询的目的是助人自助，即帮助成员消除不良心理，学习新的行为。行为层次的评估是团体咨询效果的最终评估，也是最有价值的评估。

行为层次评估并不是在团体咨询结束后立即进行的，而是在咨询结束一段时间内又经过多次强化后进行的。评估时间可以在团体结束后三个月至两年内。行为评估的目的是了解团体咨询是否有效，团体成员能否把在团体中学习的新行为迁移到社会生活中。行为评估的方法有问卷法、会谈法、观察法等。虽然行为层次评估指标较多，但也有一些共性的指标，例如：①参加团体咨询对你的生活有什么影响；②团体咨询给你留下最深刻的印象是什么；③你生活中的哪些改变是来自于团体咨询；④当你想在生活中实现团体咨询中所做决定时，你会遇到什么问题；⑤团体咨询是否对你有负面影响；⑥你参加团体咨询对你身边的人是否造成影响；⑦如果你没有参加团体咨询，你的生活与现在的生活会有什么区别。

第四节 团体咨询常用技术

团体咨询可分为四大类（表 8-2）：基本咨询技术、常用咨询技术、控场咨询技术、特殊咨询技术。基本技术与个体心理咨询相同，在此不做介绍，这里只对团体咨询的常用技术、控场技术和特殊技术做一个简单介绍。

表 8-2 团体咨询四大技术

基本技术	倾听、提问、具体化、面质、自我暴露、重复、概括、共情等
常用技术	游戏、心理剧、行为模仿、轮转重复式陈述、讨论与分享、点评等
控场技术	以音乐为背景的语言引导、演讲、打断、行为引导、催眠、想象、声音技术等
特殊技术	电影、叙事、幽默、舞蹈、特殊体验团体活动、录像回放、图片、芳香等

一、团体咨询常用技术

团体咨询常用技术是指在团体咨询中使用频率较高、应用范围较广的技术，这些技术主要包括：游戏、心理剧、行为模仿、轮转重复式陈述、小组讨论与分享、点评等。其中，小组讨论与分享和领导者点评技术既是常用技术，也是各咨询模块中的一个最基本技术。

（一）游戏

《现代汉语辞海》中对“游戏”的解释是：娱乐活动，如捉迷藏、猜灯谜；某些非正式比赛项目的体育活动。游戏是两个人或更多人相处时一系列的交流与沟通，它包含着表面的和隐蔽的两种信息，导向一些可预期的结果，但参与者并不能充分意识到这之中包含的两种沟通层次。

游戏和游戏治疗不同，游戏是一种娱乐活动，游戏治疗是一种心理治疗方法。有一些游戏可以被用于游戏治疗中，具有治疗作用，但大多数游戏只能作为娱乐。具有治疗作用的游戏，也被称为治疗游戏。

心理游戏由于其趣味性强、灵活性高、个性化突出、形象化逼真等特征，可以起到辅助和弥补团体咨询中不足的作用，在解决问题时起到“四两拨千斤”的效果，发挥画龙点睛的作用。具体来说，游戏在团体中有以下的作用：①消除隔阂，拉近距离；②启发思考，产生顿悟；③参与体验，加深理解；④共同参与，营造气氛；⑤寓教于乐，身心放松；⑥人际互动，学习交往；⑦行为呈现，了解自我。

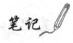

笔记

（二）心理剧

心理剧是一种通过舞台剧的形式，让被治疗者扮演剧中某一角色，体会角色的情感与思想，从而改变自己以前的行为习惯、完成内心感情的宣泄、解决内心问题的治疗方法。一个完整的心理剧包括脚本、导演、主角、配角、观众、舞台和道具等要素。

一般来说，心理剧在团体咨询中主要有以下作用：①体验某种感受，增加人生经历；②表达内心感受，排解内心压力；③诱发自发行为，提高自我认知；④自我呈现。

传统的心理剧过程包括暖身、演出、分享三个阶段。根据我们的团体咨询实践经验，心理剧的基本过程应包括五个阶段：暖身、排练、演出、分享、点评。暖身主要是使成员获得身体和心理的放松、促进成员之间的认识、了解与接纳。排练，或者称为预演，即小组成员在读懂剧本、理解剧情的基础上，对剧本进行反复排练，逐渐进入角色，体会剧中角色感受。表演是心理剧的核心。讨论与分享也是心理剧必不可少的一个环节。心理剧的目的并不是为了表演而表演，而是通过表演达到一定的目的。小组讨论、分享可以使表演者加深对剧中角色的理解。点评是指团体领导者对表演者的表演的真实性、投入程度、感染性进行评价，鼓励表演者大胆表演，引导与启发随后的成员在表演中把握角色，使表演者更靠近脚本目标。

（三）行为模仿

行为模仿是团体咨询中一种重要的方法，团体领导者先利用生动的演示或录像带向成员展示更适用的行为方式，如有效的人际交往技巧、处理顾客投诉的方法、任务委派、改进不良的习惯、个人冲突或组织冲突的调整等，再要求成员在模拟环境中扮演角色，并根据成员表现不断反馈，使成员在反馈的指导下不断重复练习直至能熟练掌握适宜的行为。

行为模仿适用于那些能明确识别正误、有规范操作程序、简单且程序化的行为。行为模仿技术的缺点是容易限制团体成员的创造性思维。事实上，一个问题的处理方式有多种，团体领导者所给予的正确方法不一定在任何情况下都适用，还可能存在其他更好的方法。如果要求成员只按照某一种行为方式处理，团体成员创造更优方法的可能性在一开始就被扼杀。现实生活中的情况更是复杂，团体成员需要考虑这种行为方式的适用性，否则，当发生“非正常”情况时就会束手无策。

（四）讨论与分享

讨论与分享是指团体成员在参与、体验各种形式的活动后，把自己在团体活动中获得的各种感受、领悟和想法通过言语、动作、表情等表达出来，与团体成员彼此交流，以达到相互启发、相互促进、加深理解、共同成长的目的。讨论与分享是团体咨询模块中的一个基本环节，也是团体咨询深入成员心灵的重要环节之一。在团体咨询中，几乎每一个咨询模块中都包括了讨论与分享。

讨论与分享在团体咨询的主要作用有以下几个方面：①促进团体的成长，形成团体的凝聚力；②加深成员对活动的理解；③促进团体中成员间的了解；④强化已有的观念；⑤宣泄不良情绪；⑥激发成员的成长动机；⑦增强成员的心理安全感。

团体咨询的分享包括大团体讨论与分享和小组讨论与分享两种形式，前者由团体领导者主持，后者主要由小组指导者负责实施。在小组讨论与分享中，指导者要鼓励小组成员积极参与，讨论与分享自己在团体活动中的感受、体验和看法。在这个过程中出现的一些重要观点、有争议的讨论，以及对团体活动深刻的体悟，则是大团体讨论与分享的主要话题来源。因此，小组讨论与分享是大团体讨论与分享的基础。在大团体的讨论与分享过程中，可由每个小组轮流发表意见，也可以不分先后，有问题就拿出来讨论。团体领导者要对大团体中每一位成员的分享与感悟作出及时的点评，鼓励和肯定成员有价值的观点，使成员的交流和分享更有深度、更有价值。

笔记

（五）点评

在团体咨询中，特别强调团体领导者对成员分享的现场点评。领导者的点评有以下几方面作用：①把握讨论方向，实现咨询目标；②引导讨论深入，挖掘内心思想；③强化某些正确观念和闪光点。

在团体咨询中，对于同一个问题的讨论，会出现众多不同的观点和看法，在这些观点和看法中有的符合社会主流价值观和道德规范，或是认知层次较高，此时，领导者应当给予鼓励和赞赏；有的观点和看法与社会主流价值观有所偏离，或者认知层次较低，可以接受或保留；还有些观点和看法完全是错误的，此时，领导者要及时给予引导、点拨或矫正。如果小组成员在团体活动后，有了体验，也有了新的感悟，但在稍后的讨论与分享中，团体成员发现他的感悟是片面的却并没有提出异议，甚至他的感悟还得到了某些成员的支持，此时，如果团体领导不给予及时的引导、启发、点评，团体成员就可能受到这种观点的影响，从而使咨询产生负面效应。

二、团体咨询控场技术

控场技术是指团体领导者按照团体咨询计划，落实团体咨询方案与措施，确保团体咨询目标实现的一系列技术。团体领导者控场的最高境界在于，营造一个让团体成员和自己完全融为一体的氛围，并确保将掌控这个氛围的总阀门置于自己手中。

（一）以音乐为背景的语言诱导

以音乐为背景的语言诱导技术是指在特定的背景音乐的基础上，随着音乐的节奏和旋律，配合一些事先准备好的诱导语言。以音乐为背景的语言诱导技术在团体咨询中的作用包括：①营造一个特殊的环境氛围；②输入与传递特定的信息；③引导成员产生特定方向的想象与回忆；④引导成员进入催眠状态；⑤引导成员进入放松状态。

语言引导与音乐疗法相结合，可以提高音乐疗法的针对性和有效性。以音乐为背景的语言诱导技术的优越性在于：①克服了音乐语言难理解的缺点，提高人们对音乐的理解性。音乐疗法是建立在来访者对音乐理解的基础上。如果听不懂音乐，来访者就无法展开丰富的空间想象，音乐就不能发挥治疗的功能。而以音乐为背景的语言诱导，是在音乐播放的同时，对音乐所表现的内涵和意境进行言语描述，引导和帮助来访者展开丰富的特定想象。②克服了单纯音乐治疗非理性的缺点。音乐疗法“不是通过人的理性而发挥作用的。音乐崇尚的是一种感性情绪作用，而不是智力、推理和判断活动”。③克服了单纯音乐治疗单一性的缺点。以音乐为背景的语言诱导，可以与多种常规的心理治疗方法结合，如暗示、催眠、宣泄等，发挥综合治疗的效果。④克服了单纯音乐治疗被动性的缺点。以音乐为背景的语言诱导，来访者的想象、思维、回忆等心理活动都是在治疗师主动的引导下进行，这样更有利于对来访者的掌控，从而提高治疗效果。

（二）演讲

演讲是指在特定的时空环境中，以有声语言为主要手段，以体态语言为辅助手段，针对某个具体问题，公开向听众传递信息、表述见解、抒发感情的一种语言交际活动，以期达到感召听众的目的。演讲有四个不可缺少的方面：演讲者、听众、表达手段和表达方式、时空环境。

在团体咨询中，领导者进行的一般是微型演讲，即对某个问题进行几分钟的简短型演讲。团体领导者应该对团体涉及的各种主题掌握丰富的知识。微型演讲的目的是为团体提供信息，这样团体成员可以学到一些重要的知识，或者为后面的团活动做好准备。在团体的某些时刻给出几分钟的演讲，可能有助于团体成员集中注意力、深入关注焦点或者理解令他们困扰的内容。

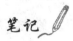

笔记

在进行微型演讲时，除了注意简洁外，领导者还要注意：①确保信息正确而客观；②确保内容与团体相关；③确保演讲有趣；④确保演讲令人振奋；⑤确保考虑到了性别和文化差异。无论如何，领导者要避免把团体变成课堂。

（三）打断

打断技术是指团体领导者以委婉的方法终止成员的分享，以确保团体咨询按照预定的进程、朝预定的目标发展。打断技术是一种重要的控场技术。打断时机的把握和技巧的运用体现团体领导者的控场技术高低和经验的多少。

团体领导者在以下几种情况下，需要应用打断技术：某一成员分享时间过长；某一成员发言时总是试图支配其他成员；成员分享的观点有明显错误、分享内容偏离主题；某一成员情绪失控；某一成员总是抢先发言。

团体领导者在运用这一技术时，要注意把握打断的时机，打断太早，影响团体咨询的深入；打断太迟，影响团体咨询的进程和方向。领导者可以采用多种方式来进行打断，可以直接用言语表达，也可以通过非言语方式，例如避免和已经讲了一段时间的成员的目光接触。

（四）行为引导

行为引导技术是指团体领导者对于成员在团体咨询活动中的表现予以及时的奖励与惩罚。这种技术的目的在于促进和倡导成员在团体咨询中产生的积极行为，控制和改变成员的消极观念和不良行为，避免团体咨询的方向发生偏移，确保实现团体咨询的目标。

一些以心理治疗为目的的团体咨询，如自杀团体咨询、网络依赖团体咨询，不仅成员人数多，且同质性高。这些成员身上一般都有一些共性的认知问题和不良行为习惯，如不愿与人交流、逃避分享与活动、阻抗心理等。对于这些不良的行为习惯，如果不加以控制，就会逐步扩散与传染，从而影响咨询的进程。行为引导与行为矫正都是以行为主义心理学为理论基础，但行为引导更强调正强化在成员良好行为模仿与塑造中的作用，尽量不使用惩罚技术，鼓励和帮助成员参与团体活动，积极探索自我、发现自我、接纳自我，最终完善自我。

（五）团体催眠

团体催眠是指在团体氛围中领导者通过语言、音乐等技术诱导成员进入催眠状态的技术。成员遵从领导者的暗示或指示，并作出反应。被催眠成员的自主判断、自主意愿行动减弱，感觉、知觉发生迟钝。团体催眠所起的作用主要有：①引导成员放松与安静；②引导成员展开特定的想象与体验；③训练与调整成员的注意力；④控制成员不良的意念或思想。

（六）想象疗法

想象疗法是通过一定的客观刺激或言语诱导，使人产生积极的想象活动，以此调节对疾病的消极认识，调节人机体内部的生理性和心理性防御功能，促使心身机能向健康方面转化而达到治疗的目的。

心理学研究表明：想象对人类情绪和行为影响很大，它会产生积极的推动作用，又可能产生不良的消极影响。想象疗法是人类意识活动的主观能动性的重要体现。想象疗法不仅能对心理产生积极的作用，还可以对人的生理产生影响。目前，想象疗法越来越广泛地应用于临床医学中，作为一种有效的疾病治疗手段，在国外已成为治疗癌症的必要处方，而且收到了良好效果。

想象疗法的作用包括：①暗示作用；②脱敏作用；③回忆作用；④放松作用；⑤憧憬作用。在团体咨询中，领导者可以应用想象疗法以促成成员身心放松、建立自信心、构建积极自我意象等各种活动目的的达成。

（七）声音技术

声音技术是指领导者在团体咨询中运用讲话的音调、音高、音速和音量来影响、控制团

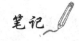

笔记

体咨询节奏、基调、进程等。声音技术在团体咨询中的作用主要表现在：①运用声音设定团体的基调；②运用声音激发团体活力；③运用声音调整团体步调；④运用声音影响团体情绪。

三、特殊咨询技术

（一）电影疗法

电影疗法是指通过放映电影的方法对来访者的心理产生影响，从而改变来访者的不良认知和行为。电影对人的心理的影响是多层次、多角度的，其作用原理也较为复杂，但最基本的原理是班杜拉的社会学习理论。电影疗法在团体咨询中的作用包括：①营造特殊的环境气氛；②观摩、学习、借鉴某个有相似之处的人，来找到自己的出路；③调节心情，消解郁闷烦愁；④为团体咨询后续的咨询方法的使用，尤其是行为干预的使用进行"心理铺垫"。

（二）叙事疗法

在团体咨询中，领导者引导成员讲述自己所经历的挫折、打击、困难与困惑，以及自己如何应对和战胜这些困难的故事，逐渐改变成员对自己人生故事的解释，获得对故事新的积极的建构，进一步了解和发现自己。团体成员既可以讲自己的故事，也可以讲他人的故事。

讲故事作为一种方法在心理咨询中有着重要的作用：①讲故事可以让个人深度的想法、遗忘的经历得以呈现，从而帮助成员获得更多的个人信息；②讲故事是自我反思的平台。成员可以把自己生活的困扰或是烦闷用不同的角度"重新编排"，成为一个积极的的故事，在叙述自己的故事中发现新的视角、产生新的态度，从而帮助成员反思自己的思想和行为，产生新的力量，帮助成员改变生活的盲目和抑郁的心境；③讲故事可以产生洞察力，使得那些本来模模糊糊的感觉与生命力彰显出来，被强烈地意识到。讲故事与反思联系在一起，成员在讲述自己生活故事的同时，也审视了自己的行为。在讲故事的时候，讲述者可以把自己当成一个和故事完全无关的第三者，把自己与故事相剥离，让自己从旁观者的角度思考。这种反思或审视是一种内源性的干预，使成员自律，变得对自己的生活负责。④讲故事本身就有帮助讲述者宣泄自己不良情绪和压抑的作用。在讲故事时，成员被压抑的情绪情感通过表达得以宣泄。

（三）幽默疗法

幽默疗法，也称为喜剧疗法，是通过笑达到调整心态、调节心境、切断不良心理刺激、实现身心平衡的目的。从这个意义上讲，幽默疗法也是一种积极情绪疗法。

心理学家经实验研究证明，幽默疗法可以使人们的身心健康得到全面的改善。概括起来，幽默对人体有十大综合作用：①增加肺的呼吸量；②清洁呼吸道；③抒发健康的感情；④消除神经紧张；⑤使肌肉放松；⑥有助于散发多余的精力；⑦驱散愁闷；⑧减轻各种精神压力；⑨有助于克服羞怯情绪、困窘的感觉及各种各样的烦恼，并且有助于增进人们之间的交际和友谊；⑩使人对往日的不幸经历更加释怀，更乐观地对待现实，产生对美好未来的向往。

（四）团体舞蹈疗法

团体舞蹈治疗，它是指在团体环境中，首先由领导者引领成员随着音乐节奏舞动自己的身体，然后成员再根据自己内心的体验和感受来舞动自己的身体，即用身体动作语言来表达自己的内心世界。

团体舞蹈疗法可以从多方面、多层次对参与舞蹈的团体成员产生影响。首先，是身体的层次。舞蹈是一种人体动作的艺术。舞蹈通过肢体的活动，具有舒筋活络、流通气血、活动关节、增加血液循环和氧气的吸入、改善机体等功能，以提高成员的身体素质。其次，是心理的层次。这也是舞蹈疗法的主要功能。在音乐和领导者的引导下，成员通过自发性的身体动作，可以充分地感受自己、认识自己、发现自己，把内心冲突与问题从潜意识层转到

笔记

意识层，以达到排解压力、平衡心理、改善心智、促进身心健康的目的。第三，是精神的层次。舞蹈是一种人体动作的造型艺术，它能唤起人们心中的美感，陶冶情操、修身养性，提高人的道德水平。

（五）体验性团体活动

体验性团体活动，是根据团体咨询模块的目的和要求，精心设计和营造的一个“事件”，让团体成员亲身经历“事件”的发生、发展、高潮、结束，从这一系列的变化中产生直接的体验、感悟，帮助成员积累经验、领悟事物的本质、改善心智模式、促进自我成长。

在现实生活中，我们很难被某种知识所改变，但却极容易因某种经历而变得不同。体验容易产生触动，有触动才有改变的动力。团体咨询通过精心的设计，把日常生活中一些“经典的事件”呈现或浓缩到团体咨询现场，让团体成员深刻感受和体验，从中获得直接的成长。特殊体验性团体活动是团体咨询重要咨询技术之一，也是其重要的特色之一。

体验性团体活动的作用主要有两点：第一，使人们的某些心理品质得以暴露。人的某些心理品质只有在特定的环境中才能暴露，如果缺乏这种特定的环境，他就不可能真正的、全面的认识和了解自己。第二，活动体验是人类学习知识和技能的重要途径。“体验式学习”和“知识学习”是人类两大学习方式。学习知识、构建体系及学术研究需要借助“知识学习”，提升情商、建立信念、发展心智则需要启用“体验式学习”。知识学习可以起到传达信息、改变观念、启发思考等作用，但是对于一些事物的认识，没有体验就难以了悟，甚至难以相信。

（六）录像回放

录像回放技术是指用录像设备把成员在团体活动或游戏中的表现记录下来，然后在活动结束后回放，让成员一起重新观看自己在活动的表现，让成员有机会从旁观者的角度观察自己的行为表现，通过自身的反思和其他成员的反馈，获得新的领悟，从而帮助成员进一步了解自我。

（苏　英　肖　晶　西英俊）

思考题

1. 团体咨询的整体流程包括哪些步骤？各自的重点是什么？
2. 心理援助中采用哪些团体咨询方式，优势是什么？
3. 团体咨询有哪些共通的疗效因子？
4. 团体咨询的效果可以通过哪些方式进行评估？

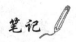

笔记

第九章　员工危机与危机干预

第一节　危　机

一、危机的定义

（一）危机

危机（crisis）可以是一种状态，也可以是一个或多个事件，是指个体或群体无法利用现有资源和应对机制加以处理的事件和遭遇，具有不确定性和严重的后果。如果不能得到很快地控制和缓解，危机就会导致个体在认知、情感和行为上出现功能失调，甚至于群体的不稳定。美国心理学家卡普林（G.Caplin）认为，每个人都在保持一种自身和环境相平衡的状态，当发生危机事件后，个体感到难以解决时，平衡就会被打破，从而进入一种自身和环境失衡的状态，即危机状态。

危机一般要经历四个发展变化阶段：①当事人经历某一重大事件时，首先采取通常的应对机制试图解决这一事件所带来的危机；②随着事态的发展，危机的严重程度可能不断增加，远远超出当事人的应对能力；③当事人危机感的增强，提升了其对外部资源的需求，以帮助其应对危机；④如果当事人危机仍然没有解除或危机感进一步增强，则其需要求助于专业的心理危机干预人员，以恢复对事态的掌控和自我的稳定。

（二）员工危机

员工危机指的是因突发事件给企业或机构的部分或大多数员工带来影响，从而使其处于心理和生理上的不良应激状态。在企业或机构面临危机的情况下，如处在转型期的组织兼并、裁员重组等，员工会出现各种各样的情绪、心理问题，如果处理不当就会导致危机事件的发生，如自杀、伤人甚至是群体冲突。

目前，我国员工危机存在以下特点：第一，意外性。大多危机爆发的具体时间、实际规模、具体态势和影响深度是难以预测，也是无法估计的。第二，聚焦性。进入信息时代后，危机的信息传播比危机本身发展要快得多。尤其是新媒体时代，消息传播的速度更快，会引起更多的人关注，进而可能引发更大范围的危机。第三，破坏性。不论什么性质和规模的危机，都会不同程度给企业或机构造成破坏，在员工中造成混乱和恐慌，影响正常的秩序，从而给企业或机构带来不可估量的损失。第四，紧迫性。对企业或机构来说，危机一旦爆发，其破坏性的能量就会被迅速释放，并且呈快速蔓延之势，如果不能及时控制，危机会急剧恶化，使企业或机构遭受更大损失。

二、危机的分类

（一）灾难性危机

当自然或人为灾难降临到个体或者群体时，灾难性危机就可能随之产生。这类危机可

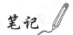

笔记

能发生于以下三种情况：第一种是自然灾害。如，地震、洪水、火山喷发等无法提前预知的自然因素引发。第二种是由生物因素引起。如大规模传染病的暴发；第三种是由政治经济等人为因素引起的灾难性危机。如，经济大萧条、人为事故等。

（二）境遇性危机

境遇性危机指的是当人在正常和发展过程中出现的具有重大人生转折意义的事件，或个体无法预测和控制的事件出现时所导致个体出现的应激反应。例如，初为人母时、人到中年而发生职业转变时、人际冲突时等等。

（三）自杀性危机

自杀行为是指已实施的意在结束自己生命的行为，根据其结局可分为自杀未遂（最终未死亡）和自杀（导致死亡结局）。自杀不仅关系到员工个人生命的心身健康，还关系到公共卫生和社会。员工的自杀行为及相关的心理健康问题，会严重影响公司的工作效率，并给公司带来沉重的福利负担。国内目前尚无类似的数据，但几年来发生了几起同一公司多名员工连续自杀的例子，引发了全社会的关注。

与其他人群类似，员工自杀行为的危险因素也包括：精神疾病、生活事件、人格特征和社会环境因素等。此外，员工的自杀行为还有一些比较突出的危险因素，如工作压力、人际关系、与职业特征相关的自杀方式（工具/场所）的易获得，以及自杀行为的“传染”等。

某些职业的特点决定了员工更容易获得某些致命的自杀方式，比如警察和军人容易获得枪支，高楼层工作或居住者容易接近发生坠落的天台和窗户等，有毒物质生产和使用者容易接触到剧毒物品等。这些都是导致自杀行为最终发生的关键因素。

另外，在一个相对封闭的群体中，不良情绪和行为容易快速蔓延和传播。如果没有采取及时、有效的应对和干预，则很容易出现自杀行为的“传染”现象，其中对自杀行为的模仿，以及将该行为当作自己应对困境的方法，是“传染”现象的重要原因。

三、危机的表现

（一）危机的一般性表现

在危机中，员工通常都会产生一些不同于非危机状态的应激反应，这是正常人对非同寻常事件的正常反应。

它包括生理方面出现肠胃不适、食欲下降、头痛、疲乏、失眠、做噩梦、梗塞感、肌肉紧张、心率加快、呼吸困难等；情绪方面出现害怕、焦虑、怀疑、沮丧、忧郁、易怒、绝望、麻木、不安、过分敏感或警觉等；认知方面出现注意力不集中、缺乏自信、健忘、效能降低、强迫性回忆、否认、过度理智化等；行为方面出现行为退化、社交退缩、容易自责或怪罪他人、不信任他人等。

经历突发事件，员工在短期内出现上述反应都是正常的。对于大部分人来说，这些反应都不会带来生活上永久或极端的影响，但是需及时给予员工一般应激反应的知识宣传，使其了解到自己的反应是在不正常情境下的正常反应，帮助其顺利度过应激阶段。

（二）危机的特殊性表现

面对危机，部分员工可能会出现比较特殊的应激反应。

在危机发生初期，有些员工可能会表现出茫然感、注意范围变窄，甚至出现意识不清楚、对外界的事情没有反应、不知道当前时间地点等情况。随后可以出现多种多样的表现，包括非自愿的反复想起、梦见或体验到危机事件；持续的愤怒、恐惧、焦虑、抑郁、绝望等负面情绪；茫然、恍惚等无法体验真实感觉；无法回忆危机事件某些方面；尽量通过各种方式回避危机事件或相关的人、事、物等；自主神经系统亢奋症状，如心动过速、震颤、出汗、面色潮红等；睡眠问题；对他人或物体进行与客观实际不匹配的言语或身体攻击；过度警

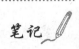

笔记

觉；注意力问题等。这些情况往往在危机发生 24～48 小时后开始减轻，一般持续时间不超过 3 天。

对于有此类表现的员工，危机干预组织和人员应立即施以恰当的心理支持，做好对当事人的保护工作，预防意外发生。必要时，应联合精神科会诊，使其获得及时的治疗。

（三）危机的严重性表现

面对危机，还有极少数员工可能出现严重的应激反应。这些反应包括出现幻觉、妄想、言语紊乱（频繁离题或不连贯，难以沟通和理解），木僵状态（保持呆坐、卧床不起或某一姿态）、缄默不语、明显紊乱的或紧张的行为（如行为不协调、莫名的逃跑、无目的的漫游）、高强度的负面情绪（常见恐惧、焦虑、抑郁等），过度的神经系统症状（如心动过速、震颤、出汗、潮红等）及其他明显不协调的症状。但这些表现均与危机事件密切相关，能够被人理解。

由于这些反应通常会对当事人自身及社会产生严重的影响，因此需要危机干预组织和人员高度重视，对当事人应做好保护措施、预防意外发生，协助其迅速就诊精神科，使其获得及时的治疗。

（四）危机的后遗性表现

在危机事件发生后，有些员工的应激反应会延迟出现或持续出现一个月以上。由于这种延迟性和持久性，此类员工很容易被人忽视，不能及时得到帮助，因此往往对其和组织造成持续的不良影响。具体有如下表现：

1. **危机事件的再体验症状**　主要表现为当事人的思维、记忆或梦中反复、不自主地涌现与危机事件有关的情境或内容，也可出现严重的触景生情反应，甚至感觉创伤性事件好像再次发生一样。

2. **回避和麻木**　主要表现为当事人长期或持续性地极力回避与创伤经历有关的事件或情境，拒绝参加有关的活动，回避创伤的地点或与创伤有关的人或事，有些当事人甚至出现选择性遗忘，不能回忆起与创伤有关的事件细节。

3. **警觉性增高**　主要表现为过度警觉、惊跳反应增强，可伴有注意力不集中、激惹性增高及焦虑情绪。

4. **认知和心境负性改变**　主要表现为持续性的负性情绪体验、认知歪曲或负性信念、显著减少重要活动的参与或兴趣、与他人疏远等。

危机事件发生后，组织和个人都需要有意识地去辨识危机的后遗性表现，尽可能做到早发现。一旦当事人表现出上述某种情况，应获得有针对性的干预。

第二节　危 机 干 预

一、危机干预模式

（一）平衡模式

平衡模式适合危机干预的早期。危机中的人通常处于一种心理或情绪的失衡状态，在这种状态中原有的应对机制和解决问题的方法不能满足他们的需要，这时人们已经失去了对自己的控制，分不清解决问题的方向，不能作出适当的选择。危机干预人员除了帮助当事人提升相应的应对能力，还应将主要精力集中于当事人心理和情绪的稳定化。平衡模式主要的目的是帮助人们改变处于危机中的失衡状态，重新获得危机前的一种平衡状态。

（二）认知模式

认知模式源于 Ellis 的理性情绪疗法和 Beck 等人的认知疗法。认知模式认为心理危机的形成不是由事件本身引起，而是由个体对危机事件错误的认知所引起。该模式的基本原

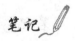

笔记

则是通过改变思维方式，尤其是通过改变当事人非理性和自我否定的认知，强化其在危机中积极、理性的想法，从而帮助当事人提高对危机的控制能力，获得恢复平衡的信心。

（三）心理社会模式

心理社会转变模式认为人是遗传和社会环境的产物。人总是在不断地变化、发展和成长，而个人成长的社会环境也是在不断地变化。危机既可能与个人的内部因素有关，也可能与外部因素，如家庭、文化、宗教等社会环境因素有关。危机干预的目的在于帮助当事人分析评估内部因素和外部因素对自身危机的影响程度，帮助他们将社会支持、环境资源等外部因素与个人内部因素进行结合，调整当前的行为态度等，获得应对危机的自主控制能力。该模型认为，个体危机的彻底解决需要内外环境同时发挥作用，也就是说危机当事人的内外因素都得到了解决，其危机才能稳定地解除。

二、危机干预的原则和理念

（一）危机干预的原则

员工的危机干预原则和一般危机干预原则相似，都必须遵循以下原则：

1. **安全原则** 危机干预的首要职责就是要保护当事人不受伤害，让危机当事人尽可能撤离危机现场，避免暴露于与创伤有关的情境。例如，将有强烈自杀企图的当事人转至医院接受治疗；将遭遇性创伤或暴力的当事人转移到安全的处所。在这个过程中，还要预防一些潜在的伤害，关注到当事人的身体状况变化，如对烧烫伤、骨折、中毒等情况要协助医务人员给予及时有效的处理。

2. **支持原则** 支持意味着危机干预人员应充分给予危机当事人理解和陪伴，帮助其寻找到内部和外部的积极资源。在必要的时候，帮助其寻求法律的干预。除此之外，危机干预人员要关注到处于危机中的当事人的家庭成员、朋友和其他重要人员，在需要的时候给予他们一些必要的关注和相关的健康教育，尤其是对危机事件的正常应激反应的教育，可以帮助危机当事人及其相关人员正确理解经历危机后的情绪和行为。

3. **保护当事人隐私原则** 危机干预人员要遵守保密原则，保护当事人的隐私，不随便透露当事人的个人信息和隐私。

4. **确定干预的目标原则** 对于危机中的个体，要准确地评估其目前的状态，并给予及时有效的处理。一般来说，危及生命的问题要先处理，如危机中严重的躯体损伤、自杀等情况需要紧急处理。随着危机的发展，个体的状态也会出现新的变化，相应地，干预的焦点也会随之进行调整。

（二）危机干预的理念

在发生突发事件后，危机干预人员应坚持以下理念：

1. 危机干预人员必须在规范的心理危机干预系统内实施行动，要有组织性。

2. 危机干预人员要始终保持冷静、自信。注意自己的情绪和生理反应，主动调节自己的不良情绪和不适反应。

3. 始终坚持自己的专业范围和指定的工作岗位，在其他救援组织有需要时，能够提供必要的信息资料。

4. 对可能存在的文化差异和事物变化的多样性要保持敏锐性和洞察力。

三、危机干预体系建设及实施过程

（一）危机干预体系建设

1. **组织体系建设** 首先，危机干预工作不能单兵作战，应有统一的组织管理体系。不同地区会有不同的文化，不同的企业、机构也会有相应的特点。在危机情况发生后，需要有

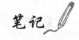

笔记

管理人员对各支干预团队进行当地情况和员工的特点进行介绍，以便进一步协调地开展工作。如果上层管理工作陷入瘫痪，那么自上而下的工作将陷入一片混乱，心理干预人员也会陷入茫然，而且容易产生工作耗竭。建立一个统一的组织管理体系能起到上传下达的作用，有利于团队能力的发挥，增加团队的稳定性和协调性。各级干预团队的负责人要形成一个核心领导小组，参与到整体救援工作的会议中，通过各个干预团队的交流，获取重要信息，准确判断事态的发展，解决工作中的困难。

其次，现场危机干预工作应该整合到整体的救援工作当中，及时、准确的了解整体救援工作的信息。危机发生后，消息会变得缺乏和混乱，处在危机情况下的当事人在一开始更迫切地想要知道有关危机和危机处理的一些消息，如果现场危机干预人员没有和整体的救援工作相联系，那么一些重要的信息就不能顺利地向危机当事人解释清楚，当事人会对干预人员感到失望，不利于后续干预工作的开展。现场危机干预人员能接触到危机当事人所面临的现实情况，了解到当事人所面临的困难，通过上传信息，将现场情况整合到整体的救援工作中，反应危机当事人的情况，发现重点问题，协调各个干预团队的信息，由干预中心对危机干预作出统一的部署，发布重要消息，确保信息畅通传递，调整各个干预团队的工作。

2. **干预梯队建设**　心理危机干预团队应基于团队成员的知识结构来构建。总体的分配应该是一个按学科从上到下逐级增加人数的金字塔结构，也就是一个团队中精神卫生专家、心理学专家、精神科医生、心理治疗师、心理咨询师、精神科护士、社会工作者的人数比例需要逐级递增。在正式干预中，一个危机干预团队需要有一个危机干预的负责人，心理危机干预专家和心理危机干预人员。

心理危机干预团队负责人在危机干预中起着至关重要的作用。这需要负责人具有较高的组织管理能力和专业能力。负责人不仅要有较高的专业素养、丰富的经验，还要保持谦虚，对团队内成员的信任，营造出团队内和谐的气氛，在团队内产生一种榜样的作用。不仅如此，作为干预团队的负责人，要协调各个心理干预队伍，让大家相互理解、认同，并及时与其他干预团队和上级部门沟通，反应相应问题，讨论解决方案。

心理危机干预专家是干预团队中非常重要的角色，专家组能为危机干预工作提供有力地支持和推动整个危机干预工作的顺利展开。在专家组组成的结构上应体现出专业化、多元化。不同企业、机构有不同的文化特点，专家组中若有来自当地或企业、机构中的专家将会使干预更贴近危机当事人的实际情况，有利于危机干预工作的开展。危机干预专家应该具备严谨、务实、谦虚的人格特点，与当地心理危机干预专家合作，指导、协助其他专家制定相应的危机干预方案，指导危机干预的实施。

心理危机干预人员是危机干预的主体，直接接触危机当事人，对整个危机干预起着重要作用。这就要求危机干预人员首先应该具备扎实的本专业的知识技能，能够对危机当事人进行有效的沟通，能够用专业知识给予危机当事人帮助。因为危机干预人员处于危机干预的一线，所接触的环境会给自身带来强烈的感官冲击，因此对干预人员的身心健康有更高的要求，要具备良好的身心健康状态。

3. **干预文件建设**　当人们进入到一个陌生的工作情境时，会感到焦虑和茫然。危机干预人员也同样如此，因此，制定出清晰而明确的指导和要求，例如工作方案、工作原则、该做什么、不该做什么、怎样的工作形式和工作程序、筛查的标准，以及记录的内容等文件会使得干预人员工作起来有章可循，内心感到踏实。

（二）危机干预实施过程

1. **计划阶段**　突发事件打乱了正常的秩序，大家都处在一种混乱的情境中，能否迅速制定一系列清晰、可操作的计划对于危机干预工作至关重要。这要求危机干预负责人协调

笔记

危机干预小组的成员，共同制定一个干预计划，明确每个人的责任、权利和义务，让大家按照制定的计划办事，这样才不会慌乱和遗漏。在进入危机现场进行干预之前，要充分了解危机现场的道路、天气和现场情况，对目前政府或企业机构的干预计划和实施情况进行了解，然后针对现场情况制定相应的干预计划，使计划紧贴危机事件的性质，符合危机当事人的需求。

2. **访视阶段** 在危机发生后，当事人会处于失衡和失控的状态，有些人会恐慌、焦虑，有一些会陷入失去亲人的悲痛中感到抑郁、无助，还有一些人可能处于不断地帮助他人中而忽略了自身需求。这就需要干预人员主动寻找危机当事人，一方面查看有无严重的精神心理紊乱状态的当事人，对他们进行干预，另一方面告知危机当事人一些重要的信息。

心理危机干预人员在访视的过程中能够主动、及时发现需要干预的人员，并甄别出重点干预人员。在巡访的过程中，可以因地制宜寻找是否有利于危机当事人创伤修复的支持性因素，对危机当事人提供及时、实际的帮助。干预人员在不断地巡访中可以向危机当事人传递出一种“只要我需要帮助，随时可以找危机干预人员”的信息。

在访视过程中，干预人员首先要对危机当事人进行全面的了解，在进行简单的自我介绍后，再进一步询问有什么可以帮助他们的。当危机当事人进行诉说时，干预人员要静静倾听，关注其神态和肢体动作，并以点头、目光和简短的话语回应当事人，切不可打断他们的诉说。干预人员要用行动告诉危机当事人我们都会尽全力帮助他们渡过难关。

3. **干预阶段** 危机干预人员在干预阶段要与危机当事人保持连续、稳定的关系。目的是帮助危机当事人恢复心理的平衡感，提升对自我的控制感，帮助危机当事人重建和外界的联系。对于一些出现严重精神障碍的当事人，须转入精神卫生机构。对于一些情绪不稳定的当事人，要通过观察或通过其亲近的人详细了解情况，反映到专家组，必要时进行连续、有规律的实施一定时长的干预。在干预过程中要特别注意，干预的焦点是当前的心理状态，而不是过去生活的经历。还要注意保护当事人的隐私，作出保密承诺。危机干预人员不要轻易把危机状态描述成一种精神异常状态，避免危机当事人因此产生的情绪反应。干预人员要遵循一定的原则：干预的人员、时间、地点要固定，约定好的时间一定要遵循，给危机当事人安全感。干预人员还要与危机当事人家属进行沟通交流，对未来心理康复资源的获得提供建议和意见。

4. **完善阶段** 在干预过程中，要加强对干预工作的监察和对危机干预人员进行培训和督导，不断完善危机干预的质量，还要有一个规律的例会制度，对干预前期的工作进行汇总和梳理，及时发现问题，并提出解决方案。在例会当中，干预人员可以提出工作中的困惑，反应一些实际遇到的问题，这些困惑和问题会得到专家的解答，并且在对一些问题有考虑不周的地方也会被其他干预人员指出，提高自身对危机干预的能力。在例会中，各个干预人员相互交流，得到了情感上的宣泄，获得了理解和支持，从而更好地投入下一阶段的干预任务中。

5. **交接阶段** 在危机的干预工作快结束时，危机干预人员也应向当事人告别，不能不辞而别或作出过度承诺，以免造成二次创伤。在临别时对当事人要传递出对危机当事人未来生活的希望和祝福，让危机当事人能够拥有积极地态度面对未来的生活。

心理危机干预后续的工作还有很多，如果在创伤后没有得到及时、有效的帮助，那么所随着时间的延长，治疗的难度就会加大。危机干预人员要把当前干预的内容材料顺利转交给当地的心理卫生机构，以便对尚未完全恢复危机前状态人员的进一步心理干预。任务顺利的交接还有助于对危机干预工作的后续的干预治疗和研究，比如针对于危机当事人的创伤治疗，针对于群体灾难社区康复的科学研究，针对于将来心理危机干预管理的政策研究等等。

笔记

四、危机干预技术与技巧

危机干预又称危机管理、危机调停或危机介入，是指向当事人提供紧急心理照料，以帮助其恢复适应水平，防止或减轻心理创伤潜在的负面影响的方法。危机干预不仅可以防止危机的进一步发展，而且还可以帮助个体学会新的应对技巧，恢复甚至超过危机前的功能水平。

一般认为，员工危机干预的对象包括以下四类人员：①目前的心理失衡状态直接与某种特殊生活事件相关；②急性极度的焦虑、紧张、抑郁和失望等情绪反应或有自杀危险；③近期暂时性丧失解决或处理问题能力；④求助动机明确并有潜在改善能力。

近些年，有关危机干预技术与技巧花样翻新、名目繁多，以下重点介绍一般性稳定化技术、个体危机干预技术、团体危机干预技术、哀伤处理技术、热线咨询技巧、自杀干预技巧等六种干预技术与技巧。

1. 一般性稳定化技术（stabilization technology） 重大突发事件之后，经常破坏的是人的五个方面的需求，即安全、信任、控制、自尊和人际关系，人们会随时感觉将受到环境和他人的伤害，失去对自己及周围人的基本信任，失去对世界的安全感和对自己生活的掌控感。有些人很难接受自己，也很难亲近他人。稳定就是要在一个人的内心创伤和积极体验之间找到一个平衡点。

稳定化技术，就是通过引导想象练习，帮助当事人在内心世界中构建一个安全的地方，适当远离令人痛苦的情景，并且寻找内心的积极资源，激发内在的生命力，重新激发解决和面对当前困难的能力，促进对未来生活的希望。稳定化内容包括了躯体的、社会的和心理的稳定化。该技术主要用于危机干预的初始阶段，以帮助当事人将情绪和认知水平恢复常态，从而接受下一步的治疗。所以在治疗创伤的最初阶段，稳定化技术是必不可少的，而且在后续的治疗当中这种技术也很常用。

常用的稳定化技术主要有 5 种，分别是放松技术、保险箱技术、遥控器技术、内在智者技术和安全岛技术。

（1）放松技术：在危机干预中，放松是十分重要的步骤。因为稳定化技术是借助想象练习来完成的，因此有些技术在使用之前要先进行放松训练。它可以使当事人获得心理上的减压，并减少对干预人员的阻抗。放松技术的类型主要有以下几种：

1）自主训练放松法：此种放松法运用视觉的想象和身体的感知来缓解压力。可以想象一个宁静祥和的地方，在脑海中重复一些话语或建议，然后集中精力，平稳呼吸，来帮助放松和减轻肌肉的紧张，减慢心跳或者其他的身体感觉。

2）肌肉渐进松弛法：在这种技术中专注于使每个肌群慢慢紧张，再使其充分放松，以此帮助建立肌肉紧张与放松程度的区分感觉，并且更加清楚自己的身体感受。通常选择从头面部肌肉开始，然后依次下行到脚趾，渐渐地使全身的肌肉放松下来。

3）意向松弛法：在这种方法中，意向引领着个体去了一个平和宁静的地方。试着调用各个感觉通道，包括嗅觉、视觉、听觉和触觉等感官去体会。例如，想象在海滩放松，想象被阳光照射的温暖，海浪拍打沙滩的声音，坐在软绵绵的沙滩上的感受和海水的味道。

其他放松技术包括瑜伽、太极、听音乐、运动、冥想、催眠、按摩等。

（2）保险箱技术：保险箱技术要求当事人在想象练习中，将创伤性材料锁进一个保险箱，而钥匙由自己掌管，并且可以让个体自己决定是否愿意，以及何时想打开保险箱的门，来重新触及那些带来负性情绪的创伤及探讨相关的事件。该法有助于当事人掌控自己的创伤性经历，有意识的对心理创伤进行处理，从而使自己在比较短的时间内从痛苦的情绪中解脱出来。

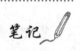

笔记

它通过对心理上的创伤性材料“打包封存”来实现个体正常心理功能的恢复。具体操作时请当事人想象面前有一个保险箱，或者类似的东西。仔细观察保险箱的各个细节，检验保险箱的牢固程度；打开保险箱，把所有带来创伤的东西统统装进去；锁好保险箱，保管处理钥匙；把保险箱放到个体认为合适的地方。

（3）遥控器技术：这种技术运用的前提条件是，当事人对遥控器的使用必须有足够的信任度。通过遥控器，个体可以对屏幕上出现的图像有着最佳的把握能力。所以，首先要对遥控器进行建构，接下来就是要对其性能进行全面的测试。具体即：请当事人在内心构建一个遥控器，仔细观察遥控器的各个细节，并且增加遥控器的功能部分，对遥控器的性能进行全面的测试，调节到自己满意为止。开始可以先呈现积极的画面，然后再呈现不太舒服的画面；使当事人和消极图像保持距离，并用建立起的积极图像以对抗消极图像。该技术通常和保险箱技术一起使用，增加可控制感。

（4）内在智者技术：这种技术旨在帮助遭遇创伤的当事人，在内心构建出一个积极、有力量的帮助者，我们称之为"内在智者"。它可以帮助个体在自己的内心中建立一些强大的事物，达到支持、保护、安抚和支撑的作用。具体即：将注意力转向内在，尝试和内在的智慧联系起来，说明内在智慧可以发挥的作用；邀请内在智者经常陪伴当事人，用内在智慧的形象引导其积极应对创伤体验。内在的帮助者练习对于个体面对创伤特别有帮助，可以作为创伤性冲突中解决问题的资源。

（5）安全岛技术：这项技术旨在帮助当事人重新获得内心的安全感，在内心中建立一个没有任何威胁和压力、使自己感到绝对舒适和惬意的地方。这个地方是有边界的，只有当事人可以进入，且其有绝对的能力阻止任何外来物的侵入。具体即：在内心世界寻找一个绝对安全舒适的地方，引导当事人反复确认环境的安全性；调整完成后，引导其认真体验这种安全的感受；帮助当事人与这个安全岛建立一种联系，使之可以在任何时候随时回到安全岛；带着这个姿势全身心体会身处安全岛的感觉，并在合适的时候返回现实。

2. **个体危机干预技术（individual crisis intervention technology）** 当个体面临突如其来的灾难性事件，可能导致各种躯体症状，严重时产生意志失控、情感紊乱等心理危机。由于灾难的不可预知性、不可抗拒性及其所造成的毁灭性后果，个体心理防御显得苍白无力，失去控制事件后果的能力，内心的紧张不断积累，继而出现无所适从，甚至思维和行为的紊乱，进入失衡状态。个体危机干预技术旨在对处在这种心理危机状态下的个体，采取明确有效的针对性措施，使之最终战胜危机，重新适应生活。个体危机干预中经常使用的危机干预技术，包括以下三个方面：

（1）沟通技术：危机干预技术应用，首先要建立沟通技术和良好关系，如果不能与当事人建立良好的沟通与合作关系，干预技术较难执行和贯彻，从而就不会起到干预的最佳效果。因此，建立和保持干预人员与当事人双方良好沟通和相互信任，有利于当事人恢复自信和减少对生活的绝望感，保持心理稳定和有条不紊的生活，以及改善人际关系。

影响人际沟通的因素有许多，一般来说，危机干预人员应该注意以下几项：①消除内部的干扰，以免影响双方诚恳沟通，提高表达能力；②避免双重和矛盾的信息交流，如工作人员口头上对当事人表示关切和理解，但在态度和举止上却并不给予专心的注意或体贴；③避免给予过多的保证，因为一个人的能力是有限的，而且过多的保证也会给自己造成不必要的压力；④避免应用专业性或技术性的语言，多用通俗易懂的言语交谈；⑤具备必要的自信，利用可能的机会改善当事人的自我内省和感知。

（2）心理急救技术：心理急救（psychological first aid，PFA）是指对遭受创伤而需要支援的个体提供人道性质的支持。PFA包括以下的主题：在不侵扰的前提下，提供实际的关怀和支持；评估需求和关注；协助人们满足基本需求，例如食物，水和信息；聆听倾诉，但不强迫交谈；安慰当事人，帮助他们感到平静；帮助当事人获得信息、服务和社会支持；保护当

笔记

事人免受进一步的伤害。具体实施目标如下：①接触和参与：倾听与理解，应答幸存者，或者以非强迫性的、富于同情心的、助人的方式开始与当事人接触。②安全确认：增进当前的和今后的安全感，帮助放松情绪，增加自我安全感的确定。③稳定情绪：使在情绪上被压垮的当事人得到心理平静，恢复情绪反应。④释疑解惑：识别出立即需要给予关切和解释的问题，并给出可能的解释和确认。⑤实际协助：给当事人提供实际的帮助，比如询问目前实际生活中还有什么困难，协助当事人调整和接受因突发事件改变了的生活环境及状态，以处理现实的需要和关切。⑥联系支持：帮助当事人与主要的支持者或其他的支持来源，包括家庭成员、朋友、社区的帮助资源等，建立短暂的或长期的联系。⑦提供信息：提供关于应激反应的信息，关于正确应付应激反应，减少苦恼和促进社会恢复的信息。⑧联系其他服务部门：帮助当事人联系目前需要的或者即将需要的那些可得到的服务。

（3）心理支持技术：对于重大突发事件后的危机干预来讲，支持性的干预技术是不可缺少的。不论是危机所致心理创伤的早期还是晚期，这项技术的应用价值都得到了广泛的肯定。这项技术包括认真地聆听，细心的陪伴，适当的疏导，无条件的接纳，由衷的尊重，深切的理解，充满爱意的同情。这些心理学专业训练的最基本的技能，对帮助创伤后人们的心理康复是很重要的。

另外，为了尽可能地解决目前的心理危机，使当事人的情绪得以稳定，还可以应用暗示、保证、环境改变、镇静药物等方法。如果有必要，可考虑短期的住院治疗。有关指导、解释、说服主要应集中在放弃自杀或自伤的观念上，而不是对自杀原因的反复评价和解释。同时，在干预过程中须注意，不应带有教育的目的。心理教育虽说是危机干预工作的重要内容之一，但应是危机解除以后和康复过程中的工作重点。

具体实施包括：①会谈过程中，耐心倾听，尽量让当事人疏泄被压抑的情感；②认识和理解危机发展的过程及与诱因的关系；③学习问题的解决技巧和应对方式；④帮助当事人建立新的社交环境，尤其是人际交往关系；⑤鼓励当事人积极面对现实和注意社会支持系统的作用。

总之，危机干预人员在给予危机当事人帮助和关怀时，应真实并诚恳；其次，干预人员对当事人的关注是综合性的，即听、看、想、说伴随着整个干预过程，应当综合运用上述各种技术，不断地把接受的信息与原有信息进行比较筛选，形成新的认识，并相应调整自己的言行，以保证干预的顺利进行。

3. **团体危机干预技术** 团体危机干预是指危机干预人员采取团体的形式，运用适当的辅导策略和方法，使危机当事人在人际交往过程中，通过观察、学习和体验，学会认识自我与接纳自我，从而减轻或消除心理疾患，增加适应能力，激发个体潜能以预防或解决问题的干预过程。目前，团体危机干预的方法较多，最常用的方法为危机事件应激晤谈（critical incident stress debriefing，CISD）。现从危机事件应激晤谈（CISD）的概念、实施步骤及注意事项等 3 个方面对其进行介绍。

（1）危机事件应激晤谈：危机事件应激晤谈（CISD）又称紧急事件应激晤谈或集体（心理）晤谈，是 Mitchell 于 20 世纪 80 年代提出的一种系统的、会谈式的支持性团体心理危机干预技术。旨在缓解个体在突发事件后可能出现的急性应激障碍或创伤后应激障碍，防止个体在经历突发事件后出现心理创伤。团体中的危机当事人常在危机干预人员的引导下，对经历过的创伤事件的应激体验进行回顾和讨论。通过在团体会谈中重温与宣泄情绪，分享经验，学习他人对压力反应的方法，并从中获益，以减轻心理应激。进行晤谈的理想时间一般是事件发生后的 24～48 小时之内，若其后实施收效甚微。

（2）危机事件应激晤谈的实施步骤

1）介绍阶段（introductory phase）：本阶段主要让大家互相认识，营造良好的咨询关系。

笔记

晤谈小组干预人员介绍自己及团队辅助人员，让每位小组当事人进行自我介绍，并简述晤谈的目的及过程；干预人员向当事人说明 CISD 的基本规则，并强调晤谈的保密性及相关注意事项。

2）事实阶段（fact phase）：本阶段主要是引导当事人回顾和描述危机事件发生时的真实情况，从而呈现出整个事件。请所有小组当事人从自己观察到的角度出发，逐一描述危机发生过程中他们的所在、所闻、所见、所嗅和所为等。通过每个人对危机事件情节的描述，使整个事件逐渐清晰地呈现在每个人的面前。例如，“事件发生的时候你在什么地方呢”“事件发生时你都看见或听见了什么呢”。

3）感受阶段（feeling phase）：本阶段主要是要求当事人说明危机事件发生后的情绪反应及其对事件的真实看法。干预人员要鼓励每位小组成员真实表达危机发生时他们的最初想法和感受，从询问事实转向询问当事人对于事件的感受，将事件人格化，鼓励每位当事人将压抑在心里的情绪表达出来。此时干预人员可以通过“句子完形”的游戏活动来引导当事人进行深入的思考。例如，“事件发生时你有什么感受”“你过去是否有过类似的经历及感受”“事件发生时你是否觉得自己有做得不够的地方”。

4）症状阶段（symptom phase）：本阶段主要是让当事人从躯体、心理、认知和行为等方面来描述危机事件引发的一些应激反应。请当事人描述和讨论自己在经历危机事件过程中及危机事件后的认知、躯体、行为以及情绪上的症状。如失眠、注意力不集中、记忆力下降、食欲缺乏、闪回等症状。询问事件过程中当事人有何不寻常的体验，目前有何不寻常体验；事件发生后，生活有何改变；请当事人讨论其体验对家庭、工作和生活造成什么影响和改变。

5）辅导阶段（teaching phase）：本阶段主要是干预人员要给予当事人耐心的辅导，帮助其应对出现的问题。干预人员通过向当事人介绍正常的应激反应及其模式，让当事人认识到，其在危机事件发生时所产生的一系列身心反应属于正常的应激反应；其次，要与当事人一起讨论积极的适应和应对方式；最后，要提醒当事人可能出现的其他一些并存问题，并向其提供相关的应对技巧。

6）恢复阶段（re-entry phase）：本阶段是晤谈的最后一个阶段，主要是干预人员回答当事人尚未解决的问题和疑惑，并对整个晤谈作出总结，同时制定未来行动计划。干预人员要引导所有成员共同总结前面所谈论的内容，强调成员的共同反应，表达小组成员的相互支持与关心；鼓励小组成员进行提问并积极回答问题；与小组成员共同讨论行动计划并为其提供进一步服务的信息。

（3）危机事件应激晤谈的注意事项：危机事件应激晤谈注意事项包括：①对那些处于抑郁状态的人或以消极方式看待晤谈的人，可能会给其他参加者添加负面影响；②鉴于晤谈与特定的文化性建议相一致，有时文化仪式可以替代晤谈；③对于急性悲伤的人，如家中亲人去世者，并不适宜参加集体晤谈。因为时机不好，如果参与晤谈，受到高度创伤者可能给同一会谈中的其他人带来更具灾难性的创伤。④ WHO 不支持只在受害者中单次实施；⑤危机当事人晤谈结束后，干预团队要组织队员进行团队晤谈，缓解干预人员的压力；⑥不要强迫叙述突发事件细节。

目前，关于 CISD 仍然存在着一些争议和问题，而且有研究表明，社会经济地位与受教育程度的高低，以及是否有心理疾病或创伤经验，都有可能成为影响 CISD 干预效果的因素。但 CISD 依然是团体危机干预的重要手段，并且进一步研究推广和完善 CISD 将促进我国心理危机干预体系的完善。

4. 哀伤处理技术 弗洛伊德认为，哀伤是人们对于丧失客体的一种纪念方式。哀伤是一种涉及心理、行为和躯体感觉的整体感受。哀伤的处理对于当事人重建心理平衡、恢复自我功能是极其重要的。如同我们的躯体经受创伤后需要承受创伤带来的痛苦，以及需要

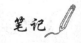

笔记

一段时间才能痊愈一样，心理上的哀伤也需要有一个逐渐恢复的过程。因此，在经历危机事件时，帮助当事人增强处理哀伤的能力显得尤为重要。

(1) 哀伤的定义：哀伤(bereavement)指任何人在失去所爱或所依附对象(主要指亲人)时所面临的境况。哀伤既是一个状态，也是一个过程，其中包括了悲伤(grief)与哀悼(mourning)的反应。悲伤是哀伤的一部分，主要指一个人在面对损失或丧失(loss)时出现的内在生理、心理反应。其中，内在心理方面则主要包括情感与认知的部分。哀悼是哀伤的另一部分，主要指一个人在面对损失或丧失时，因身心的反应而带来的外在社交、行为表现。

(2) 哀伤的反应：伊丽莎白•库伯乐•罗斯(Elisabeth Kubler Ross)认为，哀伤事件发生后，当事人一般会经历以下5个阶段的哀伤反应。

1) 否认(denial)：当事人不相信事情真的发生在自己身上，拒绝接受所发生的事情，逃避现实。

2) 愤怒(anger)：这一阶段的情绪反应是愤怒。当最初的否认无济于事时，当事人会反复问自己，为什么事情会发生在自己身上。他们认为这是不公平的，甚至想找个替罪羊来为整个事件负责。

3) 讨价还价(bargain)：摇摆于接纳事实与拒绝事实之间，与残酷的事实讨价还价，企图减少事实对自己的冲击。

4) 抑郁(depression)：发现既定的事实无法改变，但是自己在心理上还是无法接受，当事人体验到强烈的失落感和焦虑，从而陷入无助的状态。

5) 接受(acceptant)：接纳丧失为人生的一部分，并从中得到成长与学习，找到丧失的正面意义。

由于个体的差异和所经历哀伤事件的不同，哀伤的表现不一定是按照以上的顺序依次出现，每一种表现的持续时间也是不一样的，而且每个哀伤者经历的阶段也会有所不同。

(3) 哀伤处理的步骤：哀伤辅导的目标是协助当事人在恰当的时间内以恰当的方式引发正常的哀伤，让当事人体验失落感，正确处理已表达或潜在的情感，克服失落后再适应过程中的障碍，以健康的方式坦然的将情感投注在新关系里，逐渐地修复内部和社会环境中的自我。哀伤处理过程及具体任务如下：

1) 接受丧失：在哀伤初期的首要任务是要协助哀伤者接受丧失的既定事实。当丧失发生时，哀伤者的第一反应往往是否认，不仅会在言语上表现出明显的否认，同时在行为上也会作出一些保护性的反应(如产生麻木感、回避、和健忘等)。在这一阶段，危机干预人员需要帮助哀伤者接受并面对现实，放下一切幻想，体验丧失所带来的失落感。

2) 经历痛苦：这一阶段的主要任务是帮助哀伤者充分体验丧失与分离所引发的痛苦，并适当的表达这种痛苦。丧失也就意味着失去曾经拥有的东西，这种失去必然导致痛苦。所以在经历了丧失后，痛苦也是正常的反应。危机干预人员应该引导哀伤者感受痛苦、接触痛苦，并适当表达痛苦。危机干预人员可以通过“空椅技术”引导哀伤者表达痛苦及哀思。此技术一般只需要一张椅子，把这张椅子放在哀伤者面前，假定丧失客体(亲人、朋友或希望等)坐在 / 放在这张椅子上。哀伤者把自己内心里想对他 / 它说却没来得及说的话，表达出来，从而使内心趋于平和。这个过程帮助哀伤者完成了与丧失客体没有来得及的告别，宣泄了哀伤者的思念与痛苦，处理其内心的自责与歉疚。

3) 重新适应：丧失对哀伤者带来的直接影响就是，原有生活节奏被打乱及丧失客体角色的缺失。如何适应这些突如其来的改变，将成为哀伤者面临的最大挑战。丧失发生后，哀伤者往往会避免接触及想起与丧失相关的事物，甚至通过药物或酒精来麻醉自己。此时，危机干预人员不能因为害怕引起哀伤者的痛苦回忆而避重就轻，不去触及哀伤者的痛点。相反，危机干预人员应该适时恰当的与哀伤者谈论丧失的事实，危机干预人员可以运用仪

笔记

式活动让丧失者表达痛苦及思念，从而走出悲痛，接受现实。仪式活动通常代表结束一个活动，同时开始新的活动。哀伤辅导很重要的一个步骤，是让哀伤者正视丧失现实，而且在心理上接受与丧失客体的分离。仪式活动，如追悼、写信、鞠躬、写回忆录等，利于哀伤者完成健康的分离，引导新的出发。

4）重建关系：丧失发生后，哀伤者常常陷入丧失所带来的负面影响中不能自拔。此时，危机干预人员要帮助哀伤者全面看待丧失、接受丧失、体认丧失情绪，并从中学会自我成长。同时，要协助哀伤者调整角色和自我观念等，帮助其适应新的环境，建立新的关系。

上述哀伤辅导技术也许只能帮助哀伤当事人处理一些问题，要想帮助经历丧失的人尽快从哀伤与悲痛中走出来，需要来自各方的共同努力。来自亲朋好友和一些支持性团体所提供的社会支持，是其中一个重要而有效的力量。其次，与他人交流和分享相关体验，接受来自他人提供的合理建议，也能够帮助哀伤当事人更快的从丧失事件中走出来，适应新的环境，开始新的生活。

5. **热线电话干预技术** 热线电话由于随时可获得且不受时间和地域限制的优点，是各类心理危机干预的良好手段。与当面的心理危机干预一样，热线咨询也要求咨询员在接听电话的过程中做到积极地倾听、与来电者一起讨论问题、良好的共情、情感支持和恰当的自我暴露等，同时也要避免直接告诉来电者应该这么做或不该那么做。这些是心理危机干预共同的基础。

然而热线心理危机干预有其独特性，如无法通过双方的表情、身体姿态和必要的身体接触来建立良好的咨询关系及收集有关信息，因而对热线咨询员提出了更高的要求，特别是要有很强的语言沟通能力。首先热线咨询员要对来电者的语言信息保持足够的敏感性，及时识别一些心理危机信号，如自杀和（或）伤害其他人的准备和计划。咨询员要通过充分的澄清和沟通，评估来电者是否处于心理危机状态。其次咨询员要用恰当的语言精准地表达自己的感受和帮助来电者的意愿，用坚定而非指导式的语气和来电者一起分析问题（心理危机的来电者思维往往是混乱和迷茫的状态）。再次，要在良好的咨询关系基础上针对来电者的状况进行相应的干预，对即将实施自杀行为的来电者可用指导式的口吻要求对方处理掉自杀工具或者离开危险场所，及索取其信任的亲属的联系方式。最后，要跟来电者约定随访的时间并说明随访的理由。

热线电话的干预一般分为问候、情绪舒缓、评估、干预、总结和反馈及结束6个阶段。热线咨询员要明确每个阶段所要完成的任务。接听电话过程中咨询员要保持对咨询的主控权，不能漫无边际找不到焦点，更不能被来电者信马由缰牵着走。每次干预需要有时间设置（高危来电不超过一个半小时）。不加时间限制的心理干预不仅是资源分配问题，而且干预效果未必更好，尤其是热线电话形式的干预更为明显。

问候和情绪舒缓阶段需要快速建立良好的咨询关系，帮助来电者释放情绪并缓解其内心的压力。善于倾听的咨询员此时可以初步判断来电者的主要问题和危险程度，并过渡到评估阶段。评估阶段需要用“集中式”的方法聚焦于关键的问题，不能漫无目的。在干预阶段要强调危机干预的特点，即专注于当前，而不是关注来电者的心理如何成长这样的长期目标。热线干预的主旨是消除来电者眼下的心理危机状态。在干预过程中，咨询员和来电者共同讨论问题，并通过具体化问题，分析有哪些可实现的方案，最终由来电者决定如何取舍，如有必要可以提供有关专业机构的信息。除了前述的即将实施自杀行为的情况下，咨询员不要给予来电者直接的建议，因为这反而可能有负面效果。最后的总结和结束阶段，咨询员要用清晰的语言帮助来电者梳理问题的脉络，给予精炼的反馈，需要的话进行随访时间的约定。

6. **自杀预防与干预** 自杀预防和干预的策略可以分为三级，即一级预防、二级预防和

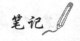

笔记

三级预防：一级预防针对所有员工，降低他们的自杀风险；二级预防针对暴露于某些危险因素下的高危员工群体；三级预防是针对有自杀高危的某些员工个人。

主要的一级预防措施有：①通过组织变革及工作环境的改善降低工作压力；②通过健康宣教达到对心理健康、自杀相关问题及求助行为的去耻辱化；③通过培训守门人（gatekeeper）加强对自杀及心理问题的识别和转介；④通过员工援助计划为员工提供充分的专业支持和各种社会支持资源；⑤限制自杀方法的易获得性。

公司和企业负责人要充分意识到，促进员工心理健康的政策和计划是一种长期的战略性投资，心理健康的劳动者才能创造更大的效益。在组织变革方面需要考虑：员工的岗位和角色要清晰、减少不必要的角色冲突、工作量安排合理并充分发挥员工的能力、管理结构上吸收员工参与到问题解决和决策、管理层和员工有充分的沟通交流、积极合作的文化氛围、充分保护员工心身健康的政策、消除歧视和各种骚扰。

员工援助计划不限于为有需要的员工提供帮助，还需要开展各种宣传活动，消除员工对精神疾病、自杀行为及相关问题的歧视和耻辱感，创造出一种员工有心理问题能够积极寻求帮助的氛围。此外，通过培训守门人（心理委员），随时筛查识别有高自杀风险的员工，有利于减少员工的自杀行为。守门人（心理委员）不一定由管理者来担任。理想的守门人（心理委员）是在员工中有一定威望和人缘，且乐于助人的员工兼任。具有这些特质的员工可以让周围的其他员工吐露心事，他们也能主动发现并筛查出高自杀风险的员工。通过培训，让守门人（心理委员）掌握必要的识别精神问题、自杀及相关问题，以及如何有效转介的知识和技能，从而实现预防自杀之目的。

限制自杀方法的可及性是迄今为止已被证明有效的自杀预防措施之一。员工的自杀行为，尤其是同一公司内连续发生的多起自杀行为，往往都会采用相同的方式（可能与行为的模仿有关），而这种自杀方法又大多在公司容易获得，例如连续多起的坠楼。因此，对在公司容易获得的自杀工具或场所进行管控（如在高楼层安装防护网、妥善管理致命的杀伤性工具或剧毒物品等），是直接而有效的预防措施。

二级预防是针对有较高自杀风险的某些员工群体进行干预，如为罹患精神疾病的员工提供保障以接受专科医疗服务，为遭受急性生活事件（如丧亲、岗位重大调整、职位晋升失败、受到处分）的员工提供充分的心理干预，为受到伤病打击的员工提供必要的各种福利等。这些措施有利于保护员工的心理健康，并能让员工感受到足够的支持，均能降低自杀风险。

三级预防是为已处于高自杀风险的员工提供针对性的干预。在最终实施了自杀行为的员工中，大多数人在自杀行为之前都发出了明确的信号。管理者和其他同事要对这些信号有足够的敏感性，及时发现这些信号并进行识别。

常见的自杀前信号有：表达出失败感、自己没用、没有希望和前途、没有自尊的感觉；谈论自杀方面的话题或者搜索询问自杀方法；向好友告别、分发自己心爱的物品或者安排后事等。

如果发现有员工出现这些信号，需要深入交谈进行细致的评估。人们经常会担心：询问一个人有无自杀念头会不会诱发本来没有的自杀想法。有证据表明，这种担心是多余的。在合适的时候用恰当的方式询问，不仅不会诱发自杀想法，反而会让有强烈自杀念头的员工感受到关心和可能的帮助，从而降低自杀的风险。

如果确定员工即将实施自杀行为，除了快速转介到专业机构，并保证员工能及时接受到充分的专业治疗或干预外，公司和员工还可以利用自杀前的心理特征，进行必要的干预。自杀行为前的心理特征主要有：矛盾心理，即想死和想活的念头交织；冲动性，即自杀行为的最终发生前几分钟缺乏深思熟虑，如果拖过这几分钟可能念头就不那么强烈；思维僵硬，

笔记

即自杀行为前看不到解决问题的任何其他可能性，认为自杀是唯一出路；不甘心，即不断求救，希望有人拉自己一把。

针对这些心理特征，如果帮助者表现出诚恳的帮助意愿，给予足够的情感支持，让他/她感觉到有人想真心地拉他/她一把，可以增强其求生的愿望。然后与其认真分析讨论其面临的困境，找出其他的解决问题方法，尽管可行性也许较低，但至少让其感觉到死亡不是唯一出路。在必要的时候，可以立下不自杀的许诺，即在极其痛苦想自杀的时候，在实施之前跟帮助者联系。这种"时间拖延"战术也往往奏效，因为可以让其"熬"过自杀念头最强烈的几分钟。

同时需要指出一些不合适甚至是错误的自杀干预方法。例如说一些"如果你死了，你的家人会很痛苦""你的问题不算啥，不至于去死"，甚至用刺激性的话语试图"以毒攻毒"。这些方法不仅无效，反而会促使员工加快实施自杀行为。自杀意念强烈的人往往认为自己的死会减轻家庭负担，一些看似劝解的话语只能让其感到空洞甚至虚伪。而后两种方法更是让他/她觉得自己罪不可赦，而且没有人支持和关心自己。

万一有员工不幸自杀，公司需要进行后期的干预，消除自杀事件的影响。如果员工自杀未遂，需要对该员工进行评估和相应的心理治疗，消除自杀行为带来的心理创伤，并充分治疗相应的精神疾病（如果有的话）。此外，员工的自杀行为对其他同事也会带来严重的心理影响，关系亲密的同事可能会感到震惊和不可思议，目睹自杀行为过程的同事可能出现创伤性心理反应。事件之后，一些负面消息会在公司内外快速传播，加重同事的心理恐慌，并对公司的管理水平和风格产生质疑。公司的管理者可能会受到非议，并因此出现自责、恐惧和被排斥感。这些结果不仅影响公司形象，还会损害员工群体的心理健康，最终降低工作效率，急需妥善处理。

一旦发生了自杀事件，公司需要及时请官方介入处理，尽快调查前后经过，及时将有关信息在公司内部用权威的渠道发布，消除小道消息和非官方消息的播散。公司要引导员工关注自杀行为前该员工面临的相关危险因素，指出相应的解决措施等。同时还要对所有受到波及的员工提供充分的心理健康服务；对于情况比较严重的员工，要及时转介到专业机构诊治。还要为自杀员工的家属提供必要的心理服务。最后要针对该事件开展针对性的补救措施，如增加防护栏、修改某些管理制度等。

第三节　危机干预相关问题

一、危机干预设置

（一）时间

对危机当事人进行干预的时间应相对固定。一旦危机干预人员与危机当事人协商好在每日固定的时间见面，那么危机干预人员需要信守承诺。如果因不可抗拒力量导致无法按之前约定时间见面，则危机干预人员应尽快通知危机当事人。

（二）地点

对危机当事人进行干预的地点首先要确保当事人在此地很安全，不会再次经历危机事件，如：危机救援的帐篷内、医院、家庭危机干预中心等场所。其次，干预地点应相对固定。

（三）伦理

在危机干预中，干预人员在对当事人进行干预时除了遵守相关的法律法规，也应遵守一定的伦理道德。

1. **获取危机当事人的知情同意**　危机干预人员如果需要对当事人进行问卷评估，那么

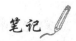

笔记

在准备实施问卷评估之前征得危机当事人或者其监护人的同意。

2. **保密原则** 危机干预人员在实施评估时要保证危机当事人不受他人打扰。在完成测评后，将测评问卷和结果交由专人妥善保存，切实保证危机当事人的个人隐私不被泄露。

3. **不伤害原则** 危机干预人员在测评问卷的设计上，应注意不要使当事人感到心身疲劳，测评时间控制在20分钟以内。在测评的过程中，密切观察危机当事人的变化，如发现危机当事人有任何不适，必须立即停止测评，给予相应妥善干预

4. **评估与干预相结合** 危机干预人员一定要牢牢把握好一个信念，即评估的目的是为了更正确的指导干预，而不是为了科研。所以，在评估后，危机干预人员需要针对评估后的结果，讨论制定出一个有效的干预方案。

二、危机干预人员胜任能力

（一）能力

危机干预人员应具备以下能力：

1. **扎实的本专业知识和技能** 危机干预人员首先应具备扎实的本专业的知识和技能，能够充分运用所学对危机当事人进行干预。

2. **团队合作的能力** 危机干预不是单兵作战，需要一个团队进行合作甚至是几个团队进行合作，只依靠个人力量无法达到对危机当事人的心理干预，需要干预团队的成员交流合作，共同完成危机的干预任务。良好的合作能力也是进行危机干预的重要前提。

3. **良好的沟通能力** 良好的团队合作离不开沟通，干预团队内部、干预团队间和危机干预团队与上级部门之间都需要沟通交流，使信息变得通畅，为进一步实施干预奠定基础。

（二）人格

危机干预人员应具备以下特征：

1. **沉着冷静** 危机干预人员首先应能够沉着冷静地面对灾难场景，控制自己的情绪，在复杂情况下，理性客观地分析工作重点，制订行动计划。

2. **创造性与灵活性** 在具体工作中，可能会面临紧急情况或者各种困难和条件的限制，这就要求干预人员充分发挥创造性与灵活性，因地制宜，利用现有条件解决问题。

3. **精力充沛** 在危机情况下，通常需要进行危机干预的危机当事者人数众多，而危机干预人员的人数有限，这对危机干预人员来说是一个挑战。而且，危机现场通常条件简陋，道路不通畅，危机干预人员经常需要长途跋涉并在有限条件下开展大量的干预工作，这就需要危机干预人员有较好的身体素质，能经受住危机现场艰苦的环境条件。

4. **快速的心理反应** 危机事发突然，不能有充足的预案供危机干预人员参照。因此危机干预人员要快速响应，反应迅速，以适应现场危机干预的要求。

（三）媒体引导与协作

媒体的传播速度越来越快，尤其是新媒体，传播更加快速和随意，这有利于信息的传播，但是也产生了一些谣言等负面消息，有时媒体的记者采访地特别直接，给当事人或其家属造成了伤害。因此要加强对媒体的引导与协作，听从救援指挥中心的统一安排，把危机当事人的利益放在首位，充分利用媒体的资源。例如，官方新闻媒体对危机事件客观全面的报道，侧重于积极信息和能量的传递，向民众宣传心理危机的表现与应对方式，稳定民众的情绪，让民众从绝望中看到希望、亲情和友情。

（四）其他

在对员工进行心理危机干预时，还应注意几个问题，即危机干预人员的心理健康、着装与身份、转介等。

1. **危机干预人员的心理健康** 在干预过程中，即便危机干预人员没有受到危机事件的

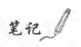

笔记

直接影响，也会因为干预时的所见所闻、体力和精力的消耗，以及与受干预员工的互动分享等原因而受到间接影响。危机干预人员可能会出现的问题有：睡眠困难、情绪不稳定、易激惹、头疼胃疼等躯体症状，注意力不集中、无助 / 疲劳 / 不想动等等。严重者可能出现创伤体验。为了预防危机干预人员自身出现上述心理健康问题，需要干预活动组织方及危机干预人员本人在干预实施前、实施过程中及完成干预任务后做好防护。

在开始干预之前，干预的组织者和危机干预人员本人要认真评估个人的心理和身体健康水平、是否做好足够的思想准备、是否安排好家庭和工作计划等。在干预过程中，组织方要合理安排工作时间和工作量，不鼓励独自行动，随时评估危机干预人员心理健康并鼓励危机干预人员之间进行讨论和分享。危机干预人员自己也需要保证自己有充分的休息与合理的饮食，减少精神活性物质的使用，清晰界定工作的边界，定期与同伴分享讨论，接受自己不能改变所有事情的现实等。在完成干预任务后，组织者要强制安排危机干预人员休假，提供督导和压力管理教育。危机干预人员自己要尽快融入正常的日常生活，与亲友同事联系和沟通，保证足够的睡眠和营养，避免过分使用酒精等精神活性物质，必要时寻求专业的督导。

2. 着装与身份 在心理危机干预过程中，并没有明确的着装要求，得体、舒适、便于工作的服装均可。但是要注意的是，着装不能违背接受干预人员的宗教信仰和亚文化要求。因此在开展干预之前，需要清楚了解受干预人员的宗教信仰和亚文化对服装的特殊要求。在不清楚的情况下，需穿安全得体的服装。如果危机事件波及范围较大，有大量的危机干预需求，建议危机干预人员穿统一的服装，佩戴容易识别的标志（如马甲或工作服），以便于开展工作。无论事件范围大小，危机干预人员佩戴身份识别卡可能也是必要的。

3. 转介 在心理危机干预过程中，作为危机干预人员一定要牢记自己没有解决所有问题的能力。意识到这一点非常重要。在工作中，如果发现超出了自己的能力范围，一定要将受干预人员转介到专业的机构，如专科医疗机构等。转介不意味着对危机干预人员能力的否定，而是为了最大限度地保护受干预人员的利益。

（西英俊　童永胜　郑爱明　薛云珍）

思考题

1. 什么是危机？危机的表现有哪些？
2. 危机干预有几种模式，每种模式有什么特点？
3. 危机干预的原则有哪些？
4. 什么是一般的稳定化技术，常用的稳定化技术有哪些？

笔记

第十章　心理援助的案例分析

案例一
工会心服务，员工新福利——具有工会职能特色的心理福利体系构建

一、案例背景

工会职能下心理工作的政策背景：

近年来，中共中央、国务院及全国总工会等多次发布重要文件、建议书与意见，强调和谐劳动关系，重视员工心理健康，并着重谈到了工会系统在和谐劳动关系及职工队伍稳定方面的作用。

全国总工会在《关于进一步做好职工队伍和社会稳定工作的意见》中特别要求全国各企事业单位要加大对职工心理健康的关注和投入，特别要加强青年职工的心理疏导，帮助他们搞好自我管理、自我调适，缓解心理压力，提高耐挫能力，营造良好的人际关系，使广大职工能够以健康积极的心态，充分享有幸福和谐的人生。中共中央、国务院在《关于构建和谐劳动关系的意见》中强调了劳动关系是否和谐，事关广大职工和企业的切身利益，事关经济发展与社会和谐。并提及要注重职工的精神需求和心理健康，及时了解掌握职工思想动态，有针对性地做好思想引导和心理疏导工作，建立心理危机干预预警机制。

本案例的背景信息：

某石化公司作为我国石油化工业的领军公司，优秀的员工是支持公司成功的关键因素之一。该公司的工会长期以来，关心员工身心健康，为员工利益着想，开展了丰富多彩，专业科学的员工心理福利活动。为了更好地开展工作，让心理学的知识技能更好地为该公司员工服务，该公司工会采用内外部协作的混合式 EAP 工作模式，按照公司实际情况与员工需求，稳步开展员工心理服务工作。

通过前期合作与沟通，我们惊喜地看到该公司工会培养了一批年轻、活力、专业性强的 EAP 心理专员队伍，在该公司这样一个规模大、员工人数多的企业，做好员工心理工作的核心要点在于：找到符合味道的 EAP 项目呈现方式、培训一支训练有素的内部心理专员队伍。因此，该公司接下来的工作重点就在培养内部心理专业队伍，开展更多员工愿意参与及真正受益的活动。本案例着重阐述项目开展过程中，工会管理者及项目工作人员如何思考项目成果能真正成为员工福利。类似人员基数大，员工文化程度不算太高的企业，如何能让心理工作生根发芽，成为员工积极参与，员工与领导都满意的民生项目。

二、主要问题

（一）组织层面

从组织分析来看，工会完成企业的心理项目存在以下问题：①企业人员多，分布广，平

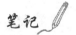

笔记

时不太好集中。该企业是一个老国企，员工数量超过三万人，工作时分布在不同的生产车间，而且存在上班时间不一等现实问题，因此传统的心理大讲堂等方式开展工作可能短时间难以覆盖更多员工。②大部分员工存在文化程度不高、工作强度大、工作环境比较恶劣等现实问题，对于心理知识是否感兴趣，如何能设计员工能听得懂，感兴趣的心理产品，是工会需要思考的问题；③老国企的现代化改革过程中，可能存在老员工思想不愿意发生改变，组织变革过程中，可能存在新旧工作方式，思想等方面的冲击与冲突，存在矛盾的隐患；④部分员工之间沟通较为简单粗暴，同时心理问题可能对生产安全存在隐患；⑤工会主要负责员工的福利以及维护员工权益，如何能让由工会牵头的这项心理工作能够作出“心理福利”的味道，能促进维护员工权益及企业发展的需要。

（二）员工层面

从员工特征与需求分析来看，工会完成企业的心理项目需要考虑员工的以下问题：①员工有子女教育的方法及子女上学的成绩压力、学习习惯不佳等现实问题，心理项目工作能否帮助员工解决子女学习中的心理行为问题的现实需要；②员工工作非常辛苦，工作环境较为恶劣，工作之余首先需要的是休息，员工是否能接受这样一份心理特色的福利；③很多员工文化程度不高，对心理学接触很少，对于心理项目这样一个新事物，可能存在不理解，不信任的偏见，如何能让更多员工能参与到项目中来，实现项目设计时期望的效果；④因为公司的工作特点，导致很多员工工作的车间存在没有手机信号，工作紧张赶进度，没时间停下来开展心理工作，项目的开展是否会增加员工现实工作压力，从而变成员工的负担。

三、解决方案

基于组织层面及员工层面的现实情况，以及前期调研所了解的企业与员工的需求。工会成立了以企业内部工作人员与外部心理专业机构协同工作的心理福利项目组。设计了一套基于大健康体系，可以与健康相关产品与服务嵌套、衔接的员工心理福利体系建设计划，建立一整套可行性强，能落地实施的职业心理健康体系，以此致力于鼓励、保持并发展员工的优质素质，以期提升员工工作绩效、工作士气及改善服务质量中的相关心理问题，使员工可以更加专业、高效和积极地工作，帮助企业改善劳动关系，维护员工权益、形成新型员工心理福利体系。

本次项目计划针对工会系统进行设计，包括打造一支理解职业心理健康前沿知识，掌握职业心理健康工作开展的基本方法，构建一套解决组织中员工心理健康问题的系统方法，内容包括亲子关系与育儿、员工情绪、压力管理、工作生活平衡技能，以及高心理风险员工识别技术等方面的内容，旨在帮助公司解决员工问题，协助员工提高工作 - 生活幸福感，学习解决影响绩效与工作质量的相关心理因素的方法与技巧，致力于心理层面上培养员工对企业的归属感，形成有凝聚力的高效团队，促进公司的愿景实现，达到可持续发展。

项目定位于构建结合公司工会工作职能的员工心理福利建设体系工作示范模式，通过基于工会职能的标准化心理调研、规划、培训、心理咨询与高心理风险员工筛查的系统。

本项目主要探讨基于积极心理学视角，以减低员工工作压力，构建工作生活平衡，促进心理健康，提升职业员工幸福感为导向的员工 - 企业 - 社会三位一体心理健康促进模式，该模式均为结合公司工会系统实际工作情况的开创性工作，丰富了国内工会系统心理健康促进工作的理论与实践，并极具实际应用价值。同时，在理论上解决了我国工会系统开展员工“大健康”促进新理念，心理健康促进模式的理论与实践结合问题，将对未来公司工会的员工心理福利关爱模式构建产生深远的影响。

项目创新之处：

1. 国内首创基于工会系统的职工 - 企业 - 社会三位一体员工心理福利关爱模式。

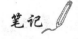

笔记

2. 将积极心理学及工作生活平衡的理念引入员工心理福利关爱模式中，用员工能够接受的方式来进行心理健康促进，将心理健康理念真正落实为员工感兴趣、能理解的各项活动，不做生涩的专业宣教，以积极、快乐及幸福和谐的工会系统的心理健康为主导，解决了以往员工不愿意配合心理健康工作的难题。

3. 首创工会职能的“工作生活平衡五行音乐剧”等创新工具，丰富心理健康教育的表现形式。

四、分析总结

工会视角下的企业心理工作开展，必须要理解工会职能中的维护员工合法权益，为员工提供福利的核心工作理念。在本项目中，为什么该企业的工会组织能将项目真正做到深入人心，员工支持，我们觉得与该项目深入思考理解员工特点，理解员工需要，深入结合公司实际情况，创新开展工作方式是分不开的。

（一）员工心理福利关爱是新形势下工会履行职责、维护员工合法权益的新要求。

工会最基本的职能是维护员工的合法权益。员工的合法权益不仅仅体现在对员工劳动关系、薪酬待遇的保障上，也体现在对员工身心健康、人文关爱的保障上。为此，着眼于新形势发展需求，从切实维护员工的健康权益和职业发展出发，关注全员的心理健康问题也成为工会维护员工合法权益的新要求，也是维权对象的切实需求。

（二）员工心理福利项目的开展是对总工会总体工作目标的深入理解。

实施员工关爱工程，扎实推进长效机制建设，并强调要着眼于基层员工的身心健康，贯彻《全民健身条例》，组织开展内容吸引人、形式便于人、效果利于人的文体活动，丰富员工业余文化生活，缓解员工压力，打造和谐团队文化，营造健康向上、团结和谐的企业氛围。在上述要求的正确指引下，为能切实实现相关要求，工会需要一套科学、有效、便于实施的心理福利体系更好地开展工作。

（三）职业心理健康项目的开展是新时期下工会工作创新、发展的新途径。

传统的企业员工关爱文化已不能满足新形势下员工“被关注、被了解、被认可、被激发斗志”的发展需求。从发展的角度看，工会应支持“员工身心、职业毕生发展”的观点。为避免在激烈的市场竞争中员工由于过度耗费身心精力导致的职业枯竭，作为员工的维权部门，工会有责任有义务为员工提供相关的扶助。新时期公司工会不断地创新思路和观念，不断提升认识、广泛学习、引进科学的理论和观念开展员工心理支持行动，这是工会系统形势下关爱员工创新思考的结果。

（四）员工心理福利项目的开展是职工身心发展、职业进步的迫切需要。

在组织层面，急需了解员工个体的心理健康情况，并依据员工个人业绩及身心健康情况、人格特质将其安放到更合适的岗位上让其发挥特长，积极工作，做到公司的培养与员工个人意愿的充分符合。

在员工层面，在激烈的市场竞争中，员工迫切需要来自组织的及时关爱，迫切需要在紧张的工作氛围中能有一个内心情绪的宣泄口，迫切需要能通过某种途径全面了解自身身心健康水平，迫切需要证明自我意识与实际情况的符合度。综合上述情况得出，员工关爱计划的开展是全体员工所需。

工会工作开展在坚守“维护职能、建设职能、参与职能、教育职能”的基础上，要以工会总体工作目标为指导，注重工作开展中的“两个实施、两个注重、一个支撑”，即实施员工素质建设工程、实施员工关爱工程，注重员工个体身心健康水平，注重调动员工参与建设的积极性，全力支撑组织氛围的改进，服务于全业务的开展。

本次项目计划针对组织中的员工心理与行为健康促进进行设计，包括打造一支理解职

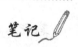

笔记

业心理健康前沿知识，掌握职业心理健康工作开展的基本方法，构建一套解决组织中员工心理健康问题的系统方法，内容包括亲子关系与育儿，员工情绪，压力管理、工作生活平衡技能，以及高心理风险员工识别技术等方面的内容，旨在帮助公司解决员工问题，协助员工提高工作 - 生活幸福感，学习解决影响绩效与工作质量的相关心理因素的方法与技巧，致力于心理层面上培养员工对企业的归属感，形成有凝聚力的高效团队，促进公司的愿景实现，达到可持续发展。

思考题：

如何结合工会的工作职能，开展员工的心理援助工作？

案例二
企业员工的心理柔性管理——EAP与企业思想政治工作的结合

一、案例背景

电力、石油等企业是关系到国计民生的国民经济产业，随着现代企业改革，行业对从业人员安全要求高，需要学习的新技术多，工作节奏快。另一方面企业改制，涉及群体范围大，问题多，困难较大。进入职场，如何解决企业职工的相关利益问题，减少劳动关系矛盾，防止引发群体性事件。伴随着新一代员工进入职场，提升员工心理健康，让员工更好适应，发挥个人的绩效，提升员工的自身职业素养成为摆在电力行业待解决的重要问题。

根据党的相关文件精神——加强和改进思想政治工作，注重人文关怀和心理疏导，用正确方式处理人际关系的要求。思想政治工作和心理工作都依据人的教育模式和发展模式，从解决人的意识问题入手，在认知、情感、意志及行为四个层面上，帮助人们树立明确的生活目标，达到身心健康、情感丰富、意志坚强的目标。实际工作中，思想政治工作和心理咨询往往是在这个相同的目标下，彼此渗透，功能互补。思想政治工作致力于在根本观念问题上帮助人们明辨是非，同时帮助提高心理平衡能力，自主地解除心理上的紧张、抑郁、焦虑等障碍；心理干预工作在帮助人们克服情绪低落、意志消沉、抑郁寡欢等方面，使振作精神，积极投入工作和学习，二者是一种互补的关系。心理干预工作柔化了思想政治工作，成为有力的补充和支持。

因此某企业于2011年启动了员工心理提升工程（employee enhancement program，EEP）。EEP是员工心理提升工程，是由员工帮助计划（employee assistance program，EAP）发展而来，在对员工开展心理关怀，解决心理问题的基础上注重用心理学方式推进新时期企业的思想政治工作建设，进而形成企业的柔性心理管理模式，提升员工心理资本和个人效能，提高工作生活质量。

员工心理提升工程（以下简称“EEP”）是一个动态的创建过程，通过心理咨询、培训和宣传等手段，改善与提高员工的阳光心态、阳光理念、阳光知识、阳光方法和阳光环境，使员工在面对环境变化和组织变革过程中，维持健康心理、胜任工作要求，促进发展。

二、主要问题

该企业工作本身安全责任大，工作单调，很多基层岗位属于长时间单调持续作业；工作量大，加班情况时常出现；行业快速发展对员工的能力素质提出更高要求；新老员工年龄断层现象突出，后备人员储备不足；岗位辛苦，加上双选机制，不易留住人才；员工自身水平参差不齐，管理难度大。工作中紧急任务较多，工作流程复杂及部门之间责权不清晰，相互推诿现象严重。企业管理岗位削减，人均工作量增加，部门领导更换频繁，岗位调整变动大。

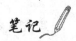

笔记

经过个人深度访谈及团体焦点访谈，并根据员工对问题的关注度及企业待解决的迫切程度，将主要问题分为四个部分。

第一部分，关注度高，迫切度强。此部分问题主要聚焦在员工的情绪管理、特殊员工的管理及员工自身的职业发展方面。

第二部分，关注度低，迫切度高。此部分主要是压力与危机干预、团队心理建设、工作与家庭平衡。

第三部分，关注度高，迫切度低。此部分主要聚焦在管理干部的领导能力提升方面。

第四部分，关注度与迫切度都低。此部分主要是决策与执行、协调沟通机制的建设上。

三、解决方案

（一）涉及理论及方法

1. **咨询式访谈**　咨询式访谈指的是咨询式访谈方法，在收集信息的同时进行个体疏导。咨询师按照个体访谈提纲进行面询，并适时进行干预与辅导，以解决员工的困惑，缓解员工情绪，促进正向理念。咨询式访谈以受访者为中心，关注受访者自身的情绪、问题，促进受访者进行较为深入的自我探索，同时有助于对来访者的困惑进行即时性专业干预。同时通过双向互动，访谈更为具体而深入，不同个体关注点的差异也使得信息的收集较为全面。

2. **压力管理理论**　巨大的工作压力，是一种普遍的反生产力因素。压力可以造成免疫系统、心血管系统、肌肉骨骼肌系统及肠胃系统问题，常以疲劳、头痛胸闷等症状出现；压力可以引起心理问题，如愤怒、焦虑、抑郁、不安、情绪低落、注意力下降、记忆力下降、易激惹等问题，以及高压力直接导致的节食、暴食、失眠和酗酒等破坏性行为。压力所导致的疾病及缺勤、跳槽等心理行为问题为个人与企业带来巨大损失。

压力管理需要通过分析压力源与压力反应之间的关系，压力源主要分析压力的来源、压力的应对资源及压力应对经验三方面。压力反应主要分为身体、思维、情感及行为四方面因素。根据以上分析作出压力水平状态判断，进而构成压力管理方案。压力管理方案涉及压力源调节、生理情感反应调节、压力行为调节及思维调节等方面。

（二）具体方案

深入基层开展各种宣传主题活动；通过 App、网站等测评访谈建立员工心理基线数据库；持续开展咨询辅导、由专业心理咨询师团队为员工及其家属提供心理疏导；针对全员、EEP 专员、观察员队伍不同特点，安排培训课程学习相关知识。

1. **宣传活动**　根据调研访谈的结果，以女性、亲子、婚姻、管理层、职业发展及父母等作为贯穿全年的主题宣传活动。有效结合网站、App、QQ 群等现代化交流媒介宣传心理学知识，开展网络社区讨论，问题解答等。

2. **测评心理数据库建立**　根据访谈的调研结果及员工对项目的需求分析，制订专业心理问卷进行测评，通过互联网等便捷的 App 测评工具，开展覆盖全员的在线心理测评，完成员工心理数据库及个人相关健康档案的建立。

3. **专业心理干预服务**　选择专业的心理咨询师组成专家队伍，通过电话、网络、邮件及地面等方式开展心理干预服务。心理干预的方式包括但不限于个体心理咨询，团体心理咨询、团队体验活动、驻场心理咨询服务等。

针对管理者开展心理咨询技术的职场应用系列课程，将心理咨询和心理干预与企业思想政治工作相结合，提升管理者的柔性管理技术。针对不同特点的员工分别开展职业生涯规划咨询与服务、性格与沟通，情绪管理与调试等。

为企业培养 EEP 专员，开展内训师队伍，观察员队伍的能力建设提升系统培训。为 EEP 专员、观察员等量身定制专业的培训学习课程，从人员支持上保证将各种潜在问题做到提

笔记

前发现，提前解决，及时沟通。

针对内部观察员开设心理评估、危机干预、抗压能力三方面的课程。通过心理评估课程提高对员工心理状况的识别、诊断与疏导；通过危机干预课程提升内部观察员在面对突发事件时的应对能力；通过抗压课程提升自身压力管理水平。针对EEP专员，除了观察员课程外，增加实操为主的心理干预技能与自我成长的课程。

4. **制度体系建设** 建立以“学习、培训、咨询”为主要内容的福利与心理激励体系，制定员工心理提升的管理办法。运用互联网技术将项目融入党群信息化系统中，形成EEP模块，从心理方面提供科学长效的管理机制，进而推进企业文化建设，为企业员工幸福发展助力。

四、分析总结

心理干预与思想政治二者都针对人的心理层面工作。心理干预工作从个人的心理问题解决层面支持了思想政治工作的开展，尤其是在个人的情绪、情感、性格等个人特质层面为思想政治工作提供了解决问题的“钥匙”和支持，是一种柔性的辅助方法。

这是一个从员工心理健康、团队建设及企业制度一体化的EAP项目。从员工层面需要帮助调节工作压力，增进身心健康，改善人际关系，提升工作绩效，促进工作生活平衡，提升工作与生活质量；从管理者层面需要帮助管理者有效地领导整个团队，有效处理与员工之间的关系，减少员工之间的矛盾；从组织层面需要减少员工缺勤、旷工、降低事故发生率及提升员工的忠诚度与满意度，提高生产效率，保证组织可持续发展。

这是一个典型的心理健康服务与企业管理咨询服务相结合的案例，适合内外部相结合、长期的EAP工作模式。

EAP的工作模式从时间上可以分为长期EAP——长期提供服务、短期EAP服务——阶段性问题应对服务；从提供者的不同可以分为内部EAP——组织内部建立的EAP，有专业全职的企业内部人员配置；外部EAP——组织内部提供联络人员，由外部专业机构推动；内外结合EAP——外部专业机构帮助组织建立内部EAP体系。

注：本案例所设计的企业信息已经经过保密化处理。

思考题：

1. 心理压力干预如何在EAP中实施？
2. 思想政治工作与EAP工作的异同点？

案例三
遇事不慌，处惊不乱——危机事件的心理学应对与处置

一、案例背景

2011年某月，某线材公司检修复产中发生了一起煤气泄漏事故，造成多名员工不同程度中毒。25名员工送往医院紧急救治。后来有21名自感身体不适的员工在医院门诊继续观察。其余4人因比较明显的中毒反应被送至重症监护室进行抢救，目前病情稳定，均无生命危险。公司领导决定立即邀请心理危机干预团队为公司员工提供心理援助。

目前4名公司领导心理压力都比较大，其一是对中毒反应明显的四名员工的身体健康状况感到非常担心，对给其家庭造成的困境感到非常愧疚。而且目前又不能向其他人表达，心里很是难过；其二是对自己有很强烈的自责感和负罪感，认为自己没有把工作做到位，没有把好安全关；其三，因为一直以来，该公司员工对单位有很高的归属感和认同感，所以他

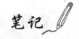

笔记

们很担心因为这个事件而造成员工对单位产生信任危机；最后，他们也很害怕事态进一步扩大，对未来事件的进展感到茫然，不知道后续如何处理。在这几位领导中，年轻的领导心态相比于年长的更积极一些，目前已经开始总结自己在这个过程中的疏漏，希望有机会在工作中补救。在其他领导中，有人出现了身体不适，并担心自己头晕、乏力的状态是否会一直持续。

在医院门诊留观的21名员工中，大多数人心理状态较平稳。正安心配合医疗护理。但是其中2名员工是夫妻俩，而且女方曾经历过一次工伤仍然没有得到妥善解决。因此夫妻俩目前情绪比较低落，丈夫对妻子感到很愧疚，他们也对未来的生活比较悲观。4名在重症监护室接受抢救的员工因为医院抢救室的特殊医疗要求，因此目前尚不能与外人接触。但是其家属表现出对这些员工的强烈的担心和焦虑。急切地希望能够尽早见到自己的家人。不断地向公司领导和院方提要求。该公司其他员工也普遍出现了对单位的信心和认同感下降，有些员工表现出了难过、愤怒、担忧和恐惧的情绪。约有三分之一的员工出现了大脑一片空白、注意力不集中、记忆力下降及其他躯体不适症状。

二、主要问题

首先，该公司发生了较为严重的事故，造成多人出现中毒反应，甚至有数人情况比较严重。这不仅对内部产生了严重的影响，而且也造成了一定的社会负面影响；其次，该公司属于在地区内有较大影响力的企业，如果对该危机事件处理不当，那么则会对该地区产生消极影响，公司声誉也会受到严重损害；再次，该公司员工大多为当地居民、村民，员工之间有较高的情感联结，目前员工中已经出现了哀伤、愤怒、悲观等心理问题，最后，该公司的领导心理压力比较大，出现自责、内疚、茫然等状态，有的领导已经出现了应激的躯体症状。

三、解决方案

（一）前期了解阶段

1. 危机干预负责人应首先将企业危机干预的理念、程序、策略和方法告知公司领导及公司部门负责人。

2. 在公司联络人的协调和配合下，危机干预专家通过与有关部门的沟通，了解危机事件相关信息。

3. 在初步了解该危机事件对公司员工造成的心理影响后，针对目前公司处理该事件的进展情况、事件所涉及的人员及员工中已经出现的心理问题等给公司有关负责人提供初步的建议和意见。

（二）心理危机干预启动阶段

1. 根据危机事件的波及范围和影响受众情况，组建心理危机干预团队。因为该公司有多人出现不同程度的中毒反应，并产生一定的社会影响，影响的人员包括中毒人员、中毒人员家属、出现心理应激反应的人员等，则心理危机干预团队应包括危机干预管理人员、危机干预专家、精神科医生、心理治疗师、心理咨询师、社会工作者、公司联络人等。

2. 心理危机干预团队，针对危机事件状况，制定危机干预相关文件。这包括心理危机干预的原则和制度、心理危机干预方案、心理危机干预健康教育手册、心理危机干预筛查工具、心理危机干预个案记录表、心理危机干预数据统计表等等。

3. 对将要参与危机干预工作的人员进行文件资料及实施过程注意事项的说明；对危机干预的流程和人员间的联络进行简短培训；对心理危机干预团队进行组织分工和工作部署。团队包括专家组和工作队，工作队分为数支，每支工作队设置一名队长，队员数名。

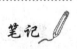

笔记

（三）心理危机干预实施阶段

1. **筛查、分类和转介** 心理危机干预工作队根据各自分工，对所有受该事件影响的人进行初期走访。运用心理危机干预筛查工具对当事人进行心理状况评估（切忌：在此阶段不能通过量表进行评估，而是应将筛查工具熟记于心）。根据评估标准（参见心理评估章节）对当事人进行分类转介。判断哪些人应转介至精神科医生给以进一步的评估；哪些人需要危机干预专家给以团体干预；哪些人需要心理治疗师或心理咨询师给予个别干预；哪些人仅仅需要通过社会工作者发放健康教育手册来实施心理健康教育即可。

2. **精神医学干预** 心理危机干预团队发现有 3 名在门诊留观的中毒人员以及 1 名企业领导出现了多日夜眠差、多梦等应激反应，遂在精神科医生的指导下，给予适度的精神科药物治疗。并对其进行持续的走访观察。

3. **团体干预** 心理危机干预团队发现该公司某部门的人员出现了大致相似的应激反应。表现在对中毒同事健康状况的担心、对公司的失望及对未来工作的焦虑。因此在危机干预专家的组织下对这个部门的人员实施了团体干预。通过公开讨论各自内心的真实感受和体验，帮助他们在认知和情绪上减轻对危机事件的创伤体验，在集体互动中获得心理支持。这大概分为四个阶段：

第一阶段：自我介绍。危机干预专家及助手进行自我介绍，并提出团队保密原则和互不攻击原则。然后请参与访谈的员工进行自我介绍。

第二阶段：回溯事件过程。让员工描述事发经过，帮助员工建立起完整的事件经过，了解他们不知道的事情。在事件发生后，危机当事人往往只关注于事件的消极面，而忽略了诸如相关部门及时救治和有效疏散等积极的一面。

第三阶段：表达感受。在这个阶段，不深度挖掘每个人的感受，而是引导当事人在表达感受时限定在此次事故上。让员工通过心灵对话的方式表达对几位中毒人员的关心和挂念，让大家能够感受到集体的温暖和凝聚力。在此阶段，也可以让每一位参与者写下对几位中毒人员的鼓励和期盼的话，以表达祝福。

第四阶段：重新整合、行动计划和结束。再一次让员工相信自己的一切感受都是正常的，希望大家多沟通，珍爱生命。将员工对此次为危机事件的关注转移到对现在和未来的关注。

4. **个别干预** 心理危机干预团队通过筛查，发现有一些应激反应比较强烈的人员需要进行个别干预，例如，上述所提及的该公司中的那对夫妻，因为女方在上次工伤还没处理好的情况下又经历了此次事故，因此应激反应较为明显，出现了情绪的低落和行为的回避。因此，心理危机干预管理人员派出了一位有经验的女性心理治疗师对其进行心理干预，并且干预的时间和地点要固定。在初期，危机干预主要采取心理稳定化策略，即多以理解式倾听和共情的态度给予其心理支持。在危机当事人渐渐开始建立了对心理治疗师的信任后，两人建立起合作关系，共同对现实层面的问题做有针对性的解决。其目的是帮助当事人尽快恢复内心的平衡状态，重获自我的掌控感，树立对未来的信心，进入到正常的生活和工作状态中。但在这个过程中，心理治疗师也应不断地评估危机当事人的变化，必要时请精神科医生会诊，配合药物干预。

另外，心理咨询师应对在重症监护室接受抢救的员工的家属进行个别干预。工作地点可以在医院或员工家中，对家属所关心的一些问题进行澄清和解释，并在社会工作者的配合下提供给他们相应的实际帮助。但是危机干预人员一定要确保自己所掌握信息的准确性。避免谣言和不实信息的传播，以及不切实际的承诺。其目的是稳定家属情绪，让家属获得安全感和确定感。

5. **心理健康教育** 针对此次事故，心理危机干预团队应组织多种形式的、较大范围的

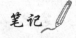

笔记

心理健康教育。这包括对危机当事人开展心理健康知识讲座、心理健康手册的发放、心理健康海报的张贴、心理健康热线的设立等等，内容包括应激事件对心理影响的表现、应激反应的规律、应激事件发生后的自我心理健康维护策略与方法、危机事件过后可能产生的物质滥用等问题。目的是帮助危机当事人从科学的角度认识和理解自身的应激反应，减轻自身因为出现应激反应而产生的焦虑和担心。

(四）心理危机干预回访阶段

在事件发生后的1个月和3个月之后，心理危机干预团队可以对该公司进行回访，了解该公司员工的心理状况。回访阶段可以进行相应的问卷评估（参见心理评估章节）。如果发现有员工出现创伤后应激障碍或其他精神障碍问题，需要及时进行转介治疗。

四、分析总结

根据该公司在事故发生后的处理经验来看，该公司对员工出现的心理应激反应处理方式还是不足，应该在以下方面作出改进：

第一，在危机事件发生后要成立专门工作组处理危机事件，并将工作组的人员构成和处理时限对公司员工进行宣布。工作组的成立有利于稳定公司员工情绪，知道有问题可以寻求工作组成员的帮助。面对员工人数众多的公司，在干预过程中宜散不宜聚，避免消极、悲伤的情绪相互感染。

第二，公司中要有相应的危机事件处理机制，在危机事件发生后评估危机等级，及时启动应急预案，必要时寻求危机干预专家的帮助。

第三，对处于危机事件中的员工，首先要保证其人身安全，给予必要的物资和信息，增加员工的安全感。给员工提供合理的宣泄情绪的渠道，避免将得不到合理宣泄的情绪带入到工作、家庭中。

第四，对于存在可能需要精神医学干预的员工，公司应安排有耐心、经验丰富的精神科医生进行医学咨询，对有关症状作出科学合理的解释，让员工心理放心。

思考题：

心理危机干预包括哪几个阶段？

案例四
未雨绸缪，笑对去留——EAP职业（裁员）应激管理

一、案例背景

Y公司是国内一家知名汽车品牌公司，主要开展的业务为汽车及新能源产业，是一家高新技术民营企业。公司位于国内一线城市，创立近二十年，销售网遍布全国各个省市。现员工总数达数万人，发展势头在同行业一度处于领先地位。

2016年，由于订单大幅增加，Y公司无法完成销量目标，引发了大批经销商退出销售网，原有的超速发展模式已经开始遭受广泛的质疑。同时还被曝出车型偷工减料、涉及知识产权窃取等问题。加之宏观经济环境影响，人力成本上升，生产线高度自动化改进等变化，Y公司遭受前所未有的发展危机。为了优化管理团队和经销商网络，应对各种危机对公司的发展制约，公司高层经过深思熟虑，不得不作出消减人力成本、实施战略性裁减员工的决策，“千人裁员计划”浮出水面。

由于公司需要积极进行战略转型，主要对技术开发和市场销售人员进行调整，该计划裁员涉及数个部门整体撤销或合并。同时，在裁员开始实施前，一些消息灵通的车企已经

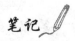

笔记

嗅到风声，提前开始了"挖墙脚"行动，很多研发人员及销售人员已经受到了一些品牌车企的邀请信，一时间公司上下都被笼罩着失业、跳槽、无心工作等不稳定的情绪笼罩着。当然，被裁员工将成为这种调整中最大的受害者。"你被裁了吗？"一度成为很多员工碰面聊天时的问候语。

情景一：人力资源部门是此次裁员计划的执行部门，承担着裁员方案制订、实施等具体工作。Y 公司自成立以来，一直是以人性化管理著称，从未经历过如此大规模的裁员。公司人力资源总监在接到"裁员计划"后，一直忧心忡忡，心如乱麻，他深知此次裁员的成败将直接影响到公司在社会公众的形象和未来的发展问题。如何实施裁员，如何安慰被裁员工，如何激励留任员工，都是难解的问题。

情景二：老杨，43 岁，大专毕业，在 Y 公司已经服务了近 20 年。老杨是技术工种，专业技术水平较强，公司一直比较器重他。加之 Y 公司这几年的发展势头强劲，福利待遇都不错。但是这次裁员老杨所在部门被整体撤销，虽然之前也有心理准备，但老杨接到裁员通知后还是感到不能接受。老杨妻子没有正式工作，平时靠打零工有些收入，有一个女儿刚刚考入大学，一旦老杨失去工作，家里的生活将变得十分窘迫。

对于再次求职，老杨并没有信心，因为自己学历不是很高，专业技能比较局限，对于其他公司的要求都不甚了解。最近失眠、头疼等一些系列身体症状开始呈现，心理十分压抑，脾气也比原来暴躁了许多。不知道该如何走出目前的困境，老杨十分迷茫。

二、主要问题

（一）组织层面

从组织角度需要关注三类群体，被裁员工、留任员工和裁员执行者。由于企业需要考虑商业秘密，减少负面情绪蔓延时间等因素，往往裁员计划会突然宣布，被裁员工普遍会受到不小的心理冲击，特别是被裁员工中如果存在高抑郁倾向、易激惹等群体，可能出现过激行为。企业裁员后，虽然形式上看幸存者是安全的，但是这种员工亲身经历的重大"地震"使幸存者产生的巨大的心理变化是不容忽视的。留任员工常常出现"幸存者综合征"，如果这些问题不能得到及时解决，势必会影响员工工作效率，最终影响企业绩效。裁员执行人员在裁员过程中难免处于矛盾的心理状态，一方面要站在企业立场，完成工作任务，另一方面可能要忍受同事的过激言辞和行为。"愧疚感"是裁员执行人员常常出现的心理感受，他们也需要进行有效的心理疏导。

（二）个人层面

通常企业在"让你走"的时候，并不解释很多真正的原因。被裁员工在听到被裁消息后有一种被遗弃的感觉，很多人就会自己给出理由，认为是自己能力不足、命运不济，自我效能感常常会随之下降，有的人甚至会迷失自我、自暴自弃。被裁员工大都会出现身体、心理、行为等方面的问题，失业成为他们痛苦的根源，再就业的困难往往令被裁员工心力交瘁。对于遭遇裁员打击的员工，他们面临的首要的问题不是找工作，而是如何消除心理上的障碍，这也是企业给予被裁员工"最后的福利"。

三、解决方案

（一）组织层面

EAP 是企业用于管理和解决员工个人问题，从而提高员工与企业绩效的有效机制。如果组织能利用好 EAP 这个管理工具，在企业裁员中便可起到事半功倍的作用。针对 Y 公司的裁员计划，EAP 项目可分三个阶段实施，即分别在裁员准备期、裁员实施日、裁员后期进行有效干预。

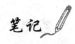

笔记

第一阶段：裁员准备期。

一方面要对实施裁员的执行人员进行相关培训。确保实施人员具备相关裁员的知识和能力，做好裁员实施中可能出现突发问题的预防。除了裁员信息、赔付方案、相关规定等方面谈话技巧的培训外，情绪安抚技巧是执行人员培训的重点。因此，裁员执行者首先要学会离职谈话技巧，对于公司的决定不能拖泥带水，留有余地。在完成这个的过程中要表达出对被裁人员的关心和保护，虽然也会同情曾经的同事，但不是有任何的妥协。谈话中，必须保证一致的口径，从态度和严重中表现出足够的真诚。在被裁员工出现牢骚、埋怨、甚至谩骂的不良行为时，要给予对方充分的尊重和接纳，在可控范围内尽可能让对方充分的发泄，而不是随意阻拦。当出现极端行为，如“我要报复”“我不想活了”等破坏性行为时，应及时控制场面，请专业人员进行心理疏导服务。

几点谈话技巧，以供参考：

1. **只陈述不争辩**　在宣布公司决议时只需按照公司决定做好传达，对于“为什么让我走？”“××也走吗？为什么留用他”之类的问题，只需解释是因为公司机构调整或企业发展考虑即可，杜绝出现主观解释或者评判的情况。

2. **同情共感**　保持冷静的倾听被裁员工的感受，主动接纳，表现出你的同情和难过。避免把自己放在领导位置，高高在上。可以重复他的感受，但必须让被裁人员知道现实已是如此，裁员不可改变。

3. **避免激惹**　无论被裁人员出现多么过激的情绪和行为，一定不能激惹对方。避免被裁人员“迁怒”到执行人员身上。不要试图用讲道理和辩论的方式说服对方，这样做不仅没用任何用处，反而会引发被裁人员更大的情绪反应。

4. **坚持决定**　无论你认为被裁人员多么的委屈或不公平，在不正面冲突的同时，也必须表明决定不可改变，不能有任何的妥协。谈话中不能有任何的回旋余地，否则，如果被其他被裁人员知道后，后果不堪设想。

5. **避免过度沟通**　再被裁人员宣泄情绪时，只要做到认真倾听，真诚对待就可以。公司决议外的任何内容需谨慎沟通。

6. **主动安抚**　除了给予被裁人员一定的时间进行情绪宣泄外，必要时一张纸巾，一个握手都会有效的安抚到对方的情绪。如果被裁人员出现严重的不良情绪，必须及时找到专业的心理咨询人员进行干预。

另一方面是做好被裁人员的心理评估。采用专业的心理量表，在企业内部采取覆盖全体员工的心理调查，重点调查抑郁倾向、激惹水平、压力水平等方面的内容。对数据进行科学分析，筛查出重点关注对象做好前期相应的干预。同时对全体员工开展诸如“阳光心态”“情绪管理”“职业规划”“自我成长”等主题的培训或讲座，为即将被裁员工提供心理缓冲期。

第二阶段：裁员实施日。

尽管做了各方面的应对准备，在裁员执行当天也可能会遇到很多突发事件，如果处理不当，有可能出现极端行为。要提前安排好专人通知被裁人员，在进行裁员面谈时建议面谈时间不能过长，20 分钟左右为宜，场地可选择相对轻松的地方。谈话中直接切入正题，强调这是公司最后的决定并不可更改。运用沟通技巧、情绪安抚技巧，无论对方情绪多么激烈，倾听是最好的应对方式，直到被裁人员冷静地接受被裁的事实。特别是当被裁人员出现谩骂、指责的行为时，要保持冷静说明裁员的原因主要是职位而非员工本人，以免陷入人身攻击的困境。若被裁人员提出未经授权的要求时，应答应对方会把想法向上级汇报后再答复。

在执行当日，EAP 心理危机咨询专家应全程陪伴，并设有专门的心理疏导室，特别关注前期根据评估结果筛选出的重点群体。一般咨询专家与被裁员工比例为 1:100。在执行当

笔记

日还应启动 EAP 裁员危机应急干预系统。当被裁员工在执行过程中出现攻击他人、自残、暴力毁物等过激行为时应现场进行及时的心理危机干预，必要时做好转介准备。

第三阶段：裁员后期。

有些人认为被裁员工接受了裁员事实，离开公司裁员任务即告完成，其实这是不完整的裁员管理，甚至可以说最重要的裁员管理才刚刚开始。一些员工在被裁之后很长一段时间都不能接受自己失业的事实，这种状态是可以理解的，毕竟“失业”对成年人来说是一次重大的人生挫折，此时他们可能出现自卑、自弃、迷失自我等不良情绪，此刻他们最需要关心和帮助。一方面公司相关部门可通过电话回访了解下他们的近况，让他们感受到公司对他们的尊重和关心。另一方面也可组织 EAP 专家继续提供心理疏导和危机干预服务，同时可开展一些诸如职业生涯规划、求职技能辅导能培训帮助被裁员工顺利就业。

裁员不仅对被裁员工是一种严重的伤害行为，而且对留任员工的心理影响也是巨大的。留任员工常常会出现“幸存者综合征”，而企业往往忽视这个环节。“幸存者综合征”表现为由于缺乏工作安全感所使员工遭受的工作压力。出现急躁、恐惧、不安、忧虑等消极情绪，这种消极情绪会并发产生员工健忘、抱怨、易怒、过度疲劳、消极怠工、甚至辞职等一系列消极行为。这些负面影响必须在裁员后与留任人员进行充分的沟通，让他们理解企业裁员的动机，减少“不安全感”。辅助留任员工规划更为清晰、合理的职业生涯规划，激发员工工作的热情，恢复他们的信心，早日从裁员的阴影中走出来。对于裁员执行者要帮助他们清理裁员所带来的负面情绪，由专门人员进行心理疏导。解除顾虑，减少裁员对管理的负面冲击。

（二）个人层面

老杨的情况在被裁员工中是比较常见的，此时 EAP 咨询师可通过心理咨询服务帮助老杨渡过难关。

首先可针对情绪进行心理咨询，让他的负面情绪得到有效宣泄，通过疏导和调整，改变不合理的认知。然后可进行关于职业发展方面的咨询，对职业经历、技能、兴趣、价值观等进行科学评估，帮助其发现职业发展潜力，提供合理的职业发展建议。最后应进行再就业辅导，介绍再就业资源，提供有效的就业信息渠道，帮助老杨进一步提升职业技能和求职技能。

老杨经过咨询，发现自己虽然学历不高，年龄较大，但也有自身优势，技术熟练、经验丰富对于技术工作者这是最重要的资本。虽然被裁员，但是 Y 公司是一个较大规模的公司，老杨凭借工作经验和出色的表现足以让他找到一个满意的工作。经过咨询，老杨理解了企业裁员的原因，重新树立了信心，心中又燃起了对新工作的热情和对生活的希望。

四、分析总结

企业裁员无论对被裁员工还是留任员工都会有很大的消极影响，对员工心理冲击普遍较大，如果处理不好有可能导致严重的社会问题。对于企业在实施裁员时最好采取内外部 EAP 相结合的方式，对于内部没有设置 EAP 的企业，也应在裁员过程中安排专人配合外部 EAP 的介入工作。裁员前期需确保对企业员工进行透彻的评估，根据企业的现状提出合理的实施方案。EAP 专家和企业管理者共同培训裁员执行者。在整个裁员过程中 EAP 服务要渗透到每个工作环节，裁员前、裁员中、裁员后都要对相关人员充分的关注并提供心理支持和帮助。对于被裁员工的帮扶工作可体现企业对员工的关注和尊重，有利于提升企业在员工心目中的形象。对留任员工的心理变化以往企业往往容易忽视，而对于他们的关注有利于早日相处裁员的阴影，提升自我在企业中的价值感，提升工作绩效，最终达到提升组织绩效的目的。

思考题：

EAP 咨询师如何在企业裁员中发挥作用？

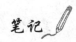

笔记

案例五
转换身份、融入团体——新入职员工的适应团体

一、案例背景

该企业是世界500强企业，在国内拥有很好的声誉，近年来，随着企业的发展，每年都有不少刚离开校园进入职场的年轻人加入该企业。这些新入职的员工为自己能在这样一家有国际影响力的企业中工作感到兴奋和骄傲，对组织的文化和理念表达出很高的认同。然而，这些新员工从学校到职场的角色转换过程并不容易，在适应工作环境、进入工作角色方面，还是表现出不少的困难。认识到新员工的这些困难后，该企业为新入职员工设计了专门的适应团体，以帮助新员工尽快适应工作环境和工作岗位。

二、主要问题

通过对新员工及其同事的访谈和调查，团体领导者发现，新员工的主要问题集中在以下几个方面：

（一）新角色转变引起的适应问题

新入职员工由于刚从学校毕业，对职业环境缺乏了解，在工作中容易因为一些小的事情产生情绪波动，造成过度压力和信心不足，做事畏首畏尾，自我定位不明。

（二）缺乏有效沟通导致负性情绪

在与客户沟通中，由于对业务的了解不够深入和全面，说话犹豫不决，或无法解答客户的疑问，无法回应客户的要求；在与上级沟通中，相对被动，习惯于等待指示，不能主动与领导沟通，造成上下级沟通存在障碍。这些情况都容易导致新员工负性情绪，且这些负面情绪不能及时得到疏解。

（三）时间管理经验欠缺

由于新员工在时间管理上的经验不足，对工作的计划缺乏弹性，无法很好的应对突发事件，工作无法跟上团队的节奏，导致工作生活无法平衡。

三、解决方案

基于以上调查分析，团体领导者设计了如下团体方案：采用由新入职员工组成的同质的、封闭式团体，在团体咨询师的带领下，每周一次每次2小时的新员工适应团体。通过经验探讨、心理游戏、模拟体验等多种形式的活动帮助团体成员在对自身有了全面客观的认识的基础上，增强准确分析问题、进行有效沟通的意识、能力和技巧，从而提高成员的适应能力。

第一单元：相逢是首歌

活动目标：相互认识，引发兴趣。

活动内容：欢迎；滚雪球；小小动物园。

所需材料：音像、歌曲“爱”、卡片、笔。

活动实施过程：

领导者开场先自我介绍，随后简要说明活动的目的与时间、方式等；留时间给成员们发问，以去除他们心中的疑惑。

1. **滚雪球** 将所有人排成两个相对的同心圆，随着歌声“爱”转动，内外圈的旋转方向相反；歌声一停，面对面的两人要彼此握手或者拥抱寒暄，相互自我介绍；歌声再起时，游戏继续进行；该过程大约10分钟。

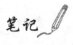

笔记

依据最后一次转动的同心圆分别结对子，相互倾诉进入职场后最快乐或者最自豪的事情；接着4人一组，相互倾诉一件最忧愁的事情，“我是如何处理这件事情的，这件事情给我带来什么好处”；留出一定的时间，让各小组成员相互认识，并做一些交流；各组自愿一人上台介绍自己最忧愁的事情。

2. **小小动物园** 每位小组成员选择一种最能代表自己的动物写在卡片上，如兔子、狗、小鸟等；写完后大家同时出牌，看都有哪些动物，哪些与自己相似，哪些不同，在其中有什么感受；成员轮流说明为什么会选择这个动物；介绍时，其他成员可以有不同的回应，以促使当事人进一步思考。

领导者总结，促进成员更全面认识自己，增进成员间的了解，学习接纳每个人的独特性。

第二单元：缘来一家人

活动目标：让成员体会和感受个人与团体的关系，团体对个人的重要性，从而更愿意投入团体，增强团体的凝聚力，培养成员的团队凝聚力和信任感。

活动内容：无家可归；我们的家园；信任之旅。

所需材料：A4纸、笔、水彩笔、宣传纸张。

活动实施过程：

1. **无家可归** 全体成员手拉手，充分体会大家在一起的感觉。然后，领导者说“变5人一组”，成员必须按照要求重新组合；请没有找到家的成员谈感受，也可以请找到家的成员谈与大家在一起的感受；领导者可以多次变换人数，让成员有机会去改变自己的行为，积极融入团体，让组员体验有家的感觉，体验团体的支持，从而更加愿意与团体在一起。

2. **我们的家园** 找到家后，让成员们制作自己“家”的名片，然后贴在胸前；然后进行“头脑风暴”，即在3分钟内分别说出各自家的优点，每组指定一人负责记录；3分钟后，请各组汇报他们所想到的主意及其总数。要求：①不允许有任何批评意见；②欢迎异想天开（想法越离奇越好）；③要求的是数量而不是质量；④寻求各种想法的组合和改进。

3. **信任之旅** 让成员先平静下来，然后在相互结对子，两人中的一人扮演盲人，一人扮演向导，让向导以自己的方式带领盲人去体验周边的世界；“盲人”旅行过程中，“向导”只能用肢体动作引导，不允许进行语言交流；回来后，二人相互分享3～5分钟；角色互换，最好换新同伴，重复上面的活动。

领导者引发讨论：蒙上眼睛后有什么感受？你想到了什么？你对你的“向导”满意吗？为什么？你对自己或他人有什么新发现？作为“向导”，你是怎样理解你的伙伴的？你是怎样设法帮助他的？这使你想起什么？

领导者总结：此次活动的目的在于促进成员间的信任，只有自己先作出使对方信任的行为才能相互信任。“盲人”只有对“向导”信任，才能心底坦然、步履从容。通过“盲人”和“向导”角色互换，可以帮助成员反思自己在帮助别人与信任他人中的不足，进一步体验信任与被信任的欣慰与快乐。

第三单元：人际关系训练

活动目标：在互动中学习人际交往的基本知识和经验，培养积极的交往意识和心态，从中产生新体验，形成新认识，获得新技能。

活动内容：狗仔队；问题探索。

所需材料：表格、笔。

活动实施过程：

1. **狗仔队** 将所有人进行分组，每组两人；选A的人代表八卦杂志的记者，俗称“狗仔队”，代表B的是被采访的明星，A可以问B任何问题，B必须说真话，可以不回答，时间三分钟，不可以用笔记；三分钟后角色互换；游戏结束后，请一些小组的成员谈论在采访过程

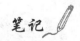

笔记

中，采访者和被采访者各自的感受。

领导者引发讨论的角度：谈话内容可以分为几个层次，最外层的谈话是对客观环境的交谈，第二层是一些谈话者自身的一些话题，第三层更深一层，会到个人隐私部分等比较敏感的话题，最后一层则是个人内心的真实世界。沟通要懂得循序渐进，不同层次的话题适合不同的场合和谈话对象，沟通层次越高，双方的沟通和相互信任越能体现出来。

2. **问题探索** 寻找自己交往失败的原因。每个成员首先填写一个表格，内容包括3方面：第一方面，在人际交往中，我期望自己有怎样的表现；而现实中，我的表现又是怎样的；在与人相处的过程中，我认为别人是如何评价我的。第二方面，自己在与人交往时最担忧或者最在意的是什么。第三个方面，讲一个在人际交往中自己亲身经历过的事例和当时的感受。这个表格在上次活动结束时发给大家，让成员们在本次活动之前填写好，然后在本次活动中与同组成员分享。小组成员就该成员存在的问题给予反馈，帮助找出影响他与人正常交往的问题所在，并给予解决问题的合理办法。

领导者总结：活动为成员们提供一个宽松的活动空间和氛围，使他们在共同的交往情景中彼此了解，相互影响，并由此产生一系列的有关人际关系的心理活动，如人际态度、团体气氛等，反映出成员们在人际交往中的问题与缺陷。

人际交往感言表

在人际交往中，我期望自己有怎样的表现
现实中，我的表现是怎样的
在与人相处中，我认为别人是如何评价我的
在与人交往时我最担忧或者最在意的是什么
讲一个在人际交往中亲身经历的事例和当时的感受

第四单元：把心留住

活动目的：将团体中学习到的新知识、新经验应用到自己生活中去，在日常交往实践中不断提高自己的交往能力

活动内容：戴高帽子；把心留住。

所需材料：精美卡片、笔。

活动实施过程：

1. **戴高帽子** 让成员们用心发现别人的优点和长处，并及时表达出来。真诚欣赏和赞美别人。第一轮让成员们用一句话大声赞美另一位成员，第二轮让被赞美的成员用简短的话语谈自己的感受，第三轮让刚才赞美别人的成员谈自己的感受。

2. **把心留住** 成员之间互赠"礼物"，即每一个人给小组中的其他成员用精美的小卡片写一句祝福的话送给他，每个成员谈收到别人"礼物"后的感受。

领导者总结：通过一系列的心理互动过程，促进自我探索，自我表露，自我认识，并尝试改变自己，学习新的人际交往知识和行为，产生新的体验，形成新的经验，达到自我发展，自我成长的目的，从而改善人际关系，解决实际生活中的问题，提高人际交往能力和心理健康水平。

四、分析总结

这是一个相对比较简单的EAP项目，服务对象的心理困扰是新员工在工作中经常出现的问题，是"发展性的问题"。通过一些轻松愉快的团体活动，团体领导者引导成员探索交往模式，反思自身不足，改善沟通方式，增强自尊自信。通过该项目的开展，新员工得以缓解工作压力，改善人际关系，提升工作绩效，增进身心健康。

笔记

思考题：

在带领成长性团体前，领导者应该做好哪些方面的准备（物质、知识、技能等）？

（肖 晶 温 斌 西英俊 陈 旭 苏 英）

思考题

1. 如何结合工会的工作职能，开展员工的心理援助工作？
2. 心理压力干预如何在 EAP 中实施？
3. 思想政治工作与 EAP 工作的异同点？
4. 心理危机干预包括哪几个阶段？
5. EAP 咨询师如何在企业裁员中发挥作用？
6. 在带领成长性团体前，领导者应该做好哪些方面的准备（物质、知识、技能等）？

笔记

第十一章　心理援助的伦理

第一节　心理援助中的伦理问题概述

伦理学是研究优良道德的科学。它是在研究人类行为现实的基础上，探索有利于人类整体利益的个体和群体行为客观规律，并以此制定个体道德规范，增减每个个体利益总量，实现人类最大利益。

获得全人类最大利益是伦理学的最终目标，也是道德的最终目标。伦理学的任务是：依据道德目标，探讨人类行为的道德价值，然后依据这些道德价值对人们的行为进行道德判断，并在此基础上制定良好的道德规范。道德价值是客观存在的，不以人们的主观意志为转移，但是道德判断和道德规范容易受到主观因素的影响。

法律属于广义道德的一部分，是严重影响群体利益的道德部分。狭义的道德（广义的道德减去法律）与法律的根本区别在于执行的强制性。法律的规定，是群体每个成员都应该而且必须遵守的，是社会公认的行为规范；而道德规范的遵守只是应该的而非必须的。因此，本文主要在狭义道德概念下阐述。

一、道德判断的基本思路

虽然道德价值是客观的，但是道德判断具有主观性，因此理解和掌握道德判断的基本思路是保证对个别行为道德判断科学性的保证，绝不仅仅背诵、熟悉道德规范的内容。

（一）道德的判断总原则：获得最大的社会利益

优良道德的最终目标是获得全人类的最大利益。同样，对于某个群体来说道德是为了获得这个群体的最大利益。但是，某个群体与全人类的最大利益并非冲突，就像群体中的某个个体的最大利益与群体的最大利益不会冲突一样，因为个体的利益最终都要依赖群体的利益。

为了实现社会（群体）利益的最大化，经常需要增减社会中不同个体的利益。就像税收一样，对有钱人多征税（损害有钱人的利益），来保证穷人的基本生活（增加穷人的利益），这样有利于整个社会的稳定、增加整个社会的幸福度（增加社会利益的总量）。

换个方式来说，优良的道德规范必须能够通过增减社会成员的利益，实现社会利益的最大化。能够实现这个目标的道德规范称为优良道德规范，符合这些优良道德规范的行为就是优良道德行为，简称为道德行为。

（二）利益冲突的道德判断原则：最大利益净余值

不同个体或者群体之间发生利益冲突（道德两难）情境下的道德判断是道德实践工作的主要、日常内容。利益冲突存在己他利益冲突和他他利益冲突两种类型。己他利益冲突时，道德判断主体（要判断是否符合道德价值的个体）和客体（被判断是否符合道德价值的个体）之间的利益冲突，可以被认为是自己与社会之间的利益冲突；而他人（他他）之间的利益冲突

笔记

是发生在两个或者两个以上道德判断客体之间的冲突，可以被认为是社会群体之间的冲突。

在道德判断两难境地，不论选择哪种行为，行为的结果都会损害一部分个体的利益，难以两全其美。在这个情境下，只能以获得“社会最大利益净余值”作为道德判断原则。

1. **他他利益冲突的道德判断原则：获得对大多数人的最大利益** 他他之间的利益发生冲突的情况下，个体的行为应该要保证大多数人的最大利益。这样虽然会损害少数人的较小利益，但是可以实现社会利益的最大净余值。

2. **己他利益冲突的道德判断原则：无私利他** 当道德判断的主体利益和客体利益出现冲突时，主体总是最少数人，而社会是大多数人，因此自我牺牲、无私利他经常是这个情境下的道德选择。那么，当主体的个人利益很大，而群体利益的总和很小时，是不是可以选择主体利益呢？答案是不一定。因为主体的自我牺牲、无私利他行为不仅关系到主体与社会客体正在冲突利益的获得或者丧失，还关系到主体行为对社会的行为榜样价值。这个无私的榜样价值巨大，况且只有无私的个体才可以成为道德判断的主体。

（三）无利益冲突的道德判断原则：无害一人地增进利益总量

在可以增进每个人利益，可以两全其美的情况下，应该在不损害每个人利益的基础上尽量增大群体利益的总量。这个情景下，社会群体的不同个体都获得不同大小的利益，至于哪个个体应该获得利益更多，当然以群体利益总量最大为原则。那么，如果在损害个别个体利益可更大地获得群体利益总量的情况下，是不是可以损害某些人的利益呢？正确的答案是：不行。因为可以不损害某些个体利益的前提下去损害个体的利益，这是纯粹的损人行为，即使这种行为不是为了增加道德价值判断者自己的利益的利己行为，这种行为也是恶的、损人行为的榜样，极大损害群体利益。

以上是不同情境下的道德判断原则，可以帮助我们理解和判断心理援助工作过程遭遇的伦理问题，指导我们的工作行为。

二、心理援助工作的伦理理解

心理援助工作是对人的工作，它直接关系于人的利益得失，因此心理援助工作的每个层面都和伦理道德有着千丝万缕的联系。

（一）心理援助工作牵涉到的利益个体与群体

心理援助是组织（企业、机关、社会团体等）为组织成员提供的心理服务。它的最终目标是提升组织效能，即获得组织的利益最大化。由于一个组织的利益有可能与组织的成员及整个社会的利益相一致或者冲突，因此不可避免地存在伦理探讨的必要。要讨论心理援助的伦理问题，首先必须清晰其中的利益个体和群体。

心理援助的主要对象是组织成员，工作的终极目标却是组织利益。由于员工的家庭成员能够明显影响员工心理行为，因此心理援助的对象还经常牵涉到成员的家庭成员。由此可见，心理援助的利益对象主要包括（图 11-1）：

1. **组织内的员工** 员工为组织利益工作，付出劳动，同时从组织获得物质与精神利益。

2. **组织或者组织利益的代表者** 公共组织的代表者是政府官员或者组织法人，企业的代表者是企业主（私营企业的代表者是一个或者几个个体，国资企业代表者依然是政府官员或者政府派遣的法人），除了私营企业与其代表者的利益基本相等以外，其他组织的代表者事实上也是组织的员工。

3. **员工的家属** 员工的家属与员工具有绝大部分的相同利益，因此员工的利益基本上就是家属的利益，也因此家属能够强烈地影响员工的工作行为。

4. **社会** 每位员工和每个组织都是社会的一部分。为了实现全社会利益最大化，每个员工和每个组织都应该接受被调节利益的现实。

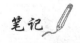

笔记

5. **提供心理援助服务者和组织** 组织内部心理援助工作者也是接受心理援助服务组织的员工；而外包心理援助服务的心理援助工作者是提供心理援助服务企业的员工。以上不同状况的心理工作者的利益自然不同。

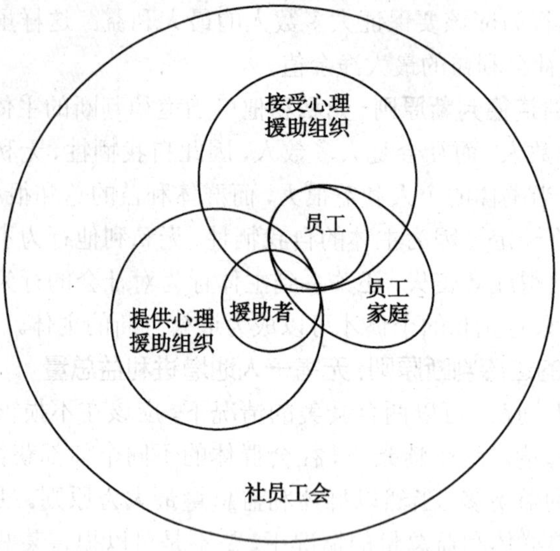

图 11-1 心理援助过程的利益群体与个体关系

此外，必须特别强调的是，在心理援助工作过程中，作为伦理判断主体的是心理援助工作者，员工、员工家属、接受服务的组织和组织的代表者，以及提供心理援助的组织均为客体。心理工作者应该始终清晰这一点，这是正确处理心理援助工作伦理问题的前提。

（二）心理援助的道德原则与伦理价值

基于以上复杂的个体和群体利益关系，心理援助行为的最高道德原则依然是“获得社会的最大利益”。在各个个体和群体利益不相互冲突的基础上，应该遵循“无害一人地增进利益总量”的原则，即不损害各方的利益的基础上，增加各方利益，实现利益总量的最大化。

如果各方利益存在冲突的时候，道德的判断将比较复杂，但是依然应该遵循“最大利益净余值”的原则。而且，对具体的行为进行道德判断的时候，还是受到“道德判断主体是谁”的因素影响。

但是，如果各个群体和个体的道德水准都“达到一定高度”的时候，各方的最终利益就自然都是一致的，因为他们都会认为小群体的利益最大化就是个体自己的利益的最大化，大群体的利益最大化也就是小群体的利益最大化。

由此可见，符合优良道德的心理援助行为将符合各个个体和群体的利益。树立这个理念，将可以强化各方接受心理援助的动机，保证心理援助工作顺利开展；相反地，具有恶劣道德性质的心理援助工作行为将阻碍心理援助工作目标的实现。

三、心理援助过程的基本伦理问题

心理援助过程的终极伦理问题是不同群体和个体之间的利益冲突问题。当个体和群体、群体和群体、个体和个体之间出现利益冲的时候，心理援助工作者该如何判断道德价值？应该舍弃谁的利益、保护谁的利益？如何选择自己的心理援助行为等，这些问题都是心理援助工作者经常要面临的问题。

为了避免利益冲突，应该选择具有优良道德性质的心理援助行为，心理援助工作者面临的第二层次伦理问题是双重关系问题。心理援助是以机构或者组织为服务购买方，相应

笔记

地也是以心理机构为服务提供方；而具体提供服务的是服务提供方的心理工作者，具体接受服务的是购买方组织的成员（如员工等）及其家庭成员。以上各方必定存在各自的不同利益，其中天然地存在着多重关系的现实。这是心理援助工作者不可回避的伦理问题。

心理援助的第三层伦理问题是保密问题。在心理援助过程中，心理工作者必定需要了解员工的心理信息。对于其中的，了解到了，正在或者将要对其他员工、所在组织及其他组织和社会可能产生不利的心理信息，心理工作者是否有义务为员工保密？如果应该泄密，应该向谁泄密等问题，也是心理工作者不可避免要面临的伦理问题。

第四个基本伦理问题是，心理援助工作者既是心理援助服务的提供者，又是工作过程出现的伦理问题的实际判断主体，这种现实可能造成伦理问题的道德判断和道德规范执行的困难。而且，作为道德判断的主体，心理工作者将面临更多的"无私利他"选择，他们被要求要有更加高尚的道德品质。

四、心理援助过程中的伦理决策策略

在心理援助实践过程中，除了可见以上的基本伦理问题以外，遭遇大大小小的伦理两难境况可以说是不计其数。因此，心理援助工作者必须在工作实践中总是能关注伦理问题，保持自己的伦理敏感性，及时发现伦理问题所在，并在此基础上，依据处理伦理困境的决策思路，以不变应万变，使自己的工作行为总能处于相对良好的伦理框架之内。

为了方便心理工作者理解、判断心理援助工作过程遭遇的伦理两难情景，选择正确的援助行为，下面介绍莱恩•斯佩里的伦理决策思路的六个步骤：

第一步：发现与界定伦理问题。

第二步：判断伦理问题相关的个体与群体。

第三步：预测相关个体和群体面临此伦理问题时的利益损益和可能的行为反应，以及可能出现的风险。

第四步：评估采用不同伦理策略的利益与风险。

第五步：依据道德判断原则确定与执行最佳伦理决策。

第六步：评估伦理决策执行的成效，并进行修正。

以上伦理决策思路可以有效帮助心理援助工作者判断伦理问题、选择伦理行为。

第二节　心理援助中的伦理问题与对策

心理援助过程，一般包括心理信息收集与判断、心理援助及心理信息的储存与利用等过程。其中的每个阶段都可能遭遇伦理的两难境地。

一、心理信息收集过程的伦理问题

心理援助过程要收集的信息包括员工及其家属的心理信息、组织的群体心理行为信息、组织文化、组织管理模式等信息。

以上各种信息的收集主要通过观察、访谈、调查、心理实验等方式进行。

（一）心理援助过程需要收集的主要心理信息和手段

首先是必须获得的信息。比如，为了建立心理健康档案进行的员工人格特点、心理健康水平普查，个案咨询过程需要获得的员工的心理现状、心理成长史、家族史，新聘员工的心理能力、职业能力与职业倾向，工作岗位调配的岗位胜任力，以及裁员等事件后的心理状态和心理危机水平等，这些信息都是心理援助工作过程必需的资料。

第二是不必收集的心理信息。心理援助工作具有相对明确的目标，因此除了为实现这

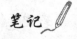

笔记

个目标的必要信息以外，心理工作者没必要收集员工的其他信息。比如企业的商业秘密、管理秘密、保密阶段的技术、员工的存款额等。

第三是要注意收集心理信息的手段。不同的收集员工心理信息的手段与方法，对员工的心理行为具有不同的影响。

（二）心理信息收集过程常见伦理问题的对策

为了避免心理信息收集过程的伦理困境，心理工作者主要需要关注以下几个问题。

1. **预见心理信息收集方案的伦理问题** 心理工作者要始终保持对伦理问题的敏感性，在收集资料之前应该考虑：为了某个目标至少需要获得哪些资料，获得这些资料对员工、员工家属、组织、心理咨询师及心理机构有什么潜在的利益和损害。

2. **合理设计心理信息收集方案** 在以上信息清晰的基础上，心理咨询师设计合理的信息收集方案。这个方案应该能够获得需要的信息，但是又不能收集没必要收集的信息；方案应该考虑到资料收集过程对员工心理方面的福祉，尽量不具有心理的侵入性，尽量减少员工的心理身体不适，尽量使用安全性高的、简洁的手段方法，尽量不影响员工的日常工作和生活；尽可能不去收集可能被其他个体或者组织恶用、用于损害员工和组织利益的心理信息；如果实在需要，必须预先获得员工或者组织的良好知情同意，并制定万全的保密和合理利用信息方案。

3. **处理心理信息收集过程遭遇的伦理两难境地** 首先，要减少合理心理信息收集过程的员工心理不适，保护员工利益。像为了建立员工心理健康档案而特意、集中地收集员工的心理信息这样的活动，容易形成员工被组织“窥视”“侵入”的心理感觉，引发员工抵制心态；而像招工、入职、职位分配等的心理测评这样的活动，经常会出现员工提供歪曲的、不真实的心理信息的情况。因此，心理工作者应该清醒地意识到，在收集员工的心理信息过程中，不可避免地存在员工、组织代表者及组织之间的利益冲突。为了减少员工心理信息收集过程伦理两难境地的出现，心理工作者首先要让员工理解、接受提供自己真实心理信息的价值和安全性，使他们明白自己的心理信息被组织有效利用，对组织和个人都有正面意义，使利益各方处于相对的“无冲突”状态。这是处理员工心理信息收集过程伦理问题的根本。比如，在分配新员工的职种和职位之前，测查员工的职业能力与职业兴趣倾向。这个心理测评结果的有效利用，可以让员工被置于能发挥能力、能轻松有效工作的合适职位上。这个结果对组织和员工都意义重大。

其次，要确保收集到的心理信息的真实性，维护组织利益。如果员工为了自己某些“不应该获得”的利益而提供歪曲、错误的心理信息，或者隐瞒自己的心理信息。在这种情境下，心理工作者“表面上”应该站在组织的立场上，抵制、修正错误信息对组织行为的不良影响，保护组织利益。因为在这种情况下，处于个别员工与其他员工及组织利益之间的冲突关系，应该遵循他他（对于心理工作者，员工和组织均为“他”体）利益冲突的道德判断原则，即获得社会净余值的最大化，获得其他大多员工和组织利益的最大化，而且这样也并未损害此员工应该获得利益，只是阻止了此员工获得不应该获得的利益而已。

第三，不收集与实现心理援助目标无关的心理信息。如果组织或者组织代表者企图通过心理工作者获得的、与工作无直接相关的员工心理信息，用于损害员工物质或者精神利益的，心理工作者也应该给予阻止。因为心理工作者如果只是顺应组织的不合理要求，将损坏组织在员工心目中的安全感，而最终损害组织的利益。如果一定程度地损害个别员工利益，有利于其他员工或者组织的大量获益，也必须在知情同意的情况下进行，然后给予员工相应的物质或者精神补偿。

第四，一般不提供与心理援助工作无关的心理工作者的心理信息。在心理工作者利益与其他个人或群体发生冲突时，作为道德判断主体的心理工作者，一般需要遵守“无私利

笔记

他”原则，牺牲自己的利益为员工和组织增益。但是，如果心理工作者利益受损过于严重，影响正常的工作成效时，就出现各方利益的全面损害，损害社会利益最大化，也不可取。

以上四种情景的类似情况不仅仅可以出现在员工心理信息的收集过程，也可能出现在心理咨询和辅导及心理信息的利用过程。心理工作者必须深刻理解伦理学目标和基本原理，熟悉处理伦理问题的基本原则，有效、机智地应对心理援助过程大大小小的伦理难题。

二、心理辅导过程的常见伦理问题及其应对

相对于心理信息收集过程，在心理辅导过程中，心理咨询师和员工之间的直接互动更加紧密、更加频繁，心理工作对员工的心理行为影响更加明显，因此存在的伦理问题就更加常见和复杂。

1. 处理心理辅导过程中的双重关系问题　不论是组织（企业）内部心理援助，还是外包的心理援助，都天然地存在双重关系。员工心理援助工作者及其所属机构是在员工所在的组织提供资金等前提下工作的，对心理援助工作者购买服务的组织利益经常被置于最优先位置。员工心理援助的最终目标是有利于组织功能的提升。这种功能的提升有可能有利于员工和社会，也有可能损害员工和社会的利益。因此，可能存在伦理冲突。比如，组织可能希望通过心理援助工作提升员工对组织的奉献精神，使员工能够超负荷、长时间为组织工作。这种工作目标的实现，可能损害员工的身心健康，不符合员工及其家属和社会的利益。因此，心理援助工作者应该把握组织利益和员工及社会利益之间的平衡，在保证员工身心健康的前提下增进员工对组织的奉献行为，不应该通过心理操作，让员工“失去理智”地为组织效命，最终损害社会利益。

2. 在心理辅导过程中做好知情同意工作　单纯的心理健康咨询和辅导是为了提升求助者的心理健康水平，而员工心理援助过程的最终目标是为了组织的利益，因此在员工心理辅导过程中，心理咨询师更应该敏感于伦理问题。在需要改变员工心理过程和心理特征之前，应该以某种方式明示给员工，让他们明白他们将要被改变的心理行为及其后果，求得他们的同意，获得良好的配合，特别是需要改变深层心理结构和过程的时候。

3. 努力减少心理辅导过程员工的身心苦痛　在心理工作过程中，尽量减少员工心理的不适，在充分应用支持性技术的基础上使用影响性心理操作技术；尽量把握心理行为改变的节奏，不应该急于求成。另外，员工的心理行为改变可能引发员工家庭成员的心理平衡进一步改善；也可能破坏家庭原有的心理平衡，产生员工的家庭心理困扰。心理援助工作者应该预见员工心理改变对于员工有紧密心理关系的个人和群体的心理行为反应，让员工对自己和他人心理行为的变化具有预见性，减少不安情绪出现。

4. 心理工作者必须保持良好的工作状态　心理援助的工作成效是通过咨询师和员工的心理互动过程实现的，工作成效的决定因素是心理咨询师的专业能力。因此，心理援助工作者应该始终保持良好的工作能力，这也是员工心理援助工作的最基本伦理要求。

心理咨询师必须在参与工作之前，掌握足够的专业知识和技能，修炼足够保证有效工作的专业心理素养，积累足够的专业经验和社会经验，必须被证明确实能够胜任员工心理援助工作。

在从事心理援助工作以后，心理工作者必须保持终身学习的习惯，不断提升自身的专业知识储备和技能水平，不断提升专业素养，定期或者在需要的时候及时接受专业督导。

员工心理援助专业机构必须有计划地为心理工作者提供工作保障，提供稳定、完备的继续教育和督导系统。

此外，作为道德判断的主体，心理咨询师还得保持良好的伦理敏感性和良好的伦理判断能力，保证能够及时、正确地处理各类伦理问题，保持工作行为的正当性。

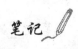

笔记

【伦理决策案例】

1. **伦理两难情景** 在员工团训过程中，团员都喜欢轻松快乐的活动，他们要求咨询师设计些轻松、好玩的程序就好。但是，接受服务的公司要求通过此次团训，提升员工的团队合作精神。作为心理工作者，你是要满足团员的轻松快乐目标还是要完成公司的提升团队合作精神的目标？

2. **伦理决策过程** 下面，按照莱恩·斯佩里的伦理决策思路的六个步骤，一起理解以上伦理两难情景，并作出伦理决策。

第一步，发现和界定伦理问题。是满足团员的轻松快乐的需要还是满足公司的提升团队合作精神的要求。团员和他们的公司之间存在利益冲突。

第二步，与本伦理问题相关的个体与群体：团员、团员所属的公司，咨询师和咨询师所属的心理公司。

第三步，明晰相关个体和群体面临本伦理问题时的利益、可能的行为反应和出现的风险。团员希望通过团训，利用工作时间和公司的资源获得心理上的满足。如果团员的需求得不到满足，团员可能拒绝参加团训，或者在团训期间不配合，阻碍团训的顺利进行，自然使公司的目标难以实现。公司希望通过团训提升员工的合作精神。如果不满足公司的需求，公司可能认为心理咨询师工作成效不良，可能解除或者减少与咨询师及心理公司的合作，可能损害咨询师和咨询公司的利益。由此可知，以上各方的需求不能满足，都可能导致心理援助工作的低效化甚至终止工作。

第四步，评估各种伦理策略的利益与风险。如果单方面满足团员的需要，可能导致团员所属公司的利益损害，最终是咨询师和咨询师所属公司利益受损；如果只满足团员公司的要求，团员的利益将受损，导致团辅工作无法顺利进展，进而损害团员所属公司、咨询师及咨询师所属公司利益的损害。因此，在这种两难之下，不能简单地、片面满足利益冲突双方的一方的需要。

第五步，依据道德原则选择最可行的伦理决策，并付之行动。咨询师和咨询公司的利益，只要工作顺利进行就能得到保证。所以，本伦理两难境地的主要双方是员工和他们的公司。如果假设团员和他们的公司之间，是“他他利益冲突”(因为道德判断主体为咨询师)，那么道德判断原则是：获得对大多数人的最大利益。由于团员是他们公司的一部分，所以这里的“大多数人”应该是指公司。也就说，团员应该服从他们公司的利益，以提升团队精神为团训目标，接受团训过程的困难。更何况，团训是在工作时间进行，利用的是公司的资源，团训过程也是属于“工作内容”，团员应该为此付出努力。

此外，应该让团员知晓，被提升的公司利益中包含有团员的利益，团员和其公司之间的利益并非完全冲突。

第六步，评估伦理决策行动的成效，并进行修正。执行以上伦理决定，并评估执行后团员及其公司的收获，并在此基础上，依据伦理原则进行修正。

三、心理数据储存和再利用过程中常见的伦理问题及其对策

在心理援助过程中，收集到的员工心理信息包括：心理健康、人格特征、职业能力、家庭成员心理状况等。这些信息都可能被长期保存，并随时可能被使用。由此可知，为了维护各方面的利益，心理援助中获得的心理信息的储存和再利用环节也是伦理关注的节点。

（一）心理信息储存环节需要留意的伦理问题

企业内部的员工心理援助机构是企业的下属机构，机构的上级和同级机构很容易获得员工已有的心理信息。这种情况就使员工原有的心理信息处于可能在未知的情况下被再次使用，甚至被恶用。因此，员工已有的心理信息应该属于机构的保密内容，按照一定的保密

笔记

级别进行储存和再利用。员工的心理信息应该有专人保管，储存在只有保管员才能获得的媒介和场所。信息管理员应该为心理信息的安全负责。

外包心理援助机构的心理信息安全又具有另外特色。这种情景下，员工的心理信息一般被保存在心理援助机构内，接受心理援助的组织恶用其员工心理信息的风险明显减少，但是提供心理援助的机构和心理援助人员滥用员工心理信息的可能性又明显增加。又由于员工和心理工作者及其机构的共同利益更少，因此外包心理援助的员工心理信息具有更大的风险。心理援助机构及其咨询师必须严守专业伦理原则，妥善保存员工心理信心，保证员工的心理信息安全。

（二）心理信息利用环节需要注意的伦理问题

1. 员工心理信息的初次使用 心理工作者收集员工的心理信息都是具有明确的用途和目的，这些目的在进行员工心理信息收集之前就已经告知员工，完成知情同意伦理程序。员工的心理信息被用于建立心理健康档案、判断员工心理健康水平和未来可能倾向、指导心理辅导工作，还被用于职业能力评估、职业兴趣倾向测查、职务分配等方向。在这些领域的利用既符合员工个人利益又是组织机构的需要。也就是说，员工心理信息的初次使用能够实现知情同意的程序。因此，必须特别关注的是被保存的员工心理信息被再次利用的伦理问题。

2. 员工心理信息的专业工作再利用 员工的心理信息最经常被再次利用的是在心理工作者的专业活动过程，包括专业督导、专业交流、专业文章刊发等。这种情景的再利用可以有效隐去可能定位员工的个人信息，在利用过程中一般不会损害员工的利益。心理工作者在再利用员工心理信息之前应该获得员工的知情同意，严格隐蔽可能识别员工个人信息的信息，保证员工利益。

3. 员工心理信息的非专业工作再次使用 员工心理信息被再次利用经常导致伦理问题。这些问题主要包括：未被允许再使用、恶用、错用等。比如，前一年新入职的员工接受一系列的心理信息收集，这些信息被保存在心理机构的档案里。由于公司今年刚好要裁员，公司人事部门就要求调用该员工去年的心理信息，以便了解如何更加顺利地辞退该员工。这是接受心理援助服务机构未被允许使用、“恶用”员工心理信息的情景。员工的心理信息还可能被提供心理援助的心理机构和心理咨询师不正当使用，比如用于推广心理书籍、心理产品甚至推广援助项目以外的心理服务等。

员工心理信息的非专业工作再使用可能出现严重损害员工利益的后果，甚至出现伦理危机状况，因此接受心理援助服务的机构和管理者必须重视员工心理信息的保密保存工作。在确实需要再利用员工心理信息时，伦理判断主题必须考量此员工、其他员工和机构的多方利益，获得最大的利益净余值。在确定要再利用和再利用员工心理信息方式以后，必须获得员工充分的知情同意；如果存在员工的利益损害，应该给予相应补偿。

另外，机构和机构管理者应该提前确定员工心理信息再利用的伦理判断主体。一般情况下，不论是内部还是外包心理援助服务，以提供服务机构的伦理委员会为伦理判断主体，提供服务机构和接受服务机构均为客体。

心理援助工作的每个环节都可能出现伦理问题，心理援助工作者必须严守伦理规范；始终保持良好的伦理敏感性，能够及时发现、理解、判断和决策伦理问题；要善于协调心理援助工作利益各方的心理状态，努力保证自己工作发挥最大的社会效益。

（林贤浩　薛云珍）

思考题

1. 伦理判断的基本思路是什么？

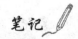

笔记

2. 心理援助工作主要牵涉到哪些利益个体与群体？

3. 如何避免发生心理信息收集过程的伦理问题？

4. 在“领导风采”团训过程中，为了让“领导者”体验对“员工”的担当，同时让员工感受领导为他们的失败付出的代价，“领导者”接受因员工工作失败而必须接受的惩罚。从心理体验上看，“领导者”接受的惩罚越痛苦，越能让自己和“员工”感受到“领导者”的担当。请问：在团训过程中，是否可以让“领导者”接受最大限度的惩罚，为什么？

5. 在员工心理援助的信息利用环节，需要注意哪些伦理问题？

笔记

第十二章　心理援助人员的培养与成长

在未来的5～10年中，心理援助在中国必然会有一个飞速的发展。这首先是因为中国经济的快速增长会带动相关行业的发展。一方面，这种市场经济的发展要求所有的参与者具有更健康的生理和心理状态，能够以一种更加饱满的精神状态投入到经济建设的过程中，另一方面，经济的快速发展导致人们的生活节奏加快、物质生活水平得到提高、人际关系变得更具有挑战性，以及对个人发展和在社会中的竞争力和适应性等要求也变得越来越高，所有这一切将促使组织对心理健康的关注提升到一个更高的层面。

第一节　培养意义和目标

心理援助在中国这块土地上的发展，必然并且必须带上某种形式的"中国特色"。其中，政府的相关支持将表现得更加突出。工作人员的职业安全与健康、福利，以及工会和妇联的工作都可能作为一个切入点来进行推动。政府在这个领域给予政策上的支持和财务上的资助，能够更充分地体现其在关注所有工作人员的身心健康，以及从这个角度来推动或加速经济发展。未来心理援助人员的培养将主要在心理学、社会工作两个领域开展。

一、心理援助人员培养的趋势

心理援助源自于西方国家，并在西方经济发达国家达到蓬勃发展和盛行。心理援助虽然包含对员工的心理健康咨询服务，但其范围远远要大于单纯的心理健康咨询。它给员工带来的服务还可以包括其他领域的咨询如法律和财务等，以及各种转介服务，另外，更重要的是，它的服务对象也不仅在员工个人层面，也包括组织机构本身。心理援助在中国的未来发展中，除了援助员工个人之外，还必须对协助组织机构达成目标负责。通过在员工、管理者，以及组织机构三个层面的工作，心理援助将不仅关注员工的个人发展，同时将对组织目标的实现产生实质性的影响。

心理援助在中国的未来发展中，必然将其关注点转移到更切合实际需要这个方面来。否则，它将难以生存。在中国目前这种特定的社会历史文化和经济发展环境下，存在各类不同所有制性质、不同规模大小、不同发展阶段，以及不同员工构成的企业组织等，它们会对心理援助及相关产品表现出不同程度或形式的需求状态。未来心理援助在中国的走势将肯定需要考虑在培育市场的同时，也要采用非常灵活的形式来满足不同形式的需要。

二、心理援助人员的称谓和角色

随着社会对心理健康问题的高度重视，政府也要求各企业进一步关注员工的心理健康，越来越多的企业对员工倾注了更多的责任与人文关怀，有条件的企业开始寻求心理顾问的外包服务，也有的企业计划培训内部的心理工作人员，筹建企业的"心灵"访谈室。心理学

笔记

是一门专业性很强的学问，它的理论基础、专业视角和操作技术，都与传统的思想工作有很大区别，因此，从业人员需要专门的培训。

一个心理援助项目有效执行的两个关键角色是负责大局策划的心理援助项目经理及具体执行的咨询人员。由此，培养设置了两个方向——运营师和咨询师，以满足不同岗位需求，保证整个项目有序、有效进行。

咨询技能方向的心理援助人员称谓：EAP 机构中的专职咨询师、签约咨询师；有志从事心理援助服务的心理咨询师；企事业单位内部心理咨询师；教育医疗类心理学领域相关专业人士。咨询师要求掌握心理援助核心咨询技术，学会心理咨询工作流程，胜任面向组织管理层的心理咨询工作，解决企业实际问题。

运营管理方向的心理援助人员称谓：企业 HR 经理、工会主管、内部心理援助专员及其他中高层管理者；EAP 从业机构负责人、项目经理；有志开拓企业心理服务市场的咨询机构负责人、项目经理；中央及地方政府的党政干部及各级工会组织的负责人。运营师要求成为心理援助专业人士，了解心理援助服务所有核心内容，具备独立设计、发展、实施和评估心理援助项目的能力。

三、心理援助人员的培养内容

目前，心理援助人员的培养在我国还刚起步。至目前为止，我国既没有一个符合专业要求的心理援助人员培训机构，也缺乏规范的心理援助人员培训课程，更缺乏有经验的心理援助人员培训师资。发展专业性心理援助人员培训机构、培养有经验的心理援助人才、开设规范的心理援助人员培训课程是提高我国心理援助总体水平的关键。2011 年起，人力资源和社会保障部就业培训技术指导中心启动全国员工心理援助计划（employee assistance program，EAP）实务技能培训工作。培训合格并通过全国统一考试者将获得 EAP 实务技能培训证书。该证书由人力资源和社会保障部中国就业培训技术指导中心颁发，是国家级心理援助实务技能培训证书，标志着中国心理援助职业化进入了新的发展阶段。下面结合该标准介绍下心理援助人员的培养内容。

基于心理援助行业不同岗位对技能的不同需求，充分结合本土实践，培养具有国际化视野、本土化操作能力的心理援助专业人才。各模块培训内容如下：

模块一：心理援助国际通用基础

学习心理援助国际、国内标准服务模式，为心理援助工作打下坚实基础；学习心理援助岗位核心技能，了解心理援助服务领域，掌握心理援助工作流程，开创心理援助事业。

模块二：心理援助在组织及管理层面的应用

全面深刻理解企业及管理层的服务需求，提升心理援助服务产品开发及创新能力；掌握心理援助在组织中与不同职能部门之间的协作办法。

模块三：心理咨询技术

掌握核心咨询技术，学会心理咨询工作流程，胜任心理咨询工作；学习如何面向组织、管理层提供旨在优化组织效能咨询服务，提升影响员工工作绩效的心理行为问题的解决能力。

模块四：心理援助运营管理

学习心理援助运营模式，掌握心理援助项目管理技能，提升心理援助项目推广能力，深刻理解心理援助和企业战略目标的集成关系，学会心理援助不同服务模式的工作方法，掌握心理援助项目运营的系统工具。

模块五：心理援助全流程实战训练

基于心理援助工作流程，参照学员学习方向、背景分类，采用角色扮演的方式，学员分别扮演不同的心理援助岗位类别，在高度仿真模拟实战情境中，实际操作一个完整的 EAP

笔记

项目，从商务接洽、商务谈判、调研、方案设计、项目执行、电话中心运营、项目评估、个体咨询及组织咨询等各环节，进行全方位全流程实战训练。

模块六：主题督导

培训之后，收集学员在心理援助实际工作中遇到的各种现实问题，心理援助专家针对学员普遍遇到的问题提供主题督导，援助每位学员将所学知识应用于心理援助工作之中。

附：美国EAPA专业人员协会章程关于EAP的核心技术

1. 对组织领导（经理、主任、干事）的咨询、训练和协助。这些领导想要应对存在问题的员工，改善工作环境，并提高员工的工作业绩，扩大EAP服务的范围。

2. 对因个人问题可能影响工作表现的员工提供保密的、及时的问题确认和评估。

3. 对因个人问题可能影响工作的员工提供建设性的对策、激励和短期干预。

4. 为员工进一步的诊断、治疗和援助提供建议，并提供个案监控和后续服务。

5. 援助组织履行管理合同，为转介服务需求与供应商之间提供联系和监督，管理医疗护理、保险等方面的支付状况。

6. 维护员工在健康、行为方面的权益，包括获得酗酒、滥用药品、情绪障碍的治疗。

7. 确认EAP在组织、个体层面上的效果。

第二节　心理援助人员资格认证

国际心理援助行业积累了相当多的EAP人员培养成功经验和行业标准。借鉴这些经验对加速心理援助人员在中国的资格认证发展速度、少走歪路、提高心理援助服务质量，以及提升心理援助发展潜力等将起到很好的作用，尤其是来自中国台湾地区、日本以及美国的经验，将更加宝贵。因此，心理援助人员的资格认证在中国的未来发展中，除了需要探寻具有中国特色的心理援助发展道路外，必然会与国外的同行有大量的交流，包括与国际EAP协会的沟通和合作等。下面我们介绍下欧美发达地区及亚洲发达地区的做法及我国目前的培养现状。

一、美国心理援助资格认证系统

心理援助专业人员资格证书在美国由国家专门机构颁发，证明他们在信誉、知识、技能和专业性方面有足够的能力，ALMACA、EAPA、EASNA分别建立了各自的心理援助认证系统，从业人员一旦通过考试即可取得相应证书。

1. **EACC认证系统**　EAPA下设员工援助认证委员会（Employee Assistance Certification Committee，EACC），负责制定与心理援助相关的专业标准、政策、程序。1986年以来，其证书的价值吸引众多EA人士竞相参与。EACC专业认证包括学历、工作经验、专业发展培训、督导、考试五方面的要求，代表了可信赖的知识、技术体系和职业操守。

EACC是EAPA在1995年成立的，从1997年开始，EACC在原来认证系统的基础上发展出新的心理援助资格考核方案，根据参加考试人员不同的相关学历水平提供两种考试形式：

（1）得到EACC认可相关领域的本科学历。在督导的指导下，2～7年内在心理援助领域中完成2000个小时的工作，这些督导必须经过EACC的认证。在参加考试之前完成15PDHs（professional developing hour，专业发展小时）。从1997年开始，每年增加5PDHs。

（2）未得到EACC认可相关领域的本科学历。在督导的指导下，2～7年内在心理援助领域中完成3000小时的工作，这些督导必须经过EACC的认证。在参加考试前完成60PDHs。从1997年开始，每年增加20PDHs。

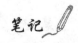

笔记

2. **ALMACA认证系统** ALMACA(The Association of Labor Management Administrators and Consultants on Alcoholism，劳动力管理及酗酒顾问组织)认证系统。1987年，ALMACA开发出第一套用于EAP专业人员的笔试测验，通过该测验的人员将获得EAP专业人员的资格认证证书，获得5年的认证资格。该测验覆盖工作组织、人力资源发展、EAP的政策和管理、EAP指导服务、药物依赖和上瘾行为及个人的心理问题6个主要内容的150个简短问题。

3. **EASNA认证系统** EASNA(The Employee Assistance Society of North America，北美员工援助协会)认证系统。该系统向EAP咨询、EAP管理、EAP测量和转诊及EAP专业人员助手方面的EAP专业人员提供认证。对EAP主管、EAP顾问、EAP评估与指导专家、EAP转介代理人等4种EAP资格提出不同的能力要求。

二、日本的产业心理咨询师认证系统

日本的产业心理咨询师在组织中的作用与EAP咨询师相似。产业心理咨询服务的主要内容，一是员工的心理健康，二是员工的压力管理和员工职业生涯的规划与发展，三是员工工作场所的人际关系调适。产业心理咨询师的认证由日本产业心理咨询师协会制定，这个制度规定将产业心理咨询师分为初级、中级、高级。

1. **初级产业心理咨询师** 考试资格：大学专业为心理学或相近专业，拥有学士学位，从事产业心理咨询工作5年以上实践经验的人员，达到实际工作年限的人员，须参加协会举办或者委托举办的产业心理咨询课程，或参加考试委员会认定的相同水平的培训课程。考试方式：笔试和实际操作。

2. **中级产业心理咨询师** 考试资格：硕士以上学位，所学专业为心理学或相近专业，初级资格考试通过后，从事产业心理咨询工作5年以上实际经验人员，初级考试通过后，参加协会的提高训练，或考试委员会认定的其他团体培训，并且在初级考试过后有3年以上实际经验者。

3. **高级产业心理咨询师** 考试资格：博士学位，所学专业是心理学或相近专业，初级考试通过后，从事产业心理咨询工作15年以上实际经验人员，中级考试通过后，从事产业心理咨询工作10年以上实际经验人员。

初级考试从1992年开始实施，到1994年约有1400人通过，中级的从1993年开始进行考核。

三、国内心理援助认证现状

我国目前还没有建立官方或行业协会的心理援助认证系统。国内有两类不同的心理援助从业人员，一类如中科院心理所、北京师范大学这样的心理学院系专家。一类来自心理援助的专业公司，如上海林紫心理机构、上海心融集团、北京易普斯咨询有限公司、天力亚太企业管理顾问有限公司，北京盛心阳光国际企业咨询有限公司、中国EAP服务中心等。中国国际人才交流协会与EAPA建立了合作关系，CEAP中国项目被列为国家外专局“十一五”重点引进项目。CEAP中国项目中心是EACC目前在中国的业务合作机构和联系代表，负责完成EACC相关知识体系的引进和本土化工作内容，负责组织项目培训、研讨及推广，帮助中国学员逐步成长为CEAP咨询师。

目前，我国CEAP咨询师资格要求：

1. **拥有心理援助相关硕士或硕士以上学位的候选人** 参加心理援助基础培训并获得证书：由中国CEAP项目中心与EAPA协会联合举办心理援助基础培训，并对学员进行EAP工作领域的完整知识和技能培养，取代由EACC认可的继续教育小时数PDH的要求。

笔记

工作经验；在至少两年的时间里，积累2000小时心理援助工作经验。

督导：督导是一位CEAP候选人与当前执业CEAP之间一个正式的师生关系。每位CEAP候选人必须在6个月以上的时间跨度上，接受至少24小时的督导。

2. **没有心理援助相关硕士或硕士以上学位的候选人** 参加心理援助基础培训并获得心理援助证书。

工作经验：在至少两年的时间跨度上，积累3000小时工作经验。

督导：督导是一位心理援助候选人与当前执业心理援助之间一个正式的师生关系。每位心理援助候选人必须在6个月以上的时间跨度上，接受至少24小时的督导。

我国台湾地区的心理援助工作起步较早。中国台湾"行政院"劳工委员会出台的员工协助方案推动手册显示，1979年"救国团"在县市辅导机构成立工商青年服务队和工厂张老师，1980年以前这被称为中国台湾EAP发展的第一阶段（事业单位自行成立辅导机制）。1980—1994年为第二阶段（劳工生活辅导心理咨商），1981年"内政部"劳工司颁布《加强工厂青少年辅导工作要点》和《工厂劳工辅导人员设置要点》。1994—2003年为第三阶段（整合人资、劳资关系、员工咨商与工业社工内涵的员工协助方案），1994年劳委会将劳工辅导更名为员工协助方案，1998年劳委会编撰《员工协助方案工作手册》，定期办理《员工协助方案》企业座谈交流经验。2003年至今为第四阶段（因应经济社会状况，政府启动EAP的宣导和推动计划），2009年劳委会编印员工协助方案宣导手册，作为企业推EAP之参考。2011年"行政院"劳委会首度办理"员工协助方案优良事业单位表扬暨论坛"，选拔优秀事业单位作为推动EAP之典范。

四、中国人力资源与社会保障部推行的心理咨询师资格认证系统

根据人保部2017年9月12日《关于公布国家职业资格目录的通知》（人社部发〔2017〕68号），心理咨询师未进入最新140项国家职业资格目录清单中，意味着已开展了15年的心理咨询师认证将在2017年下半年结束。国家将其暂时移出职业资格目录，是落实22部委颁发的《关于加强心理健康服务的指导意见》文件精神。指导意见中提出"加强心理健康服务体系建设和规范化管理""探索将心理健康专业人员和机构纳入法制化管理轨道，加快心理健康服务法制化建设"。心理咨询行业将逐步形成学历教育、毕业后教育、继续教育相结合的心理健康专业人才培养制度。

我国台湾地区心理师资格制度简介如下：

1. **资格取得条件** 经心理师考试及格，并依据《心理师法》有心理师证书。

2. **应考资格** 公立或立案之私立大学、独立学院或符合教育部认定的国外大学、独立学院心理咨询所、系、组或相关心理研究所主修心理咨询，并经实习至少一年，成绩合格，获得硕士以上学位者，得到心理师考试资格。

3. **继续教育** 心理师执业，应该接受继续教育，并每6年提供完成继续教育证明的文件，并及时进行职业执照更新。

第三节 心理援助人员的心理成长

一、个人心理成长

成长是描述人的一种积极、方向正确的生活状态。根据成长的概念，个人成长除了指身体的成长，生理上的发展，还应包括社交、情绪管理、灵性成长等方面。当一个人变得更有能力，更勤奋，更富有创造性，知觉力，洞察力，理解力，更有见识，更谨慎，更有辨别力

笔记

时，可以说这就是他的成长。

目前，整个行业很重视EAP咨询师的知识和能力的培训，而忽视EAP咨询师的个人心理成长。咨询效果与咨询师本身的成熟度有密切的关系，一个咨询师能否活出自己极大影响咨询的进展。考瑞和卡拉安认为，在治疗关系中，心理援助人员应该而且必须同样开放地监视自身的生活。如果咨询师要促进来访者成长和改变，就必须通过探究自身的选择和决定来促进他们在生活中的成长。

曾文星先生在谈到作为心理治疗者的条件时指出，成功的治疗者需具有以下条件：①有帮助人的心；②要有敏锐的感觉及了解心理的能力；③要有精神病理的知识；④要有丰富的经验；⑤要保持中立无私的立场；⑥自己要有健康的心理和态度。在这6条中，第③条是属于知识方面的，可以通过学习得来，第④条需要临床实践与善于从日常生活中汲取经验，第⑤条也可以通过学习及实践不断完善。唯有第①，②，⑥条所提出的条件，需要有一定的基础，而后才有改进可言。吉尔伯特（P.Gilbert）在谈到什么样的人适宜做咨询师曾指出：正如音乐、艺术或写作的能力一样，专业训练对共情、不含敌意的态度只有少量的帮助。他认为，虽然可以教会一个人如何运用共情，却很难训练一个人具有共情的态度。

有一些针对EAP从业人员的培训课程要求受训者他们自己接受个人咨询，通过这个方法了解并解决可能阻碍他们成为咨询师的一些问题。英国布里斯托尔大学的"EAP文凭"包括了这项要求。Orme认为由于EAP咨询的复杂性，有充分理由要求受训者们接受个人咨询。还有学院如伦敦罗汉普顿学院，把经验团体作为培训的一部分并且是一个推动个人成长的方法。以下是该院一个课程计划对经验团体的背景及基本原理的解释。

目标：经验团体提供了与每个学员接受的个人咨询进行互补的一种设置，同时与课程的理论及操作部分直接相关。理论、技术培训及在督导下的咨询实践，与职业及家庭生活一起，扰动了每个人生活中不同时期的未解决的冲突、情感还有反应。这一切会在团体的发展性关系中进行探索，个体的力量会被觉察并且还要学习新的力量，同时会发现哪些是功能失调的反应并将它们丢弃掉。

设置：一个好的咨询实践的模型有清晰的、前后一致的时间及场地界限的设定。有一个安静的教室，陈设合宜，当大家在教室里围着一张小桌而坐的时候，每个人都可以相互望见，还要有一只大家能看到的钟。团体导师要受过专业训练并有团体带领的经验。

方法：要进行1小时15分钟，准时开始，准时结束。没有固定目标，在对团体及个体进展的了解下，导师按照成员们的付出指导团体的成长。由于相对缺乏结构性会导致焦虑感，也给了每个人有机会经历到自己和他人的应对方法，如：他们的防御机制。当这些方法是功能失调的，它们会在团体中引起冲突，在团体关系的发展过程中，它们最终会被修正。应对冲突及忍受焦虑是咨询师很重要的素质。

整个团体的发展阶段也是个体心理发展的阶段的反应。举例来说，在团体的早期阶段，早前的发展性问题会向每个人呈现出来。这些问题，也许会有症状行为上的表现，都需要去感受、表达、转译和理解，如果要它们将来不会干扰到对有相似问题的人进行咨询的话，就要对这些问题进行修正。

这是一个关于个人发展如何成为训练团体的一部分的模型，需要指出的是它是心理动力方向的。其他方法也是有用的，在另一个咨询课程使用了个人日志作为自我探索、自我认识及监测改变的方法。

二、团体心理咨询方面的成长

心理援助人员除了要具备心理咨询师的基本条件外，还需要开展大量团体心理咨询工作。团体心理咨询师除了应具备一般咨询师的基本条件如关怀、坦白、灵活、温和、客观、值

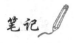

笔记

得信赖、耐心和敏感外，还应具备一些团体心理咨询工作特别要求的一些素质如接纳自己、与他人和睦相处、喜欢他人、有信心、同感的能力等。对于团体咨询师素质的构成，不同的研究者有不同的看法。

1. **Coreys 和 Callanan 提出的 10 项素质** Coreys 和 Callanan 认为团体咨询师应具备以下 10 项素质：①良好的意愿，真诚对待他人；②有能力与人分忧共乐，以充满感情的态度对待成员；③认识并接纳他人的能力，援助成员发现个人的能力和学习自立；④兼收并蓄不同治疗学派的理论和技巧，综合发展成自己独特的咨询风格；⑤愿意探索和冒险，并与他人分享自己的体验和观点；⑥自我尊重、自我欣赏，十分肯定自我价值，善以己之长建立人际关系；⑦愿成为成员的典范，发挥示范作用；⑧愿冒可能出错的险，并善于从错误中学习；⑨具有成长取向，不断拓宽视野，探索自我；⑩具有幽默感。

2. **亚龙提出的 4 种素质** 亚龙引用了一些研究资料，认为团体咨询师有 4 种素质：①最根本的是有爱心；②有意义的归纳（解释、澄清、为改变提供认知理论），这一点与团体获得积极的效果直接相关；③情绪激活（挑战、冒险、自我袒露、活跃气氛），这会给团体注入活力；④咨询师的管理运作能力，包括建构、制定标准和规范、提出实施步骤和方法等，这些对给予团体良好的指导是极有价值的。

3. **中国台湾学者林孟平提出的 11 项特征** 这 11 项特征包括：①认识自己、接纳自己、爱自己；②敏锐的自觉，把握环境；③肯定自己，欣赏自己；④投入并参与，身体力行；⑤表里如一，心口如一；⑥愿意做典范，严于律己；⑦愿意接受和面对自己的个人需要；⑧清楚了解个人的价值观；⑨信任团体过程的功能；⑩保证自己不断更新成员印象；⑪个人力量与勇敢，勇于创新。

4. **大陆学者刘伟提出的团体咨询师培养的道与术** 道主要包括以下几方面素质：较高的心灵层次、正确的价值观、职业道德、良好的心理品格。术主要包括专业知识和能力、团体咨询实践经验等。心灵层次包括自然境界层次、道德境界层次、精神境界层次。

5. **美国团体治疗学会的建议** 美国团体治疗学会建议每一位心理咨询师在正式担任团体咨询师前，要以团体成员的身份参加至少 60 小时的团体心理咨询。对团体咨询师的培训至少要有 300 小时的团体治疗临床经验及 75 小时的督导。

第四节 心理援助人员的督导

一、什么是督导

"督导"这个词有多重含义，在组织环境中这个词有时意味着监控，通常涉及运用权威，部门管理和评估。而在咨询框架中的督导是不同的，虽然没有公认的咨询督导定义，通常而言可以看作两个合格的专业人士之间的协议，一方提供协助帮另一方思考他的咨询工作和问题的背景因素。这是专业人士之间的正式关系。双方通过一对一或团体会面来回顾和反思咨询工作。建立督导关系的目的是促进被督导者的专业发展和保障来访者的福利。

在日本，产业心理咨询师督导的实施，没有固定的方式，一般有作业同盟（如治疗契约）、与来访者的人际关系、问题的把握、处理的方式、非语言的表现等方面。为了成为"学会认定的心理咨询师"，必须接受 3 次以上的督导。

EACC 协会把督导定义为在一个 CEAP 候选人和一个正式 CEAP 人士之间的正式指导关系。建立督导关系的目的是帮助候选人掌握 EAP 服务必需的技能、知识、态度和价值观。需要强调的是，督导关系不是业务主管关系，也不是临床实习关系。督导师和 CEAP 候选人有共同责任，以最大化督导关系的利益。在候选人申请参加 CEAP 考试时，双方共同提

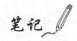

笔记

交正确和准确的督导报告。在向EACC申请参加CEAP考试之前，CEAP候选人必须完成至少24小时督导，时间跨度至少为6个月。

和心理咨询一样，每名EAP咨询师最好有1名或者1名以上的督导。EAP心理援助督导往往从事EAP工作多年，有较为丰富的专业知识和经验，可以帮助初级EAP咨询师解决他们工作上的问题。同时，督导可以帮助EAP咨询师缓解情绪，EAP咨询师在接触过多的员工问题后，有的难免会出现情绪枯竭。

目前按照我国现行的心理咨询师督导条例，督导工作分为三个部分：

1. **业务督导** 首先制定二级、三级心理咨询师的理论与技能培训计划，并进行教学；其次，对疑难个案进行专题讲习和分析；最后，对二级、三级心理咨询师定期进行业务考评、指导，其中包括：心理问题分类和心理疾病诊断进展的知识；国际、国内临床心理学发展的最新动态。

2. **工作督导** 首先，对二级、三级心理咨询师的职业道德和行为规范进行督导；其次，对心理咨询师的业务能力进行定期评估并指出努力方向；最后，指导二级、三级心理咨询师咨询过程中咨询关系的正常发展，包括：心理咨询与心理治疗的相互关系，各类心理咨询与心理治疗方法咨询效果的鉴别，国际、国内最新咨询手段与心理治疗方法。

3. **二级、三级心理咨询师个人心理健康的督导** 首先，评估二级、三级心理咨询师个人心理素质；其次，指导二级、三级心理咨询师提高个人心理平衡的能力，对心理咨询对从业者心理健康的影响进行干预。

二、督导的作用

目前，小组督导的方式被广泛地运用到EAP心理咨询中。张西超认为这样的咨询师督导方式，可以获得以下的效果：

1. **节省资源，提高督导效率** 一位督导可以同时面对多名受导者，效果大为提高。

2. **缓解焦虑，利于自我察觉** 在小组中来访者了解到其他的咨询师和自己一样会出现这样那样的问题，由此可以得到安慰，稳定情绪，减少挫折感。

3. **多向沟通，促进专业成长** 在小组中来访者可以彼此分享自己的体验，丰富督导资源。

4. **相互支持，增强职业认同** 交流工作体会，爱与支持，减轻职业孤独感，缓解工作压力，促进咨询师职业定位的思考，增强自我保健意识。

内奥米是英国著名的咨询心理学家，对于督导如何帮助她的工作，她是如下说明的：

1. 对来访者和其所在组织的需求各自做分析，并找出相关部分；当把个案带入督导中，几乎总是把组织带入督导之中。

2. 督导中明确提出并澄清组织的发展需求。

3. 通过督导，有机会评估和被评估在与咨询相关领域帮助组织发展的现实可能性。

三、对职场EAP咨询师的督导

使用督导来支持职场咨询师是非常有必要的。职场咨询师的工作要求高，压力大，需要有个恢复场所，使之能继续为来访者员工和公司合作。珀科特把这称作督导的“充电”功能，在督导中，咨询师可以寻求他们所需要的帮助，在他们的工作中看到个人的因素，和工作对他们的要求，在这样的专业关系中寻求对咨询师工作的认可。督导的部分充电功能是对被督导者的“抱持”。

督导同时也监控着服务的品质。在专业工作中，督导也具备质量控制的意义。它确保来访者获得有品质的服务，确保服务被持续的评价，也确保咨询工作做到最好。在职场环境下，这就会牵涉到咨询师、来访者和企业之间微妙的关系。企业内的人际互动会在督导

笔记

中重演。有效的督导懂得企业组织中的问题会在咨询关系和督导关系中呈现。理解特定的企业如何运用其焦虑防御会帮助督导和被督导的咨询师理解来访者的工作。Obholzer 说道"了解企业的流程，会很清楚地帮助了解企业工作中蕴含的焦虑情绪"，站在这个角度，督导师指出员工个人问题中折射的不健康的企业问题。

有效的督导会提供一系列的干预和策略来援助 EAP 咨询师，变化任务内容使咨询师有机会学习。好的督导师懂得如何把握教学时机：他们懂得如何让咨询师有效率地学习。好的督导师也是好的顾问，他们善于解决问题，与被督导者一起探讨客户问题、咨访关系和合适的咨询干预策略。督导中督导师需要一直关注咨询师处理自己的情绪及对来访者和企业的情绪。而督导师也会注意保持督导的关系而不是把这变成对咨询师提供的个案咨询。在督导中还需要关注一系列职业道德和专业方面的事项。在督导过程中督导师除了不断地对职场咨询中的企业管理方面信息做监控外还需要不断向咨询师提供反馈和评估。

在 EAP 咨询督导中，督导师需要关注的有五个方面的内容，这是理解督导工作重心的基础。这五个方面是：

1. **督导工作让被督导的咨询师更好地在企业组织中工作**　对企业聘用的咨询师而言，很多的职场要求都涉及专业的界限问题。当咨询师承载的角色过多，就不可避免带来角色乱和关系的混淆。例如向咨询过的个案提供压力管理服务，与咨询过的员工同在某委员会工作，与提供过咨询的员工在公共场合，例如办公走道或食堂相遇，与个案在同一工作场所工作和生活需要咨询师时刻对自己保持觉察，以免破坏专业的咨询工作的界限。

督导的功能就是援助被督导者监管这些工作的界限，决定当下适用的角色；鼓励并支持咨询师在企业内争取他们的合适角色。在企业内生活和工作将卷入各种关系和可能带来压力的角色中，用督导来反思这些关系的界限似乎是明智的做法。在公司的环境中一种关系带入另外的关系中是很容易发生的，并且通常不被觉察。

2. **帮助被督导的咨询师控制企业中的信息流动**　公司希望内部咨询师能够提供反馈。咨询中反映出的企业问题等都要在咨询的年度报告中体现。咨询师在设计和撰写报告中可能需要督导的支持。

另一方面，咨询师需要对他接收的信息进行控制。例如当某个员工要对性骚扰 Ta 的主管采取行动。对信息的控制是咨询过程中很重要的部分，在这点上督导可以提供很好的支持。

3. **帮助被督导的咨询师管理咨询的服务**　EAP 咨询师对咨询服务和体系作出设置后要小心管理。大多数咨询师还身兼管理咨询提供的咨询经理职位。这就要求他们在公司政策、立场和架构上兼顾对员工和咨询流程的考虑。咨询室的位置、接待人员的支持和接待人员对信息的了解、谁可以看到咨询记录等众多的问题都需要明确。督导师会帮助 EAP 咨询师决定如何设置和管理咨询服务。当新的问题出现时，不把它当做是单独的问题而是把它看成整个体系的一个部分。督导师或许要花时间和咨询师一起把咨询体系建立起来：咨询服务怎么做，如何监督和评估，帮助咨询师作出咨询的政策规章，对咨询工作各个方面做规定，例如宣传手段，咨询信息的管理和统计。

4. **与被督导的咨询师一起在企业和员工之间工作**　督导师要对被督导的咨询师所在的企业文化感兴趣，同时观察企业文化如何对咨询师的工作产生影响。企业文化通常以不同方式影响咨询师和咨询工作。熟知企业文化将有助于督导师在提供督导时更好地去支持或挑战咨询师的工作。

5. **确保被督导的咨询师在公司内部工作时能自我关照**　作为公司内部的咨询师通常在来自公司和员工个人的各种要求下超负荷工作。有效的督导师时刻关注到咨询师是否很好地关照到自身的福利。

笔记

四、EAP督导中的平行传递

在所有的咨询与督导关系中有一个特殊的现象，特别在EAP咨询中常见的是我们称之为“平行迁移”的概念。“平行迁移”描绘出在咨询中的关系的某些方面可以在督导关系体现出来。

关于“平行迁移”的解释有多个，最主要的是心理动力。首先被督导者可以看到来访者个案的防御性行为，并且把这个防御性行为在督导关系中重现。这是与督导师沟通的一种形式。被督导的咨询师可能透过某种无意识的行为展示出来，某种意义上督导关系也是咨询关系的现实版重演。

第二种解释是投射性认同。来访者把他的情绪投射到咨询师上，咨询师继而投射到督导师。其他关于平行迁移的解释反映了咨询师与来访者之间的僵局或者反映了咨询师了解学习到的部分内容是来访者的问题所在。EAP咨询体现出双重的平行迁移过程。来访者在咨询师面前把在企业内的问题重演一遍，觉察能力强的咨询师了解来访者只是在重演他在企业内部所受到的影响。如果咨询师没有这个意识，他就可能接着在督导关系中重演问题。

平行迁移的目的何在呢？这也有很多种解释。一些观点认为这是无法用语言沟通的过程。咨询师在用行为而非语言把他和来访者之间的事情告诉督导师。这也可以是学习的过程，如果咨询师对督导师做了来访者对他的所作所为，可能咨询师会从中学习如何处理这个过程。

第三种解释是，平行迁移实际上起到掩饰而不是沟通的作用。Bromberg认为咨询师试图掩饰在面对某些来访者时的焦虑情绪，但整个进程就在督导关系中重演。

第四种解释认为平行迁移的基础在于人格特质的相似性。Doehrman回顾了各情境中双方的不平等关系：来访者和咨询师，以及咨询师和督导师，这也可能成为镜像的原因，特别是当权威和权力的因素考虑在内时。

无论产生的原因如何解释，在督导关系中平行迁移的确存在。此外，对它产生原因的各种解释和咨询技术的了解也是有益的。对于平行迁移的使用最好的是帮助咨询师理解在咨访关系中发生了什么。督导师对督导关系中平行迁移也保持觉察并和咨询师分享使咨询师了解咨访关系的互动。在督导过程中有以下要点：

1. 平行迁移对于比较资深的咨询师是最有效，最有教育作用的，而对于初级咨询师而言，或难以理解，或毫无意义，甚至可能被认为是对他的惩罚。

2. 平行迁移不仅仅是单向作用，它透过系统转向来访者。在督导过程中所发生的也会转到咨访关系中。在一个特别的例子中，Doerhman发现，督导师取消督导安排也会导致咨询师取消咨询预约。而咨询师常说当督导处理了某些问题，咨访关系也会得到缓解。

3. 就如同把督导关系中发生的一切都看成是平行迁移，在督导关系中没有任何平行迁移也是有危险的。督导师需要能够以被督导的咨询师的理解方式清晰地解释以帮助咨询师提升觉察，并进行相关学习。提醒咨询师平行迁移的存在，并要求咨询师观察在督导中如何展示来访者问题。咨询师学习了解这个概念后，一开始会到处运用，最终会比较安定下来成为非常好的自我观察者。

4. 引发督导中平行迁移的是被督导的咨询师，咨询师同属两个系统（当然角色和作用不同），是咨询师把一个系统引入另外的系统。他们站在咨访关系和督导体系的交接处。由于在两个系统中都是处于中心位置，所以咨询师可以学到很多。咨询师可以透过平行迁移了解咨访关系中的来访者经历了什么，这些在督导的过程中都会重现。而且咨询师的学习应该更进一步，咨询师应当对自身的内部改变有更多理解，以及这些改变如何影响他们的工作和来访者对咨询师的认可。平行迁移也是督导师观察督导过程与咨询师关系互动的渠

笔记

道，注意咨询师何时表现与平时不同，何时被咨访关系过度卷入。

人们可能认为当觉察到平行迁移时，它就会消失。这是一个危险的结论。即使当人们意识到了这个作用，也依然被它所影响。对平行迁移的觉察和了解不足以使之中断。有效的工作需要可以清晰地解释出来，而且时机很重要。

（黄为俊　温　斌　肖　晶　陈　旭）

思考题

1. 心理援助人员的培养内容具体有哪些？
2. 在EAP咨询督导中，督导师需要关注的五个方面的内容有哪些？
3. 心理援助人员应该如何实现个人的心理成长？

笔记

参考文献

1. Macdonald AJ. 焦点解决治疗：理论、研究与实践. 骆宏，洪芳，沈宣元，等译. 宁波：宁波出版社，2011.
2. Wright JH，et al. 学习认知行为治疗图解指南. 武春燕，张新凯译. 北京：人民卫生出版社，2013.
3. Richard MA，Emener WG，Hutchison W，Jr. 员工帮助计划（4版）. 王京生，宋国萍，赵然，译. 王京生，审校. 中国轻工业出版社，2013.
4. Aamodt MG. 工业与组织心理学（6版）. 丁丹，译. 北京：中国轻工业出版社，2011.
5. Siegel RD. 正念之道：每天解脱一点点. 李迎潮，李孟潮，译. 北京：中国轻工业出版社，2011.
6. 大卫•韦斯特布鲁克，海伦•肯纳利，琼•柯克. 认知行为疗法技术与应用. 方双虎，等译. 北京：中国人民大学出版社，2014.
7. 莱恩•斯佩里著. 心理咨询的伦理与实践. 侯志瑾，译. 北京：中国人民大学出版社，2012.
8. 莱卡（Leka S）. 职业健康心理学. 傅文青，等译. 北京：中国轻工业出版社，2014.
9. 乔•卡巴金. 正念. 雷叔云，译. 海南：海南出版社，2012.
10. 萨尔瓦多•米纽庆，李维榕，乔治•西蒙. 掌握家庭治疗. 高隽，译. 北京：世界图书出版公司，2010.
11. 施琪嘉. 创伤心理学. 北京：人民卫生出版社，2013.
12. 时勘. 员工援助师. 北京：中国劳动社会保障出版社，2012.
13. 斯蒂芬•海斯，柯克•斯特罗瑟，凯利•威尔森. 接纳承诺疗法. 祝卓宏，张婍，辛久岭，等译. 北京：知识产权出版社，2016.
14. 谢利•泰勒（Shelley E. Taylor）. 健康心理学. 唐秋萍，等译. 北京：中国人民大学出版社，2012.
15. 徐光兴. 企业心理咨询•EAP案例集. 上海：上海教育出版社，2012.
16. 严由伟. 心理咨询与治疗流派体系. 北京：人民卫生出版社，2011.
17. 詹姆斯•坎贝尔•奎克 & 洛伊丝 E. 蒂特里克. 职业健康心理学手册. 蒋奖，许燕，译. 北京：高等教育出版社，2010.
18. 张濮. 中国员工援助师（EAP）培训基础教材：现代中国组织管理与员工个人发展必读. 北京：中国人事出版社，2010.
19. 赵然. 员工帮助计划：EAP咨询师手册. 北京：科学出版社，2010.

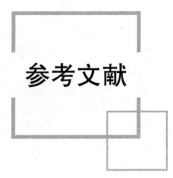

中英文名词对照索引

M

Q

S

T

W

X

Y

Z